増刊 レジデントノート
Vol.16-No.2

疾患の全体像「ゲシュタルト」をとらえる

感染症の診断術

臨床像の核心とその周辺がみえてくる！

西垂水 和隆，成田　雅／編

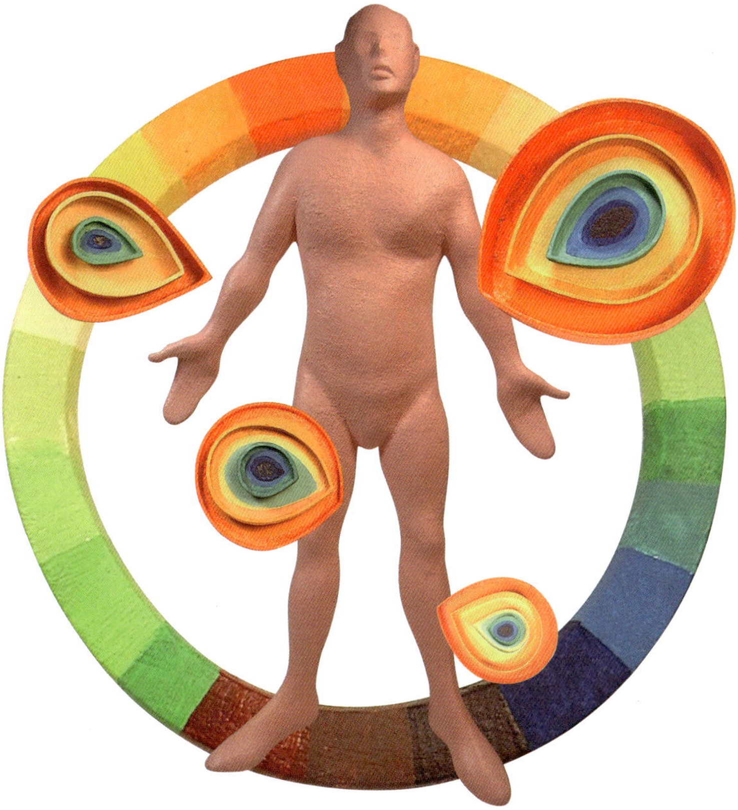

羊土社
YODOSHA

序

「診断が上手くなるにはどうしたらよいのだろう」救急室で初診患者を診るたびに，そう思うことが少なくありません．全く思いもつかなかった疾患が，ある指導医の一言のもとに直ちに診断された経験はないでしょうか？ あるいは最初その疾患に気づいていたにもかかわらず，診断に至る過程を自ら遮り結果として見逃したことはありませんか？ 後から見ればわかる，疾患の全体像が見えていなかった，核心を突いていなかったという経験は，誰でも心当たりがあると思います．疾患のみならず，患者全体としての臨床像をつかむことが肝心です．何度も病歴を振り返り，何度でも身体所見をとる必要があります．疑ったら，high-yieldな検査を選んで行います．ある臨床像は，実は感染症ばかりではありません．若い女性の全身性のリンパ節腫脹が，ウイルス性疾患，自己免疫性疾患，悪性疾患それぞれの病像を取りうることがあります．

「ゲシュタルト」とは，ドイツ語における「かたち」や「形態」という意味ですが，「ゲシュタルト心理学」という用語もあるように，部分や要素に焦点を置くのではなく，全体性や構造に注目し，まとまりとしてつかむ概念です．本書は，さまざまな感染性疾患や症候群をゲシュタルトとして大きくとらえ，その核心とその周辺を各執筆者の臨床の知を結集してできるだけわかりやすく明瞭に言語化することと，専門論や各論に走りすぎずに臨床像を幅広く描き，他領域疾患群との関連性を意識することに焦点を置きました．

感染症とそれを取り巻く総合内科の診療は，宝探しと我慢比べの連続のようです．臨床像としてのゲシュタルトを把握し，それを峻別する能力，それは診断のみならず，マネジメントにも直結します．緊急を要する疾患に対して核心をズバリと突く迅速さと，一見逡巡しているようで実は見落としがちな周辺疾患を見逃さない周到さ，その一見背反するような，大胆かつ周到な臨床特性を身につける必要があります．研修医の方々にとって，迅速にその特性を身につけることも，多種多様な臨床経験を濃密に享受することも困難かもしれません．しかし敢えて言いたいことがあります．目の前の患者の病歴と身体所見を丹念に取り，自分が下したアセスメントとプランに決して満足せずに，ああでもない，こうでもないと悩みながら何回でも振り返り見直しましょう．教科書通りではない個々の患者背景と臨床像の多様さに気づき，その面白さを味わいましょう．そのような姿勢をもって得た臨床経験の積み重ねが，「きわめて多面的，連続的で，時に明瞭で，時として曖昧」なある種の塊のようだが，患者を目の前にして一瞬にしてそうだとわかる，あなただけのゲシュタルトを形づくるのです．

本書は大きく２つの章から構成されています．１章の「Common/Criticalな疾患」では，日常よく遭遇する感染症のゲシュタルトです．２章の「症候群に関して」では，感染症とその周辺のトピックを描写しています．共同編集，ならびに総論をお願いした西垂水和隆先生の日常診療の一端を明らかにしていただいたことはとても有意義でした．ベテランから若手の執筆者の優れたゲシュタルトを堪能していただきたいと思います．特別寄稿の喜舎場朝和先生のメッセージはぜひとも熟読をお薦めします．付録の「感染症診療Pearls」「発熱の患者 病歴聴取の実際」は，読者の皆さんの日常診療に役立つものと自負しております．

最後に，本書が読者の皆さんのよりよいゲシュタルトを形成する臨床経験の伴走者に成りうることができれば，編者としてこのうえない喜びです．

2014年3月

編者を代表して
太田西ノ内病院 内科（総合内科—感染症）
成田　雅

増刊 レジデントノート
Vol.16-No.2

疾患の全体像「ゲシュタルト」をとらえる
感染症の診断術
臨床像の核心とその周辺がみえてくる！

第2章 「症候群」に関して

研修医のよくある疑問

ベテラン指導医のつぶやき

第1章1（❶）

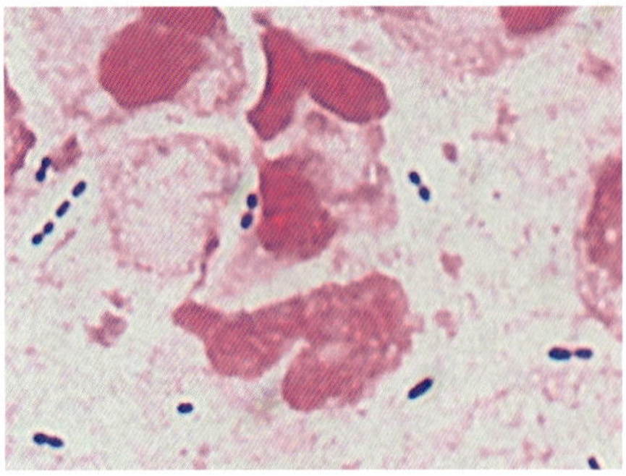

肺炎球菌

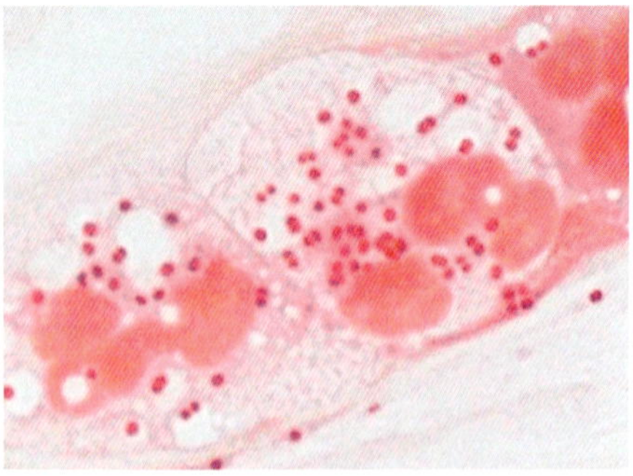

モラクセラ・カタラーリス

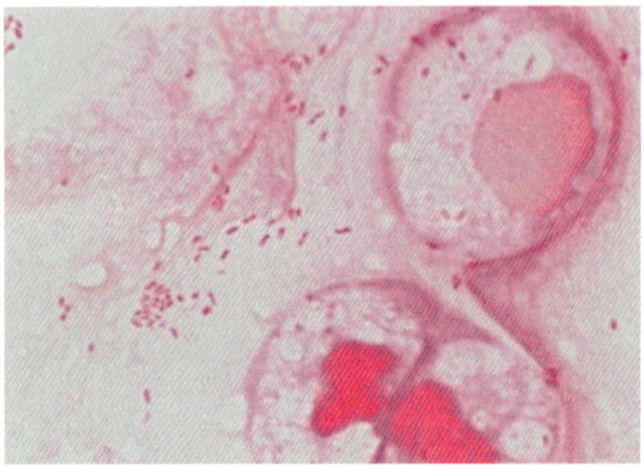

インフルエンザ菌

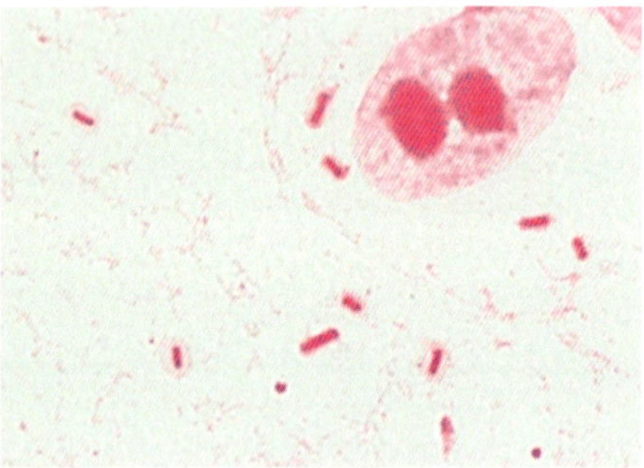

クレブシエラ

❶ 市中肺炎の原因微生物（グラム染色）
p. 25，図2参照

第1章2（❷）

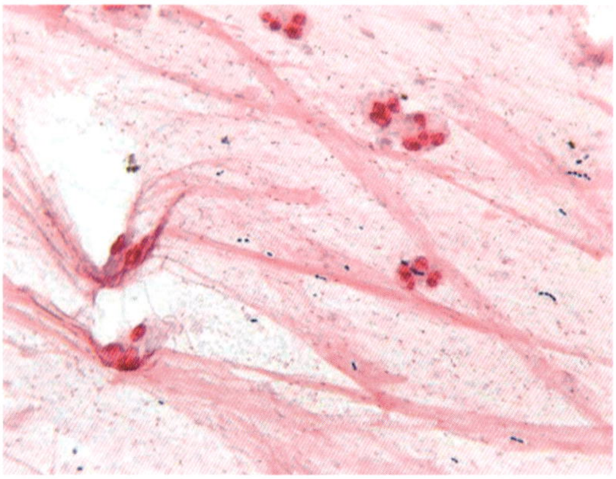

❷ 喀痰グラム染色
一部にグラム陽性の連鎖球菌を認めるが，一面にグラム陰性球桿菌を認める（p. 35，図2参照）

第1章4（❸）

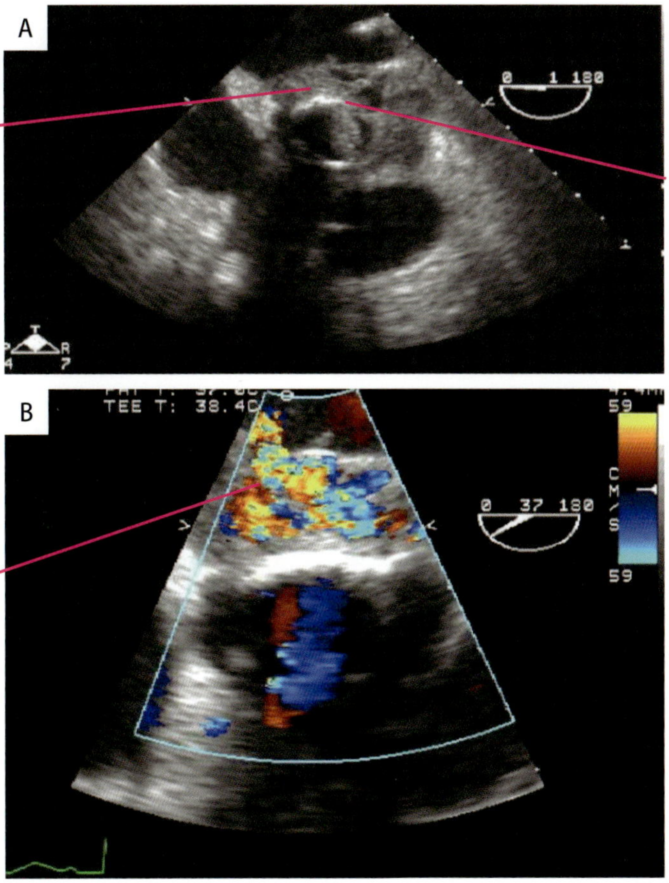

❸ **症例①の経食道心エコー図**
TEEで僧帽弁の疣贅と大動脈弁周囲膿瘍，大動脈弁逆流を認めた．A）写真では，外れかけるほど破壊された大動脈弁の周囲に膿瘍があるのがわかる．B）弁周囲膿瘍の一部が瘻孔化して，そこを通る血流が確認できる（p. 47，図1参照）

第1章5（❹，❺）

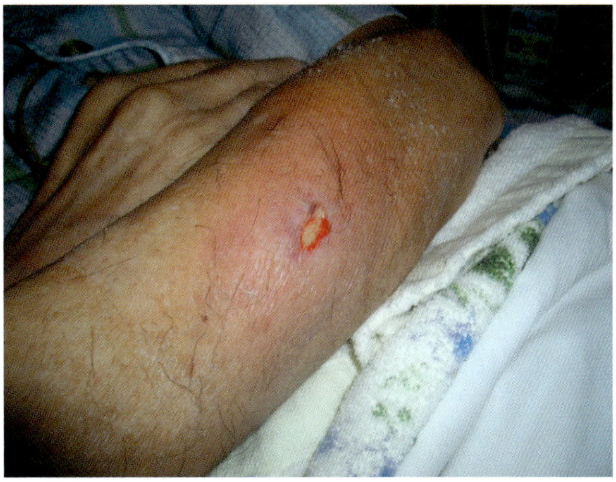

❹ **70代男性，*Candida albicans* による左前腕の末梢静脈カテーテル感染**
p. 60，図2参照

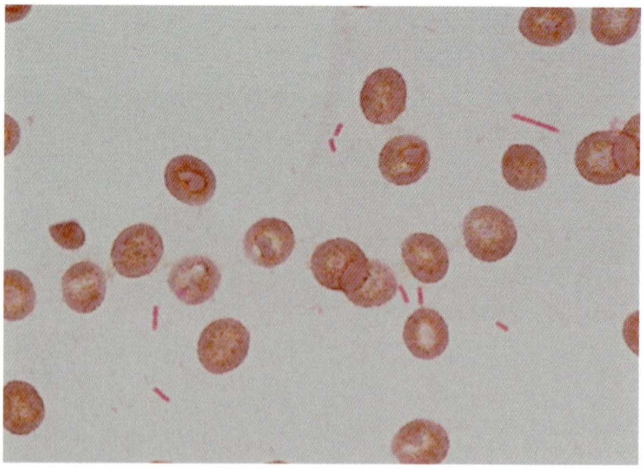

❺ 血液培養から検出された大腸菌のグラム染色像（p. 63，図4参照）

第1章8（❻）

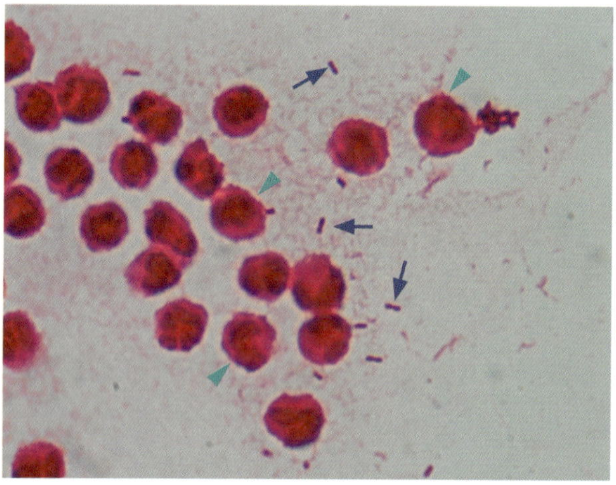

❻ 腎盂腎炎の尿グラム染色
多数の多核白血球（▶）と，腸内細菌科を示唆する中型のグラム陰性桿菌（➡）を認める（p. 85，図2参照）

第1章13（❼）

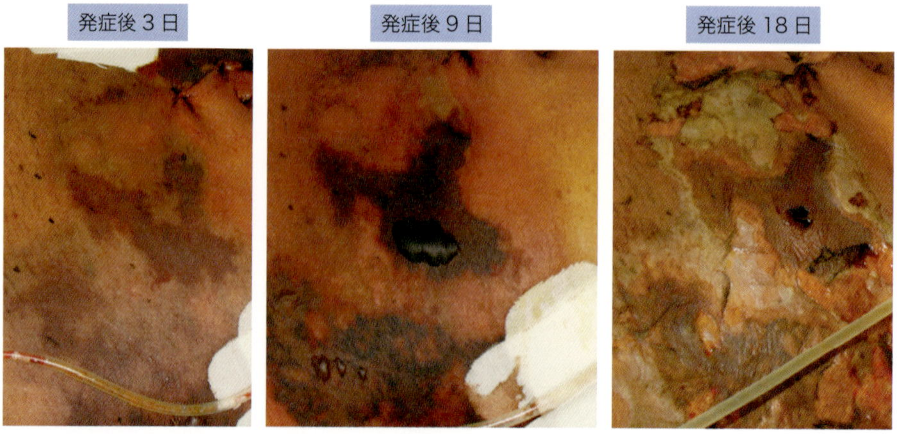

❼ 体幹部NSTIにおけるブラ（血疱）周囲の時間的推移
筆者が経験した致死的となった*Aeromonas hydrophila*による体幹部NSTIの例でのブラ（血疱）周囲の時間的推移．デブリドマンは行われていない．最終的な表皮の脱落により表皮の壊死であったと理解できる（p. 127，図参照）

第1章14（❽，❾）

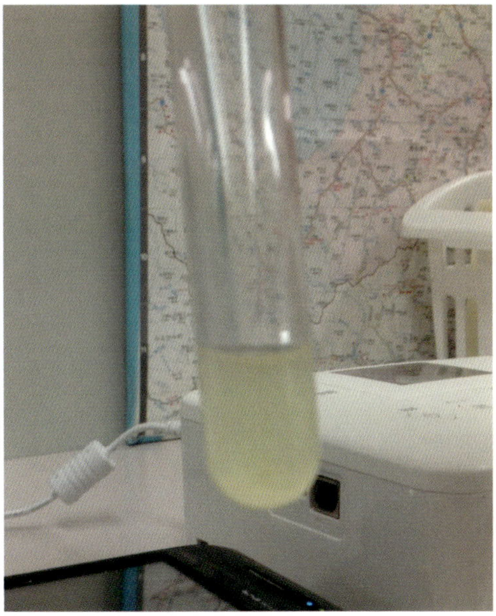

❽ **髄液の外観**
米のとぎ汁様に混濁している
（p. 131，図1参照）

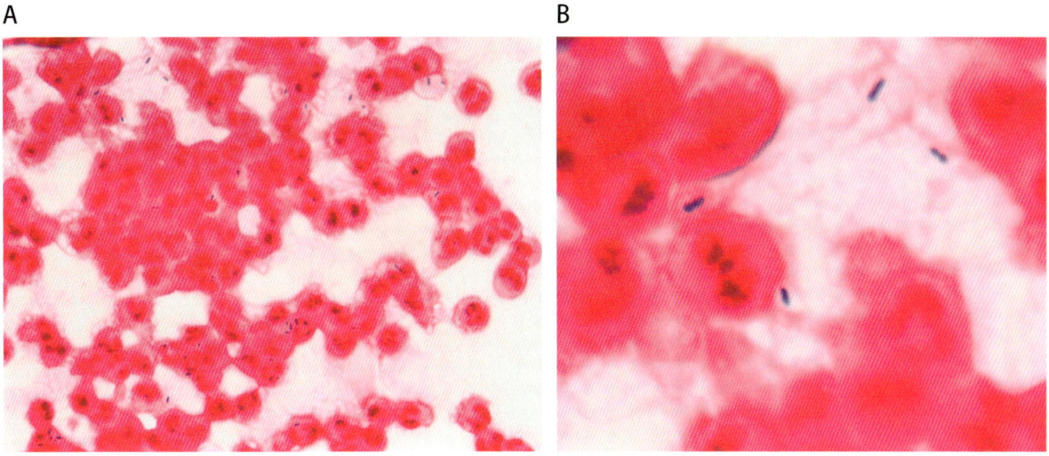

❾ **髄液グラム染色**
多核白血球と貪食されたグラム陽性双球菌が多数認められる（Bは拡大図）（p. 132，図2参照）

第1章15（⑩）

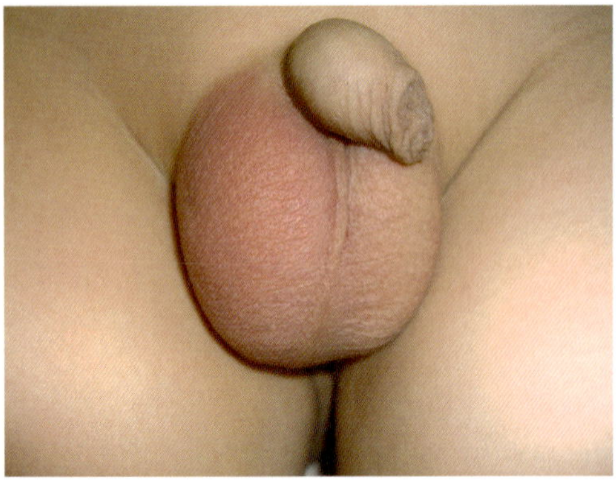

⑩ 3歳児の精巣上体炎の肉眼所見
p. 145，図参照

第1章18（⑪）

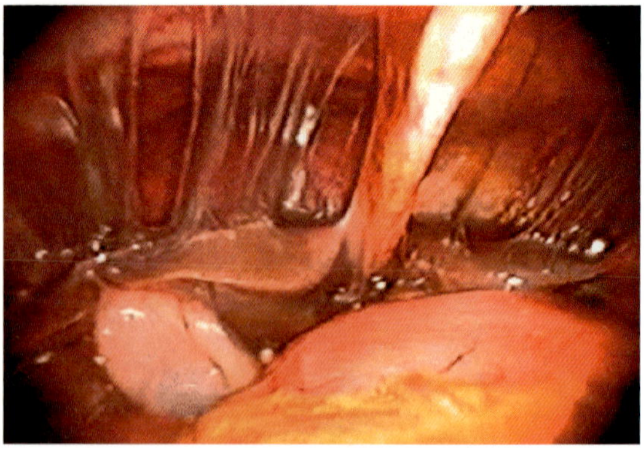

⑪ FHCSの腹腔鏡所見（violin string sign）
文献8より転載（p. 164，図3参照）

第2章1（⑫）

A）皮膚所見

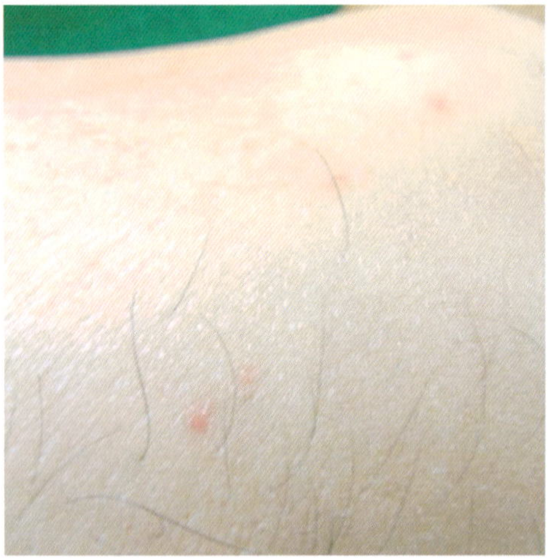

B）下眼瞼結膜出血

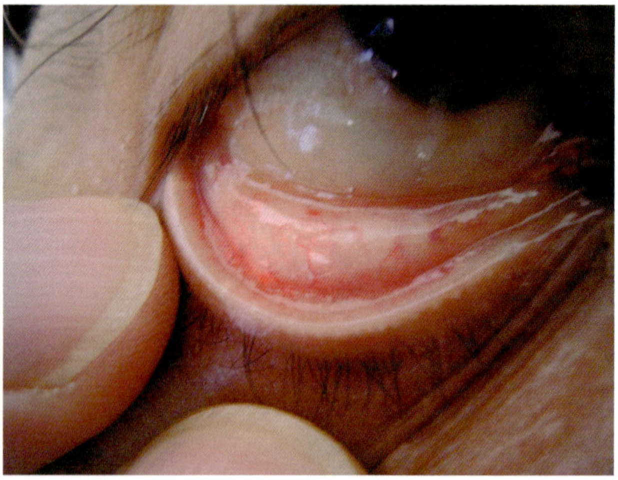

⑫ Listen to the patient- しかしその声はかすかである①
A）ANCA関連血管炎の患者で認められた，皮膚表層の紅斑．同部位の皮膚生検によって血管炎が証明された．B）別の「血管炎疑い」の患者で認められた下眼瞼結膜の出血．最終的に感染性心内膜炎と診断された．（写真Aは聖路加国際病院 岸本暢将先生のご厚意による）（p. 174，図1参照）

第2章7（⑬～⑯）

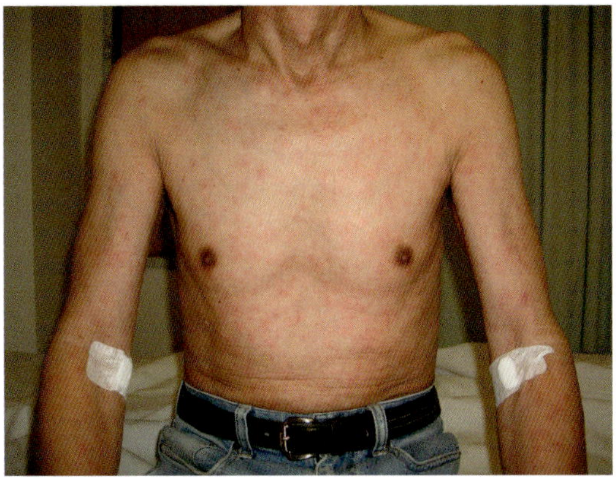

⑬ **典型的つつが虫病の皮疹**
文献3より転載（p. 226，図1参照）

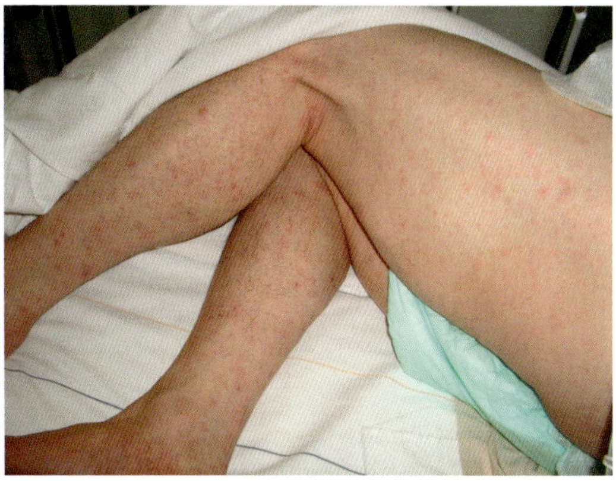

⑭ **典型的日本紅斑熱の皮疹**
文献3より転載（p. 226，図2参照）

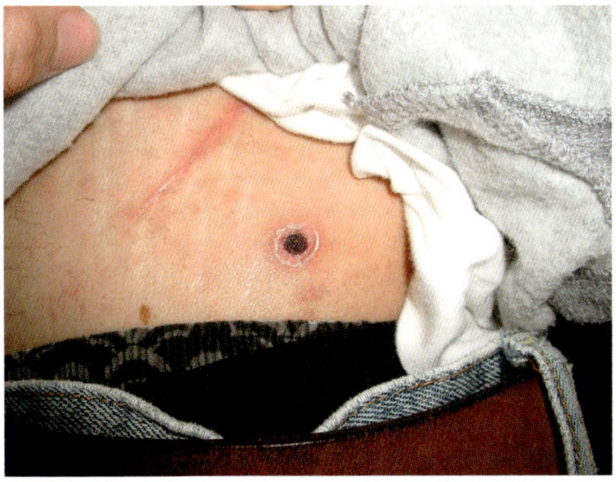

⑮ **典型的ツツガムシの痂皮（刺し口）**
文献4より転載（p. 226，図3参照）

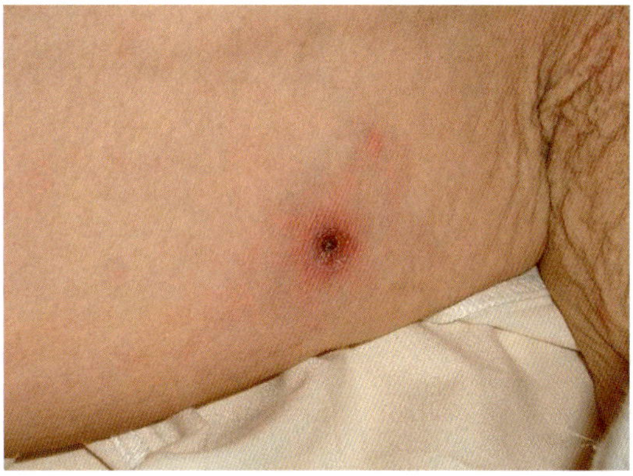

⑯ **典型的日本紅斑熱の痂皮（刺し口）**
p. 226，図4参照

第2章11（⑰）

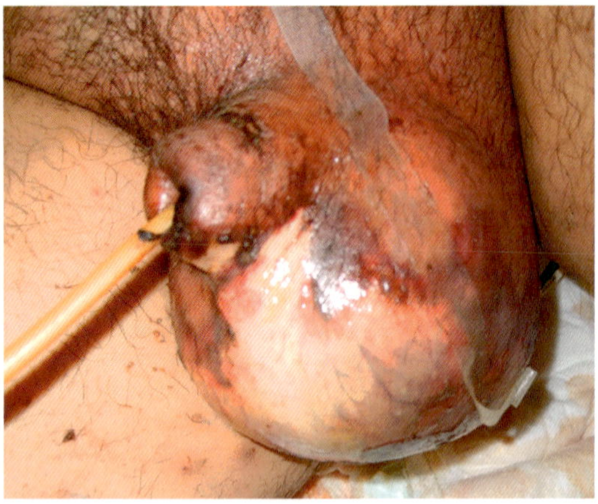

⑰ **びらんを伴った陰嚢腫大**
p. 253，図2参照

第2章12（⑱）

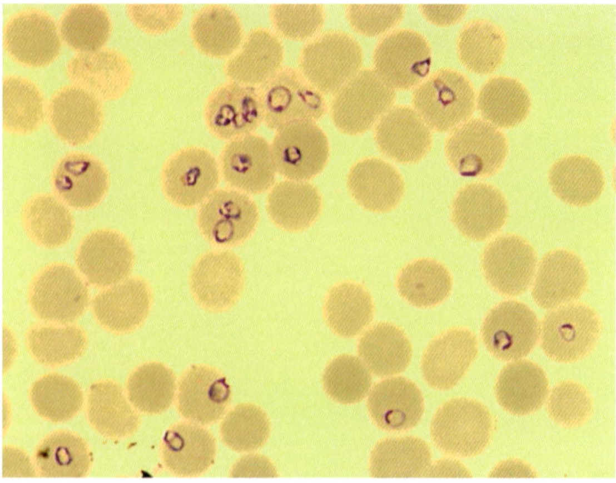

⑱ **ギムザ染色による*Plasmodium falciparum***
原虫寄生率22.7％，赤血球内にリング状にマラリア原虫を多数認める（p. 261，図3参照）

第2章13（⑲）

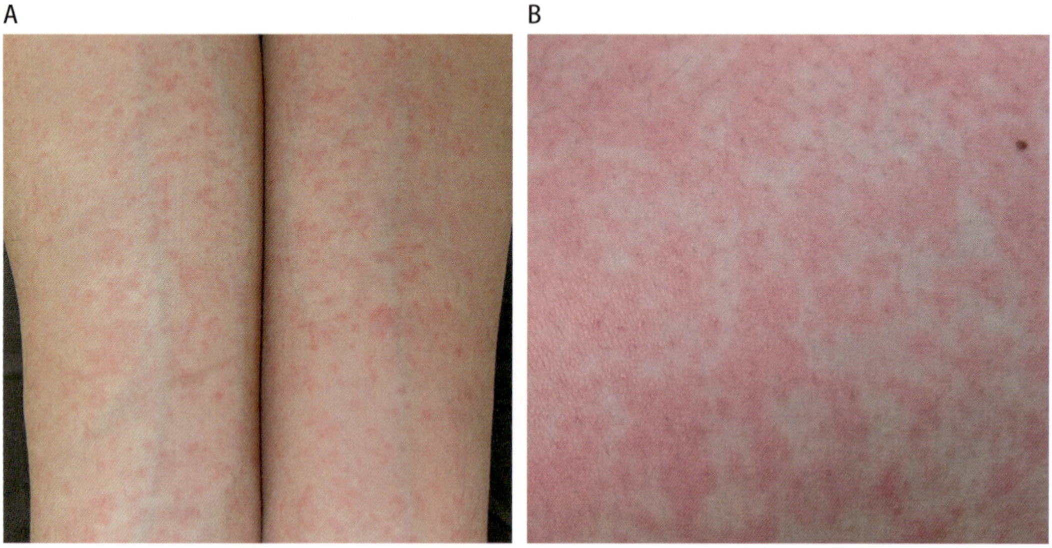

⑲ **症例③：両前腕・体幹にみられた紅斑**
A）両前腕の紅斑．小紅斑が散在し，色調は淡くはなく明瞭な紅色である．B）体幹前面の皮疹の一部を拡大したもの．患者いわく，「最初はAのように“ブツブツ”していたが，だんだんこのように悪化してきた」とのこと．紅斑どうしが「癒合傾向」を示していることがわかる（p. 267，図参照）

増刊 レジデントノート

疾患の全体像「ゲシュタルト」をとらえる

感染症の診断術

臨床像の核心とその周辺がみえてくる!

感染症なのか？ 普遍化できないゲシュタルトを共有していく

西垂水和隆

Point

- 診断をつけようと努力することで自分なりのゲシュタルトがつくられていく
- 他人のゲシュタルトをそのまま利用できないが，参考にする
- 感染症かどうかの線引きができるように

1. 悩みながら線を引く

病気の診断に絶対的な基準のあるものは少なく，多くの疾患は似通っていて境界がはっきりしない．それを各医師が何らかの自分なりの基準で線を引き，とりあえず診断名をつけている．所見やデータが後になって揃い，修正されることもあるが，どうしても診断するための材料が揃えられず，それでも診断せねばならない状況も多い．毎日の診療でも感冒の診断でさえ，悩みながら行っている．恐らく風邪でしょうから…と説明して処方しているのだが，「恐らくって何ですか？ 可能性で診断されても困るんです！」などと突っ込まれてもどうしようもないのである．

しかし一方ではこれだけ多くの疾患があるにもかかわらず，全く同じ症状・所見・データの疾患がないことも事実である．似ているけどどこかが違う．例えば日本紅斑熱とつつが虫病は似ているようだが，手掌の紅斑やリンパ節腫脹の程度，季節が違う．菊池病と伝染性単核球症では，リンパ節の鈴なり具合と圧痛の程度，片側性が異なる．てんかんによる痙攣と失神に引き続く痙攣では顔色が違う．これらの違いは先人の努力によって鑑別されるようになったものであり，特に昔のケースシリーズや教科書，新規症例報告での詳細な臨床徴候の記載には驚かされる．後から読んでみて，ちゃんと書いてあるじゃん！ とびっくりすることが多い．

診断方法が確立しておらず，曖昧な疾患群を相手にするわれわれは，自分なりの見分け方を身につけるしかない．年齢，既往歴，薬剤など多くの因子によって鑑別診断は変動していくため，とてもマニュアルにできるものではない．この**似通った疾患達に毎日迷いながら線を引こうと頑張っているうちに，自分なりの疾患ごとの全体像（ゲシュタルト）と鑑別すべき疾患の見所がわかってくる**のである．そこに近道はなく，患者をよく観察し，大切な病歴を聞き出しながら，ワナワナと力を入れて自分なりの線を引く努力をしていくしかない．

2. ゲシュタルトは変化するし普遍化できない

ゲシュタルトは症例を経験するうちに変化していく．ある程度でき上がったと思っていたら誤診してしまい，こんなケースもあったのかと思い直して修正されていく．1例目の印象が強すぎたり，特に2例続いて同じようなケースを経験をすると普遍的なもののように思ってしまい，そうなるとなかなか変更できないこともある．逆にバリエーションの多い疾患に何度もあたると，どうせ検査しないとわからないと考えてしまって，自分なりのゲシュタルトをつくりあげないことになり，やたらと検査するようになる．そういうバリエーションのなかにでも，共通するものを見つけていく努力は常にしておきたいものである．

また専門家と総合内科でもゲシュタルトは異なる．雑多な症状のなかから1つの疾患を拾い上げようとする総合内科と，1つの疾患を多数例経験して，そのなかでのバリエーションを知り尽くしている専門家ではポイントが異なり，意見が食い違うことをよく経験する．その場合どちらも間違いではないのだろうが，主に自分の領域の疾患かどうかを判断する専門家と，他の疾患を鑑別していったうえで診断しようとする総合内科との差であり，最終的な診断をシェアしていくことでお互いのゲシュタルトが修正されていくのであろう．

当然，各個人で疾患の捉え方，感じ方が違うので，他人のゲシュタルトを見てもピンと来ないし，そのまま利用することはできないかもしれない．しかし自分よりいろいろな経験を積んでいる先輩や親父の言うことは後で理解できることも多い．こういう見方もあるのかと意識しておくことは悪くないだろう．

3. 感染症と非感染症にどうやって線を引くか？

筆者はいまだに抗菌薬を処方する際にはキョロキョロしてしまう．だいぶ処方の閾値が緩くなったとはいえ，少なくとも検体が採れるのにスメアを染めずに処方することなど恐ろしくてできない．この患者に抗菌薬が必要なのか！ 何を根拠にしているんだ！ 診断は何だ！ 菌名は何だ！ アホか！…それほど怒られたという記憶もないのだが，誰かに批判されてしまうのではという恐怖感が根強く残っている．初期研修医時代に刷り込まれた教育が20年以上にわたって影響していることに気づく（そういう意味では研修医にはしっかり指導せねばと反省する）．**抗菌薬の何を選ぶかよりも，処方をするべきかどうかに重きをおいた**研修を受けていたのだろう．筆者自身いまだに適切な見分け方は見つかっていないが，下記の項目を参考にして抗菌薬を処方するかどうか（細菌感染症かどうか）線引きしている．

1 急性発症か？ 発病後何日目で受診しているか？

細菌感染症では発症日が特定できることが多い．多くは1～2日で受診する．5日目で受診した咽頭痛で白苔がついていたら，化膿性扁桃腺炎ではなく，伝染性単核球症を考える．

2 日に日に悪化するが改善も早い

昨日よりも，朝よりも悪化しているというスピード感がある．なお正しい抗菌薬が入ると時間単位で体調が改善していく．これは実感するとよくわかる．

表　局所所見を呈しにくいことがある細菌感染症（外来患者）

・膿瘍全般（膿胸，肝膿瘍，腸腰筋膿瘍，感染性動脈瘤など）
・痛いと言わない化膿性扁桃腺炎
・本人が熱源と思っていない歯周膿瘍
・咳のない肺炎（高齢者に限らず）
・CVA叩打痛のない腎盂腎炎（当然，下部尿路症状もない）
・腹痛の乏しい憩室炎（圧痛はある）
・教えてくれない前立腺炎・肛門周囲膿瘍・子宮留膿症・精巣上体炎
・なぜか本人が気づかない蜂窩織炎
・発熱が下痢に先行するカンピロバクター腸炎
・皮疹に気づかないトキシックショック症候群
・悪寒戦慄だけの化膿性胆管炎，胆嚢炎
・心外症状が主な細菌性心内膜炎
・特殊感染症：ブルセラ，バルトネラ，レジオネラ，Q熱，腸チフス，レプトスピラ，リケッチア，鼠咬症
・菌血症のみ：エルシニア，連鎖球菌，カンピロバクター，リステリア，*Helicobacter cinaedi* など

3 やられているか？ sickか？

これは非常に明文化しにくいのだが，食欲，倦怠感では表現されない，見た目のぐったり感，発汗具合，呼吸数，会話の途切れ具合，目線がそれる，などの感じ．

4 局所所見があるか？

最も大切．基本は一臓器に一感染症と考えて，頭の先から1つずつ局所所見を探していく．

5 二峰性か？

気道感染の場合によくみられるが，感冒症状に引き続き再度悪化する状態で，副鼻腔炎や肺炎など．膿瘍の場合もいったん落ち着いたようにみえて，再度発熱と局所圧迫症状などが出てくる．

6 悪寒戦慄

当然，菌血症のサイン．

7 高熱

一般に熱の高さだけでは判定できないというが，インフルエンザの季節以外で38.5℃以上は細菌感染症の可能性が高くなると思っていた方がよいし，一般に高齢者では38℃以上は細菌感染と考えて精査した方がよい．

8 左右差があるか？

肺炎も蜂窩織炎も通常左右差がある．同様に腎盂腎炎も扁桃腺炎も精巣上体炎も左右差をみる．

9 炎症反応はどう使うか

単独での解釈はいけない．5日の経過で炎症反応が陰性であったり，まだ初日なのに高値で元気な場合，感染症の可能性は減る．

10 バイタルの変動，意識の変容

説明のつかない頻呼吸や頻脈などは感染症を疑うヒントとなる．呼吸の変化はバイタル表で気づくというより，見た目で気づく．

●ピットフォール

上記原則プラス下記も参考に．

- 原則が適応されず，だまされやすい患者群がいる．
  - ①横綱級：糖尿病，精神疾患，神経性食思不振症．
  - ②大関級（一見騙されそうだが，バイタルや表情にでる）：頑固者，強靭な体力の人，高齢者．
- 局所所見を呈しにくい細菌感染症を知っておく（表）．
- つねに鑑別診断に感染症を入れておく．一見感染症っぽくなくても鑑別に入れてみる．
- 感染症の具体的病名がつけられるか？ 病名をつける努力が大切．
- 非感染症性の発熱・炎症性疾患を具体的に知っておく（第2章「症候群」に関して参照）．
- 血液培養をとる．最低限のことだが，これで救われたことが何度もある．
- 理屈（言い訳）をつけてから，抗菌薬を処方する．

おわりに

研修医時代は間違った抗菌薬の選択をしても，それを選んだ理由がしっかり述べられれば怒られなかった（と思う）．自分の診断過程に理由がつけられるように，常に意識しておけばゲシュタルトはでき上がっていくのであろう．

プロフィール

西垂水和隆（Kazutaka Nishitarumizu）
今村病院分院 救急・総合内科
いまだに週2回当直をしています．これを読んだ人は来年度から地元に帰るようにしてください．

1. 市中肺炎

織田錬太郎，本郷偉元

Point

- まずは病歴聴取，身体診察を詳細に行うことで「肺炎を診断（または予想）」する
- 「市中肺炎」と漫然に診断するのではなく，病歴から原因微生物の推定に努める
- 喀痰のグラム染色と培養が診断のために不可欠であり，全力で質のよい痰を採取する
- グラム染色から原因微生物を推定し，培養でそれを確かめる
- 高齢者の肺炎は要注意である
- 結核は常に頭の片隅で意識をしておく

●市中肺炎のゲシュタルト

先行する上気道感染（upper respiratory infection：URI）の後に，
　発熱・黄色痰・その他呼吸器症状が出現し，
　基礎疾患や疫学的リスクがあり，
　胸部聴診でcracklesが聞こえ，
　喀痰グラム染色で多核白血球（polymorphonuclear leukocytes：PMN）と細菌が見えて，
　胸部X線で浸潤影があり，
　採血でも炎症反応などがある．
これが市中肺炎のゲシュタルトである．

はじめに

一般的に，肺炎は大きく市中肺炎（community acquired pneumonia：CAP）と医療関連肺炎（health care associated pneumonia：HCAP）に分類されることが多い．しかしこれは，感染症診療を行ううえで重要な「微生物学的診断を大事にする姿勢」からは距離がある．市中肺炎か医療関連肺炎かで肺炎の原因微生物のパターンに特徴があることは事実であるが，これはあくまで疫学からの予想であり，それほど精度の高いものではない．

肺炎に対して抗菌薬を適切に選択するためには，原因微生物をそれなりの自信をもって予想するあるいは確定する必要があり，そのためにもグラム染色を活用する必要がある．

本稿では市中肺炎で最も多くみられる肺炎球菌性肺炎を軸に，その他の肺炎との鑑別やどのように原因微生物に迫るかを中心に述べる．

症例

50歳男性．1週間前に，鼻水，咽頭痛が出現し，3日前から咳と痰が出るようになった．2日前から発熱が出現し，痰の色は黄色に変化し，咳や深呼吸をするときに右側胸部が痛むようになった．受診前日，発熱前に悪寒戦慄が一度だけあった．症状が続くので受診．既往歴は特になし．喫煙は20本を30年間，飲酒は機会飲酒．バイタルサインは体温38.2℃，血圧120/78 mmHg，脈拍数100/分，呼吸数28/分，SpO_2 95％（room air）．胸部聴診で右下肺野にcoarse cracklesを聴取した．

1. 肺炎を診断する

「診断なくして治療なし」，まずは肺炎を正確に肺炎と診断することからはじめる．大前提として**肺炎の診断は病歴，身体所見，検査の組合わせで総合的に行うもの**である．そのためには，いかに他の疾患より「肺炎らしい」所見を集めるかが鍵になる．「肺炎らしい」所見を集めるためには，肺炎の典型的な臨床像を把握しておく必要がある．一般的には特定の1臓器に感染を起こすのが，（特に初期の）細菌感染症であるので，ここが多臓器の症状を呈するいわゆる風邪症候群とは異なる．肺炎の検査前確率を予測するDiehr's rule[1]で鼻汁，咽頭痛が存在するとスコアが下がるのはこの理由である．肺炎の感染臓器は下気道，主に肺である．故に感染を起こすと発熱の他に咳，痰，呼吸苦を引き起こし，胸膜まで炎症が及べば胸痛（胸膜痛）が出現する．

聴診ではcracklesを聴取し，胸部X線では大葉性肺炎では典型的にはair bronchogramを伴う浸潤影がみられる．胸部X線で浸潤影があれば肺炎の可能性が高いが，脱水や好中球減少症では陰影が出にくいとされており，遅れて出現する場合もあるため陰影がなくても肺炎の否定にはならない．胸部X線で浸潤影がはっきりしている場合に，膿胸・肺化膿症，また癌などの肺の基礎疾患の合併を考えなければ基本的にルーチンで胸部CTを撮影する必要はない．

肺炎を疑う場合，診断に欠かせないのが喀痰のグラム染色である．原因微生物の推定のためだけではなく，多核白血球の存在が下気道の炎症の存在を表しているため，診断に必須の検査である．

しかし症例のようないわゆる「典型的な肺炎」の診断は比較的容易であるが，注意すべきはこれに該当しない症例である．

特に高齢者の肺炎は非典型的な病歴・主訴で受診することがあるため注意が必要である．高齢者では発熱や呼吸器症状が前面に出ず，意識障害，食欲低下，体動困難，活動性低下などで受診することがある．レジオネラ肺炎も注意が必要であり，詳細は後述する．そして一番頭を悩ませる存在は結核である．亜急性～慢性経過，微熱，寝汗，体重減少，結核の曝露歴，肺尖部や上葉の異常陰影や空洞陰影などをみたときには典型的であり，必ず結核の可能性がないかどうかを検討する．また，「抗菌薬治療に反応しない肺炎」も結核の可能性を考える必要がある．加えて，例えば高齢者の結核はグラム染色や培養検査の結果以外では細菌性肺炎との鑑別がかなり難しいこともあり注意を要する．

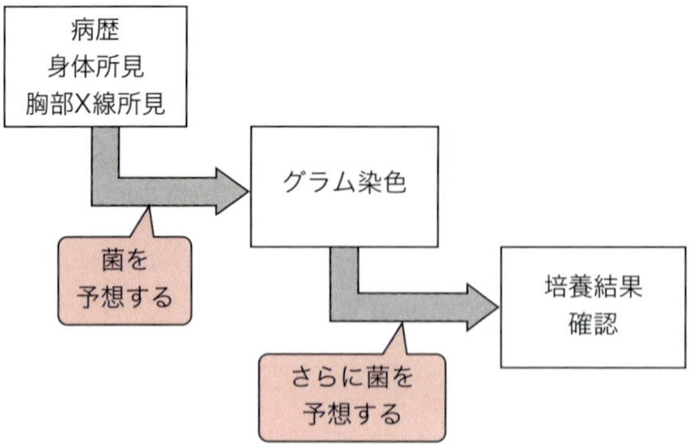

図1　肺炎における原因微生物推定の流れ

2. 原因微生物の推定

市中肺炎の原因微生物は疫学から主に肺炎球菌，インフルエンザ菌，モラクセラ・カタラーリス，非定型肺炎としてマイコプラズマ，レジオネラ，クラミドフィラが知られている．またその他に知っておくべき原因微生物として，クレブシエラ，黄色ブドウ球菌（インフルエンザ罹患後），*Pneumocystis jirovecii*（市中では主にHIV陽性者）がある．これらの原因微生物に迫る流れを図1に示す．この流れのなかで必要と考えられるポイントを以下に述べる．

1 原因微生物別の臨床像

各原因微生物による肺炎の典型的な臨床像を知ることは原因微生物の推定に有用である．以下に原因微生物別の「典型的な臨床像」を簡潔に述べる．

1）肺炎球菌性肺炎

先行URI症状の後に，鉄錆色の喀痰や胸膜痛を伴い，一度のみ悪寒戦慄があり，胸部X線では大葉性肺炎の所見がある．

2）レジオネラ肺炎

先行URI症状がなく，水や噴霧との接触歴があり，急性発症の全身症状（消化器症状：下痢・悪心・嘔吐・腹痛，神経合併症：頭痛・痙攣・せん妄など）を伴う．喀痰はオレンジ色で，比較的徐脈がみられることがある．重症市中肺炎の原因微生物として肺炎球菌とともに重要な微生物である．

3）黄色ブドウ球菌性肺炎

先行URIがインフルエンザで，一度URI症状が改善した後に，再度発熱，喀痰の増加，咳の出現がある．市中肺炎の原因微生物としての頻度は高くはないが，インフルエンザ後の二次性肺炎としての頻度は高い．近年ではCA-MRSAの報告がみられることもある．

4）ニューモシスチス肺炎（PCP）

HIV陽性者では，亜急性に労作時呼吸苦，発熱，咳嗽が出現し，進行する．この「亜急性の経過」が他の市中肺炎との鑑別の1つとなる．日本においてHIV感染症は男性同性愛者に多いため，若年男性の肺炎の場合には疑ってみる．診断には他の肺感染症（ノカルジアや結核など）の合併の有無をみるためにも気管支鏡検査が原則として必要である．

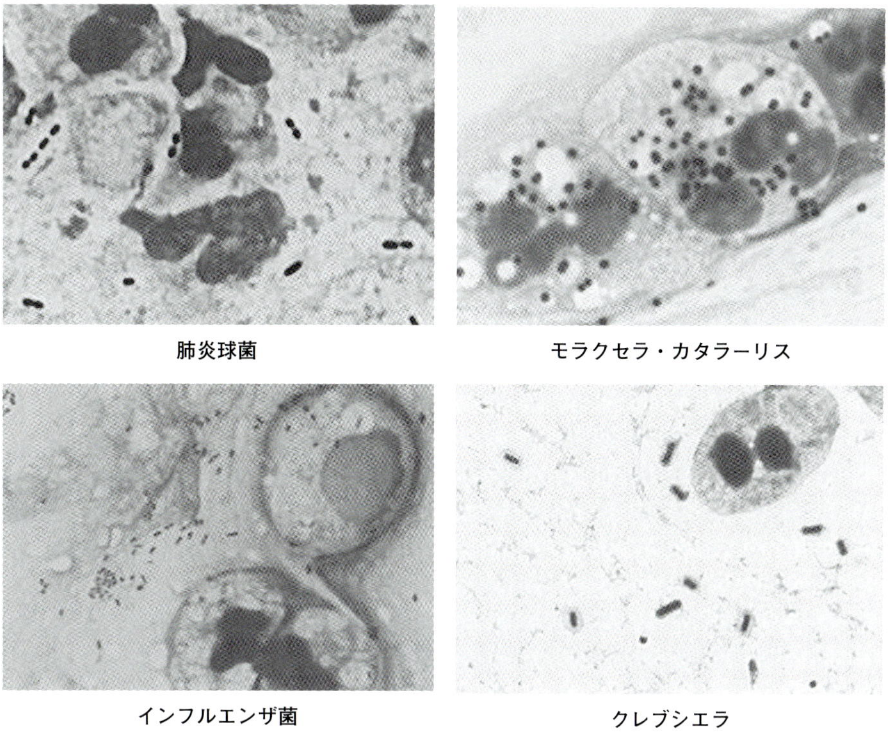

図2　市中肺炎の原因微生物（グラム染色）
Color Atlas①参照

2 喀痰グラム染色・培養

多核白血球（polymorphonuclear leukocytes：PMN）が多く，扁平上皮の少ない痰が評価できる痰であり（Geckler分類で4，5に相当する），この痰を採取するために努力することが重要である．痰の採取が難しい患者には高張食塩水のネブライザーを施行し，喀痰誘発を行う方法もある．

図2に市中肺炎の典型的な原因微生物のグラム染色像を示す．

抗菌薬曝露のない状況で，多核白血球が多数観察できるにもかかわらず，細菌が認められない場合がある．この場合には原因微生物としてウイルス性，非定型肺炎，結核性の可能性を考える．

3 リスクファクターから起因菌を想定する

図3に示したように，患者背景から起因菌の予想がある程度できる．加えて逆の発想も必要であり，例えばモラクセラ肺炎患者の基礎疾患にCOPDがないかなど，原因微生物から患者背景を想定することも重要である．

4 非定型肺炎の可能性を探る

市中肺炎を診療していると「非定型肺炎として治療またはカバーするかどうか」という状況に遭遇する．非定型肺炎では喀痰が出ない場合も多く，咳も乾性であることが多い．そのため喀痰での評価が難しい場合がしばしばあり，こちらも「非定型肺炎らしい」病歴，所見を集めていくことになる．

アルコール多飲	COPD／喫煙	インフルエンザ罹患後	器質的肺疾患（気管支拡張症など）
・肺炎球菌 ・クレブシエラ ・嫌気性菌など	・肺炎球菌 ・*H. influenzae* ・モラクセラ ・緑膿菌 ・レジオネラなど	・インフルエンザウイルス ・肺炎球菌 ・*S. aureus*など	・緑膿菌 ・*S. aureus*など

図3　CAPのリスクファクターと起因菌
文献2を参考に作成

表1　細菌性肺炎と非定型肺炎の鑑別

1. 年齢60歳未満		
2. 基礎疾患がない，あるいは軽微		
3. 頑固な咳嗽がある		
4. 胸部聴診上所見が乏しい		
5. 喀痰がない，あるいは迅速診断で原因菌らしきものがない		
6. 末梢白血球数が10,000/μL未満である．		
1. ～5. の5項目中	3項目以上陽性	非定型肺炎疑い
	2項目以下陽性	細菌性肺炎疑い
1. ～6. の6項目中	4項目以上陽性	非定型肺炎疑い
	3項目以下陽性	細菌性肺炎疑い

文献3より転載

オレンジ色の痰はレジオネラでみられるといわれる．比較的徐脈があれば非定型肺炎の可能性がある．また，マイコプラズマではsick contact（特に子供）や流行の情報，クラミドフィラでは鳥との接触歴，レジオネラでは温泉地への旅行歴や循環式風呂の使用などの病歴が重要になる．

前述したようにグラム染色で良質な痰であるにもかかわらず，細菌がみえない場合は非定型肺炎を考慮する必要がある．

診断は主に抗体検査と尿中抗原で行う．検体提出の際には，非定型肺炎が疑われるからすべての抗体検査を提出するという「乱れ打ち」ではなく，あくまでも上記のような病歴から，どの非定型肺炎を疑っているのかを考えて提出を行う．ただし，抗体検査での診断は原則として期間をあけてのペア血清で行う．したがって実臨床では，抗体検査に関してはマイコプラズマを疑ったときにPA法のみを提出することが多い．感染症法に基づく届出基準でも単一血清での320倍以上が所見の1つとして記載されている．レジオネラは尿中抗原を提出する．

日本のガイドラインには表1に示したような鑑別方法もあるので参考にしていただきたい．ただし，ここでの非定型肺炎にはレジオネラ肺炎が含まれていないことに注意をしなければならない．

3. 治療

1 外来治療か，入院治療か

肺炎の重症度判定ではCURB-65，A-DROP，PSI（pneumonia severity index）などが知られ

表2　想定される起因菌と初期治療の例

想定される菌	選択する静注抗菌薬の例
肺炎球菌	ペニシリンG
インフルエンザ菌	セフォチアム，セフトリアキソン
モラクセラ・カタラーリス	セフォチアム，セフトリアキソン
クレブシエラ	セフォチアム，セフトリアキソン
黄色ブドウ球菌	セファゾリン，バンコマイシン
緑膿菌	抗緑膿菌薬

ており重症度の目安になり入院適応の判断の参考になる．しかしこれらにはそれぞれ一長一短があり，prediction ruleであるので絶対的なものではない．例えば高齢者や基礎疾患がある場合や免疫不全であればスコアにかかわらず入院を検討するべきであるし，頻回の通院が可能であるか，独居であるかなどの社会的背景を考慮しながら総合的に判断する必要がある．

2 治療の実際と治療期間

治療の原則は耐性菌をつくらず，かつ最も有効と思われる（少なくとも治療に失敗しない）**抗菌薬を選択することである．**具体的にはグラム染色とlocal factorを参考に初期治療を開始する．

グラム染色ができない環境や，自分で判断が困難な場合，質の悪い痰しか採取できなかった場合はグラム染色抜きでempiric therapyを開始せざるをえない．

以下に状況別に処方例をまとめた．

1）原因微生物の想定が可能な場合

＜外来治療＞

●肺炎球菌が疑われる場合

・アモキシシリン（サワシリン®）1回500 mg　1日3回 内服

●インフルエンザ菌が疑われる場合

・アモキシシリン1回500 mg　1日3回 内服

・アモキシシリン1回250 mg　1日3回 内服
＋アモキシシリン・クラブラン酸（オーグメンチン®）1回250 mg/125 mg　1日3回 内服
BLNARを考えるときには

・ドキシサイクリン（ビブラマイシン®）1回100 mg　1日2回 内服

●モラクセラ・カタラーリスが疑われる場合

・ドキシサイクリン1回100 mg　1日2回 内服

・セフォチアム（パンスポリン®）1回400 mg　1日3回 内服

＜入院治療＞

表2に処方例をまとめる．

＊投与量の例

ペニシリンG：1回200万単位　4時間ごと，セファゾリン：1回2 g　8時間ごと，
セフォチアム：1回1～2 g　8時間ごと，セフトリアキソン：1回1 g　24時間ごと

2）原因微生物の想定が困難な場合

① 非定型肺炎ではなく，典型的な市中肺炎が臨床的に疑われる場合.

<外来治療>
・ドキシサイクリン1回100 mg　1日2回 内服
・アモキシシリン1回250 mg　1日3回 内服
＋アモキシシリン・クラブラン酸1回250 mg/125 mg　1日3回 内服
<入院治療>
・セフトリアキソン（ロセフィン®）1回1 g　24時間ごと

ただし，原因微生物の想定・同定が困難な場合は経過を特に慎重にフォローし，適切な患者評価を継続することで，臨床判断で抗菌薬の変更が必要となる場合もある.

② 非定型肺炎が疑われる場合（抗菌薬曝露がなく喀痰の質がよいが細菌がみえない，臨床像で非定型肺炎が強く疑われる場合）.

<外来治療>
・ドキシサイクリン1回100 mg　1日2回 内服
<入院治療>
・レボフロキサシン（クラビット®）1回750 mg　24時間ごと

マクロライド（アジスロマイシンやクラリスロマイシン）はIDSA/ATSガイドラインには記載があるが，日本では処方が多いことも影響しているためか肺炎球菌やマイコプラズマなどで耐性が多いとされている．また，**日本では原因微生物の想定をすることなくニューキノロンが乱用されている**．ニューキノロンの乱用は耐性化につながるだけでなく，結核の診断の遅れにつながるといわれており，処方には慎重になるべきである[4]．市中肺炎おいてニューキノロンが適応となるのは，一般的には原則としてレジオネラのときのみであろう.

③ 重症肺炎で，レジオネラも考慮すべき状況の場合.

セフトリアキソン1回1 g　24時間ごと
＋レボフロキサシン1回750 mg　24時間ごと

3 治療効果判定と治療期間

治療効果の判定は**毎日患者のベッドサイドに足を運ぶことで行う**．咳や痰は改善しているか？解熱しているか？呼吸数はどうか？酸素投与量は減っているか？ cracklesは改善しているか？ などである．そしてグラム染色で細菌が消えているかをみることが必須である．血液検査（WBC, CRP）や胸部X線所見の改善はあくまで補助である．培養結果が確認できたら，感受性をみて狭域化（de-escalation）を行う．原因微生物に対して適切な治療がなされているにもかかわらず臨床的な改善が得られない場合は胸水や膿胸の検索，肺以外の臓器に原因がないか，HIVなどの免疫不全がないかなどについても検討が必要である.

治療期間に関しては肺炎球菌性肺炎の場合には，5日間以上の治療の後，全身状態が安定しており，解熱後2～3日経過した場合には中止を検討する．一般的には7日を目安に治療する場合が多い．菌血症をきたしている場合は10〜14日間，レジオネラの場合は7〜14日間とされている．

4 治療後

肺炎で入院した高齢者に対しては未接種であれば，肺炎球菌ワクチンの接種をするよいチャンスであるので，積極的に勧める．また毎年のインフルエンザワクチンの接種も勧める．

おわりに

「診断なくして治療なし」である．市中肺炎の診療ではまず肺炎を確実に診断し，さらに原因微生物を推定することで，より適切な抗菌薬選択をすることができ，その努力を惜しまないことが重要だと考える．本稿を市中肺炎診療の参考にしていただき，ぜひとも臨床の場に還元していただきたい．

研修医のよくある疑問

なぜグラム染色が必要なのですか？

前述の通り，施行可能な環境であれば，肺炎自体の診断と原因微生物の推定のために必要である．施行可能な，と述べたのは日本において近年徐々に増加しているとはいえ，救急外来や病棟に医師が迅速にグラム染色ができる環境を備えている病院はまだまだ多いとはいえない現状があるからである．環境が整っていないのであれば，細菌検査室が院内にある場合には，結果を電話で聞くだけでなく，自ら足を運ぶことをお勧めする．結果が得られるだけではなく，くり返すことで細菌検査技師とのコミュニケーションが構築され，グラム染色の方法や判定についての知識を得ることができるだろう．継続すると，グラム染色以外の知識も教わることができ，自分から臨床情報を伝えることでお互いの成長につながり，ひいては病院全体の感染症診療の改善につながると考える．また，医師によるグラム染色の判定はすぐに身につくようなものではない．グラム染色のトレーニングは，経験の多い医師または細菌検査技師のフィードバックのもとに多くの症例を経験することで行われるべきである．

肺炎で血液培養は毎回必ず採らなきゃだめですか？

原則，抗菌薬投与前に2セット採取することが望ましい（特に悪寒戦慄を伴う場合）が，市中肺炎では5〜14％と陽性率は高くなく，軽症例は必ずしもそのかぎりではない．表3に示したようにすでに抗菌薬曝露を受けている場合や，レジオネラ肺炎を強く疑う場合を除き血液培養を採取することが推奨されている．

非定型肺炎のカバーは必須でしょうか？

全例に必要ではないと考える．前述の通り病歴，身体所見，検査所見で非定型肺炎が十分考慮される場合や，重症肺炎の場合にカバーを検討する．

表３　市中肺炎診断のための検査指標

	血液培養	喀痰培養	レジオネラ尿中抗原	肺炎球菌尿中抗原
ICU入室	○	○	○	○
外来での治療失敗		○	○	○
空洞陰影	○	○		
WBC減少	○			○
アルコール中毒	○	○	○	○
慢性肝疾患	○			○
重症な器質的肺疾患		○		
無脾症 （解剖学的，機能的）	○			○
旅行歴（２週以内）			○	
レジオネラ 尿中抗原陽性		○	—	
肺炎球菌 尿中抗原陽性	○	○		—
胸水貯留	○	○	○	○

文献２を参考に作成

ベテラン指導医のつぶやき

targeted therapyか，ガイドライン通りのempiric therapyか？

抗菌薬は使えば使うほど耐性菌が増加することはこれまでの歴史が物語っている．一時的には原因微生物を詰めずにガイドライン通りのempiric therapyで治癒するかもしれないが，いずれ治療が難しくなるときが来るかもしれない．それは長期的にみると患者や社会のための治療とはならないはずである．抗菌薬はかぎりがある資源であるという認識をもち，間違いなくtargeted therapyを選択する努力をするべきである．

文献・参考文献

1）Diehr, P., et al.：Prediction of pneumonia in outpatients with acute cough–a statistical approach. J Chronic Dis, 37：215–225, 1984

2）Mandell, L. A., et al.：Infectious Diseases Society of America/American Thoracic Society consensus guidelines on the management of community–acquired pneumonia in adults. Clin Infect Dis, 44：S27–72, 2007

3）「成人市中肺炎診療ガイドライン」（日本呼吸器学会呼吸器感染症に関するガイドライン作成委員会/編），日本呼吸器学会，2007

4）Dooley, K. E., et al.：Empiric treatment of community– acquired pneumonia with fluoroquinolones, and delays in the treatment of tuberculosis. Clin Infect Dis, 34：1607–1612, 2002

5）Shefet, D., et al.：Empirical atypical coverage for inpatients with community–acquired pneumonia：systematic review of randomized controlled trials. Arch Intern Med, 165：1992–2000, 2005

6）「Step Up式 感染症診療のコツ—初期研修から後期研修まで」（本郷偉元/編），文光堂，2013

プロフィール

織田錬太郎（Rentaro Oda）
武蔵野赤十字病院 感染症科

順天堂大学卒，亀田総合病院総合診療・感染症科後期研修を修了，現職．

現在，臨床感染症の修行中．まだ修行中の身ではありますが，今後は少しでも日本の感染症診療の向上に貢献することが目標です．研修医の感染症教育も日本の感染症診療全体のレベルアップにつながると思っています．信頼できる上司と優秀な研修医とともに，病歴と身体所見に基づいた基本に忠実な姿勢を大事にしながら診療を行い，日々学んでいます．

本郷偉元（Igen Hongo）
武蔵野赤十字病院 感染症科　副部長・感染管理室長

東北大学医学部卒．沖縄県立中部病院で初期研修．バンダービルト大学感染症科フェローシップ終了．日米での感染症診療の経験を活かし，感染症科フェロー，初期研修医，後期研修医を指導しています．外来ではHIV陽性者を多数診療しています．内科の基礎を大事にし，楽しく徹底的に基本に忠実な感染症診療（グラム染色もその１つです）を心がけています．また多職種でのチーム医療の推進や他施設との交流も積極的に行っています．感染症に興味のある方，見学大歓迎ですので，当院HPから当院事務へお問い合わせください．お待ちしております．

2. 誤嚥性肺炎

岸田直樹

Point

- 誤嚥性肺炎は高齢者ではよくある疾患だが，熱の原因を何でも誤嚥性肺炎とはいわないように注意する
- 誤嚥性肺炎として治療適応があるか，化学性肺臓炎として収束するのを待てるかを判断する努力を怠らない
- 誤嚥性肺炎として治療するとしても誤嚥の原因，特に嘔吐の原因を検索せよ．嘔吐はすべての疾患の初期症状となりうる

はじめに

高齢者では誤嚥性肺炎はcommon diseaseであることは間違いない．しかし，「高齢者の肺炎＝誤嚥性肺炎」とか，「高齢者で熱が出た＝誤嚥でもしたかな」といった思考は決してよいとはいえない．誤嚥性肺炎という病名がこのようなゴミ箱診断にならないようにするためにはどうしたらよいであろうか？ どういうときに誤嚥性肺炎と思えて，どういうときにはそれっぽくはないと思えるか？というのは臨床の切実な悩みでもあり，誤嚥性肺炎のゲシュタルトとは何か？に通じる．このゲシュタルトを理解すると，「どうせ誤嚥でしょ？」と言ってもよい患者さんの全体像とそうでないときが見えてくる．

症例

高血圧，脳梗塞の既往があり，3カ月前に胃癌で幽門側胃切除，Roux-en Y再建施行されている72歳男性．3日前からの38℃の発熱，咳，痰で受診．受診時低酸素血症あり胸部X線で右上肺野に浸潤影あり（図1）．ご家族より食事中にむせこむことはたまにあるという病歴がとれた．誤嚥性肺炎が疑われたため，絶食にするために中心静脈ラインを挿入された．どうせ誤嚥性肺炎だろうし，医療暴露もあるので研修医はピペラシリン・タゾバクタムを開始したいと．それでよいだろうか？

1. 全体の臨床像をできれば一言で

痩せた高齢者が明らかに食事中にむせこんで，その後から熱，咳，低酸素血症があったらそう

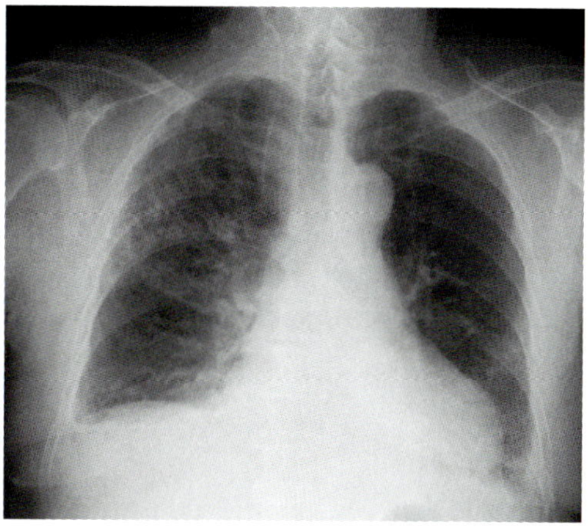

図1　胸部X線：右上肺野に浸潤影（＋）

かも．けど，そんなのは誰がみてもそう思うので臨床で役に立つ誤嚥性肺炎のゲシュタルトとは思わない．むしろ，「臨床では明らかな誤嚥のエピソードがない高齢者で，たまにぴゅっと38℃いくかいかないかくらいの熱がでる，入院患者でも食後にきまって熱が出るが低酸素血症は強くはなく全身状態も悪くはない」というのがゲシュタルトだと思うが，正しくは誤嚥性肺炎のゲシュタルトとではなく，誤嚥性肺臓炎（もしくは化学性肺臓炎）のゲシュタルトかもしれず，治療するかは悩ましいという姿勢が正しい．

肺炎球菌のような悪寒戦慄を伴う発熱，という経過はめずらしく，どちらかというと高齢者の微妙な倦怠感やlow grade feverでワークアップしたら肺炎があったという経緯が多いかもしれない．

2. 他の疾患との区別

1 化学性肺臓炎

誤嚥性肺炎で区別すべき最も重要な病態は化学性肺臓炎である．この区別ができるようになるためには，誤嚥に伴う肺の一連の変化を理解する必要がある．嘔吐などにより，異物もしくは化学物質が下気道に入ることで，誤嚥に伴う肺の変化は始まる．

誤嚥が起こると，それに伴う1～2時間以内の早期の反応として，肺組織に急性炎症を起こしうるが，それは誤嚥した胃酸などによる化学性の肺障害とされる．また，その後の4～6時間以内の反応も，化学性肺障害に対する好中球増加とされ，すぐには感染を起こしてはいないとされる．この誤嚥初期の化学性の肺障害を誤嚥性肺臓炎（aspiration pneumonitis）とよぶ．誤嚥の内容物や，環境，宿主などの要因により，これが今後感染を合併するか化学性の肺臓炎で収束するかが決まっていく．例えば，誤嚥の内容物が強酸性（pH≦2.5）とか，大量（≧0.4 mL/kg）であると誤嚥性肺臓炎としての程度も強く，化学性の肺臓炎自体でARDSをきたしうるし，感染の合併も高率に起こるとされる．また，認知症や脳血管障害の既往がある高齢者や，長期療養施設に入所している患者などでは，口腔内の衛生状態が不良であることも多く，また，制酸薬を内服している患者では，胃酸のバリアーの破綻により上部消化管内の菌量が多いため，感染の合併の

表1　誤嚥性肺臓炎と誤嚥性肺炎の比較

特徴	誤嚥性肺臓炎	誤嚥性肺炎
メカニズム	無菌の胃内容物の吸飲	定着した口腔咽頭物質の吸飲
病態生理	酸性粒子物質による急性肺障害	細菌による急性肺炎症
細菌学的所見	最初は無菌だが，続いて細菌感染を起こしうる	グラム陽性球菌，グラム陰性桿菌，（稀に）嫌気性菌
主要な患者素因	重度の意識障害	嚥下障害，胃の運動障害
年齢	どの年齢でも起こりうるがたいていは若者	多くは高齢者
誤嚥のイベント	目撃者があること多い	目撃者がないこと多い
典型例	意識レベル低下の病歴があり肺浸潤影と呼吸器症状がある場合	施設入所中の嚥下障害のある患者で，肺炎の臨床所見と気管支肺区域性の浸潤影がある場合
臨床所見	誤嚥後2～5時間は，無症状か乾性咳か頻呼吸，血性もしくは泡沫状痰，呼吸苦	頻呼吸，咳などの肺炎の所見

表2　院内の発熱のゲシュタルト

非感染症	感染症
・比較的元気な薬剤熱・腫瘍熱（比較的元気，比較的徐脈，比較的CRP低値：比較3原則） ・実は大穴，血栓症（DVT/PE） ・意外に長引く血腫吸収熱 ・腎機能正常でよい薬剤性間質性腎炎（無菌性膿尿あれば尿中好酸球チェック） ・なぜか最初は気がつきにくい偽痛風 ・熱の原因，無気肺は？と思ったらゴミ箱診断かもと思え	・むせてもくれない誤嚥（不顕性） ・疑わないと気づけない，翌日以降にはっきりする末梢・CVカテ感染（以前の刺入部も悪者！） ・無症候性細菌尿あたりまえの状況下での熱のみ腎盂腎炎（カテーテル関連尿路感染症） ・ALPのみちょっと動く（?）胆管炎 ・血液検査で原因不明の白血球上昇はクロストリジウム腸炎かも ・術後は外科医が何と言おうとやっぱりSSI（手術部位感染症） ・熱の原因bacterial translocation？と思ったらゴミ箱診断かもと思え

リスクは高い．このように，誤嚥によって肺実質に感染が起こった状態を誤嚥性肺炎（aspiration pneumonia）と呼ぶ．誤嚥性肺臓炎と誤嚥性肺炎はよく混同されて使用されているのをみかけるので注意が必要である（aspiration syndromeの3つ目の病態として，異物による窒息をわけて扱うこともある，bronchial obstruction secondary to aspiration of particulate matter[1]）（表1）．

2 院内の発熱の原因全般

明らかな誤嚥のエピソードのない誤嚥性肺炎のゲシュタルトでは，常に"院内の発熱の原因"（表2）をワークアップできる必要がある．特に明らかな悪寒戦慄があれば，むしろ誤嚥性肺炎ではなく，尿路感染症やカテーテル関連血流感染症などの菌血症のワークアップと治療が必要かもしれない．院内の発熱の原因に関しても感染症・非感染症で筆者なりのゲシュタルトを紹介したい．

大切なことは，悪寒戦慄を伴う発熱があるとか，明らかな誤嚥のエピソードのない不顕性誤嚥による誤嚥性肺炎として治療しようとするのであれば，通常のfever work upが必要であろう．

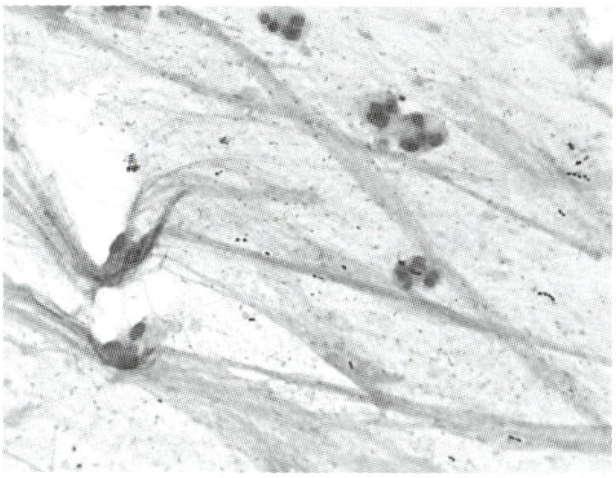

図2　喀痰グラム染色
一部にグラム陽性の連鎖球菌を認めるが，一面にグラム陰性球桿菌を認める
（Color Atlas②参照）

❸ 実は通常の定型微生物による単一菌の肺炎

誤嚥性肺炎というゴミ箱診断に紛れ込むもっとも重要な疾患がこの，「実は通常の定型微生物による単一菌の肺炎」だと日々感じる．どうせ「誤嚥性肺炎でしょ」などと思い，どうせplolymicrobial infection（多菌種感染）で絞り込めないし，しかも院内だとMRSAや緑膿菌も否定はできないしなどと考え，ピペラシリン・タゾバクタムや場合によってはバンコマイシンの併用を安易にしてしまっているようではよくない．誤嚥性肺臓炎として収束を待てないとして抗菌薬治療を開始する場合にはぜひ，それなりの努力による喀痰培養の提出・グラム染色をするように心がけたい．

最初に提示した症例は，「どうせ医療関連に準じた誤嚥性肺炎でしょ」と研修医は言っているが，喀痰のグラム染色を施行したところ（図2），グラム陰性球桿菌を認めインフルエンザ桿菌の肺炎と考えられた．抗菌薬は基礎疾患を考えBLNARも考慮してセフトリアキソンにした．感受性検査ではアンピシリンに感受性があったためそれにde-escalationをした．国内の前向きデータで，市中肺炎も医療・介護関連肺炎ももっとも頻度の高い起因菌は肺炎球菌でそれぞれ34.8％，33.9％だったというものがある．また，医療・介護関連肺炎の62.5％で誤嚥の関与が疑われており，誤嚥性肺炎の起因菌として肺炎球菌の関与を指摘している．何より，誤嚥性肺炎が疑われても，初期の診断でしっかりと肺炎球菌を中心に適切な起炎菌の検索を進めて治療選択を行えば，広域抗菌薬の使用は不要であることがわかる[2]．

3. 診断へ導くKeyとなる病歴，身体所見，検査

明らかに誤嚥のエピソードがあるというものは除外して考えたい．誤嚥のエピソードが明確にはないが，誤嚥を疑うものとしては，脳血管障害や頭頸部の悪性腫瘍などある場合には口からの垂れ込みの存在を強く疑う．ベンゾジアゼピン系抗不安薬や抗うつ薬，睡眠薬なども鎮静作用や咳反射の低下により誤嚥を起こしやすい．また食道・胃などの消化管疾患や手術による解剖学的変化があると消化管から少量ずつ誤嚥しやすくなる．

身体所見や検査に関しては，通常の肺炎と大きな違いはないが，胸部X線に関して確認しておきたい事実がある．それは，「誤嚥性肺炎のX線所見ははっきりしなくてもよい」ということである．誤嚥ぽいなぁと思っても治療開始を考慮したくても実際にX線ではっきりしない患者さんは

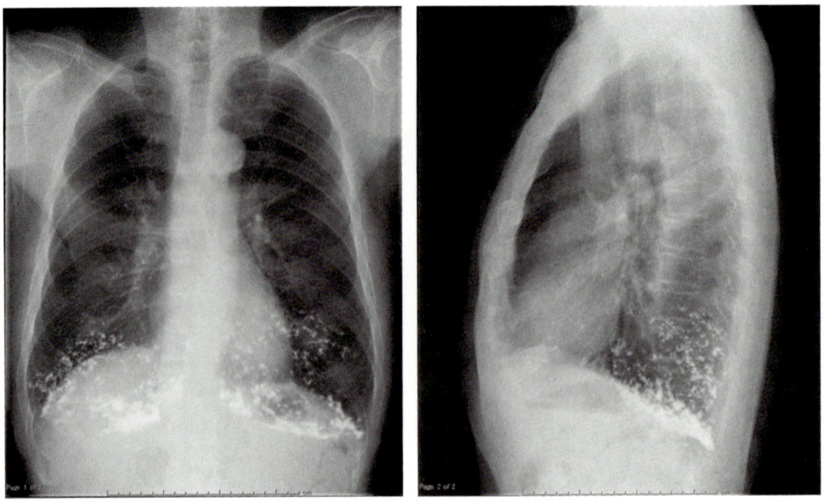

図3　バリウムを誤嚥した患者さんのX線所見
東京女子医科大学 感染症科　藤田崇宏先生のご厚意による

多い．なぜならば，誤嚥性肺炎はX線ではきわめてわかりにくいからである．参考までにバリウムを間違って誤嚥してしまった患者さんのX線写真をご紹介する（図3）．胸部正面では誤嚥したバリウムのほとんどは横隔膜に重なっているし，胸部側面でも横隔膜に面しているか下肺背側にあるため椎体とかぶっていて見逃しやすい．バリウムを誤嚥したため見やすくはなっているが，実際の誤嚥性肺炎では疑いの目で見ないとX線での判断は難しい．

4. 治療

治療はpolymicrobial（多菌種）感染とされ，特に嫌気性菌の関与が考えられている．しかし，この嫌気性菌の関与に関しては疑問視する意見も多い．1970年代に確立したこのような嫌気性菌の関与を示した文献では，検体の多くは，誤嚥性肺炎の晩期合併症としての肺膿瘍や壊死性肺炎，膿胸をきたした時期に提出されており[2]，嫌気性菌の関与を謳ってはいるが，1990年代に行われた研究では，嫌気性菌の関与は疑問視されてきている[3, 4]．慢性の唾液誤嚥に伴う肺膿瘍などを想定している場合は，嫌気性菌の関与について考慮することは重要である．しかし，誤嚥の病初期に，肺という究極の好気性環境で嫌気性菌が積極的に関与しているとは考えにくいとも思える．

このような難しい議論では一見答えはないようにみえてしまうが，誤嚥性肺炎の場合は次のように考えるとよい．

① **重症度が高い場合：著明な低酸素血症，著明な白血球増多もしくは減少，血圧低下**
- 嫌気性菌カバーを十分に行う．
- 膿胸，肺膿瘍，壊死性肺炎などの合併症のリスクも高いため．

●処方例

アンピシリン・スルバクタム（ユナシン®），ピペラシリン・タゾバクタム（ゾシン®，緑膿菌など考慮する場合），セフトリアキソン（ロセフィン®）＋クリンダマイシン（ダラシン®）など

② **中等症～軽症の場合**

・積極的な嫌気性菌のカバーは必ずしも必要ではない．

・合併症のリスクは高くはない．
横隔膜よりも上の嫌気性菌程度であれば，どの抗菌薬でもある程度はカバーするため．

●処方例
セフトリアキソン（ロセフィン®）など

②の場合では，内服治療ではアモキシシリン・クラブラン酸をお勧めする〔オーグメンチン®(250) 1回1錠　1日3回＋サワシリン® (250) 1回1カプセル　1日3回でも可〕．また，アンピシリンでも理論上よいことも多く，重症度など状況によっては考慮してよいかもしれない（クレブシエラはアンピシリンに自然耐性なため注意する）．

前述のとおり，もともと本当に感染を起こしているかきわめて悩ましい領域もあることを考えると，嫌気性菌カバーも含めた安易な広域抗菌薬使用は避けたいという心構えは重要である．治療を開始したとしても，臨床症状が急速に改善する場合は，早期の抗菌薬中止を考慮してよい．

研修医のよくある疑問

抗菌薬の適応は？

誤嚥を目撃しても，すぐに抗菌薬を開始せず，化学性肺臓炎としての収束を期待するときとしないときの見極めが重要である．特に，誤嚥をくり返している患者での安易な頻回の抗菌薬投与は，今後の耐性菌による肺炎を引き起こし，治療を困難にしうる．入院・外来いずれにせよ，患者家族の同意のうえ，今後，誤嚥性肺炎として顕在化してこないかを注意深く経過観察する方針をとられるかどうかが重要となる．抗菌薬投与を考慮する状況として次のような場合がある．

●**抗菌薬投与を考慮する状況**

・経過をみていたが，48時間しても発熱や低酸素といった臨床所見の改善の兆しを認めない場合．

・大量の誤嚥をし，初期から著名な低酸素血症を認める場合．

抗菌薬投与中にまた誤嚥しました．どうしましょう？ 注入は止めた方がいいですか？

注入はいったん中止せざるをえないが，早めに再開したい．そのためにも嚥下評価や，注入の形態，腸管の運動を促進させる薬剤の検討（プリンペラン®など），セミファウラー位にするなど頭位挙上など予防でできることを考慮する．ACEI（アンギオテンシン変換酵素阻害薬）は，その副作用として有名な咳の誘発を利用して，誤嚥性肺炎には有益に働くとされている．正常血圧や，低血圧の患者さんには使用しにくいと思われがちだが，半量でもその効果が確かめられているが，適応は慎重に検討する[1]．口腔ケアはぜひ検討したい．

ベテラン指導医のつぶやき

吸痰だけで様子をみるってあり？

研修医のよくある疑問「抗菌薬の適応は？」では抗菌薬を考慮する場合について記載したが，では吸痰くらいで抗菌薬投与をためらう状況とはどのようなときであろうか？ 以下にご紹介する．

●**抗菌薬投与をためらう状況**

- 低酸素血症は軽度あるも酸素投与の必要はない．
- 一昨日に咳・痰が出たが，今日くらいからは減ってきている．
- 誤嚥を疑うエピソードの後から軽快傾向と思われる経過がある場合．
- 昨日ちょっと食事中に咳き込んでいて，夜に38℃の熱がでたが，今日は解熱し元気．

横隔膜より下の嫌気性菌をカバーすべき場合はどんなとき？

これは鋭い質問だが，明らかな誤嚥性肺炎や膿胸にもかかわらず，バクテロイデスなどの横隔膜より下の嫌気性菌が起因菌として出てくることがある．ではどのようなときにカバーすべきであろうか？ 上部消化管に関連した手術がされているとか上部消化管の癌が存在するといった場合がそれにあたる．これらがある場合，解剖学的な変化があるため，嫌気性菌の分布はシンプルに横隔膜（正確にはトライツの靭帯）ではわけられないという考えが重要で，バクテロイデス・フラジリスなどの嫌気性菌が誤嚥性肺炎や肺膿瘍の起因菌になることがある．また，横隔膜より上の嫌気性菌でも耐性傾向のある嫌気性菌としてPrevotella（プレボテーラ）という菌がいるのを知っておくとよい．よって，上部消化管に関する基礎疾患があるとか重症度が高いと判断した場合には，横隔膜の下も含めた十分な嫌気性菌カバーがよいであろう．

おわりに

高齢者がますます増える今後の日本医療界において，この誤嚥性肺炎の適切なマネージメントは患者さんの予後だけではなく，抗菌薬適正使用上もきわめて重要である．また，嘔吐による明らかな誤嚥性肺炎を治療している場合にとても重要なことは，誤嚥のきっかけとなった嘔吐の原因をきちんと検索することである．特に高齢者では，誤嚥性肺炎に気をとられていて，その背後に隠れている嘔吐の原因を見逃すことがあり致命的となりうる．高齢者ではあらゆる疾患の初期症状として嘔吐があってもよいという気持ちで検索することが重要である．誤嚥性肺炎の背後に心筋梗塞や小脳梗塞／出血，大動脈解離といった心血管系の病気であったり，虫垂炎や憩室炎，腫瘍による腸閉塞，SMA症候群などといった消化器疾患，polypharmacy（多剤投与）による副作用（ジギタリスやウブレチドなども）を考えながら病歴や身体所見をとることが大切である．そして，誤嚥性肺炎といってもニューモバックス® を考慮する．くり返す誤嚥性肺炎でもニューモバックス® の投与で，その頻度・重症度が減る印象がある．

文献・参考文献

1）Donowitz, G. R., et al.：Acute pneumonia. In：Mandell, Douglas and Bennett's principles and practice of infectious diseases 7th ed.（Mandell, G. L. et al. eds.），p. 908 Churchill Livingstone, 2009

2）喜舎場朝雄，福山 一：成人の医療・介護関連肺炎と肺炎球菌．IASR，34：pp. 59-61，2013

3）Mier, L., et al.：Is penicillin G an adequate initial treatment for aspiration pneumonia? A prospective evaluation using a protected specimen brush and quantitative cultures. Intensive Care Med, 19：279-284, 1993

4）Marik, P. E. & Careau, P.：The role of anaerobes in patients with ventilator-associated pneumonia and aspiration pneumonia: a prospective study. Chest, 115：178-183, 1999

プロフィール

岸田直樹（Naoki Kishida）

手稲渓仁会病院 総合内科・感染症科

北海道函館市生まれ．東京工業大学理学部中退．2002年旭川医科大学卒業．手稲渓仁会病院初期研修（3年），同総合内科・医学教育フェロー修了．2008年静岡県立静岡がんセンター感染症科フェローを経て，2010年4月より現職．総合内科をベースに感染症のスペシャリティーを活かして活動中．感染症のサブスペシャリティは最もcommonな免疫不全である"がん患者の感染症"．「自分が実感し体験した臨床の面白さをわかりやすく伝えたい」の一心でやっています．趣味は温泉めぐり，サッカー観戦（インテルファン），物理学，村上春樹．

3. 膿胸・肺化膿症

金城紀与史

Point

・膿胸＝外科的感染症，肺化膿症＝内科的感染症と覚える．膿胸は原則，排膿ドレナージを要する．肺化膿症は抗菌薬で治療できることが多い

はじめに

「膿は切開排膿を必要とする」というのは感染症診療の大原則である．膿胸ではこの原則が該当するが，肺化膿症では該当しない．どちらも膿がたまる病気だが2つにはドレナージの要否で大きく異なる．

症例①（肺炎球菌による肺炎・膿胸）

47歳女性．糖尿病があり経口血糖降下薬で治療中（HbA1cは7％）．受診当日午後2時に突然右胸に鈍痛を発症，息を吸うと痛い．同時期から悪寒戦慄を伴う発熱（39.5℃）があり救急受診した．血圧73/43 mmHg，脈120/分，呼吸数32/分，SpO_2 91％，右胸部打診で濁音，聴診で呼吸音の低下を認める．胸部X線写真で右肺炎と中等量の胸水を認める．鉄さび色の痰を染色すると多数の白血球にグラム陽性双球菌を認める．

症例②（口腔内常在菌による肺化膿症）

53歳喫煙男性．大きな既往はないが，ここ30年間検診なども受けていない．アルコール大酒家で毎日朝から焼酎を飲む．最近食欲が低下し，体重が15キロ減少したのを家族が心配して受診させた．来院時血圧100/67 mmHg，脈110/分，呼吸数21/分，体温37.2℃，るいそう著明，口腔診察では虫歯が多い．肺音は清．胸部X線写真で右下肺野に径4 cmの空洞病変（液面形成あり）を認める．

1. 膿胸

膿胸とは胸腔に膿が貯留する，もしくは胸水中に細菌が証明される（グラム染色や培養）ことをさす．

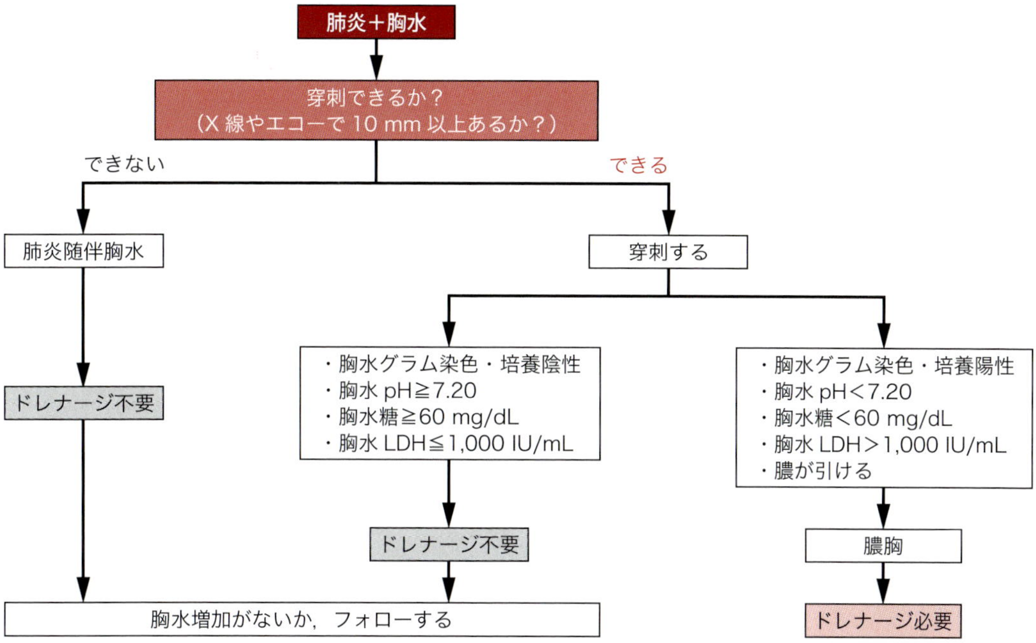

図1　肺炎随伴胸水の鑑別

1 臨床像

肺炎が胸膜に到達して胸腔内へ侵入して膿胸となることが最も多い（40～60％）が，胸部手術後や胸腔ドレーンによる医原性膿胸，食道破裂，横隔膜下感染症に続発する場合もある．症例①のように来院時にすでに膿胸を発症している場合も多い．その他には，肺炎に対して抗菌薬治療にもかかわらず解熱しないために数日後に胸部X線写真をフォローしたところ胸水貯留があって診断されることもある．胸膜痛を訴える場合もあるが，熱が続くのみのことも多い．

2 他の疾患との区別（図1，表1）

ポイントは2つある．1つ目は，肺炎患者で胸水を認める場合．ドレナージが不要な胸水なのかどうかの区別である．基本的にX線やエコーで10 mm以上の胸水があれば穿刺する．

もう1つのポイントは胸水の鑑別である．

胸水の鑑別には，まず漏出性か滲出性かをLight基準で区別する．

●Light基準

1．胸水の蛋白/血清蛋白＞0.5
2．胸水のLDH/血清LDH＞0.6
3．胸水LDH値が血清LDH正常上限の2/3よりも大きい

1～3すべて満たさない胸水は漏出性であり，心不全・肝硬変・ネフローゼ症候群による胸水が主な原因である．一方1～3のどれか1つでも満たせば滲出性である．**滲出性胸水の鑑別は多彩である（表1）．胸水の白血球数・分画・糖・グラム染色・培養・細胞診を用いて鑑別する．**胸水アミラーゼは食道破裂か膵炎随伴胸水を疑うときに有用だがルーチンにはオーダーしない．胸

表1　滲出性胸水の主な鑑別

	肺炎随伴胸水／膿胸	癌性胸水	結核性胸膜炎
白血球数	著増	増加	増加
白血球分画	好中球	単核球	単核球
pH，糖	低値	正常～低値	正常～低値
グラム染色・培養	陽性	陰性	陰性
細胞診	陰性	陽性	陰性
その他		・細胞診の感度は60％程度．提出する検体量を多くする・くり返し提出することで感度は上がる．疑いが強い場合には胸膜生検を行う．	・ADA＞40 U/L以上は結核を示唆する． ・PCRが有用とする知見もある． ・確定には胸膜生検で壊死性肉芽腫もしくは結核菌を証明する．

水ADAは結核性胸膜炎を考えるときにオーダーする．

穿刺した胸水のpHが7.2未満，糖が60 mg/dL未満，LDHが1,000 IU/mL以上，みた目が膿，グラム染色や培養が陽性であればドレナージが必要である．

3 診断へ導くKeyとなる病歴・身体所見・検査

胸水を穿刺してきちんと検査結果を解釈することが正しい診断へと結びつく．失敗しやすいのは胸水を穿刺しないで抗菌薬治療だけで診ようとする場合や，胸水の検査項目をきちんと揃えないために解釈できなくなるパターンが多い．上述したように，膿胸は肺炎に続発するものが大半だが，なかには食道破裂や横隔膜下の感染に続発することもあり，はっきりとした肺炎像を伴わない膿胸の場合には考慮するとよい．

4 治療

肺炎随伴胸水でドレナージが不要と当初判断しても治療に反応が悪ければX線で胸水が増加していないかどうかフォローし，穿刺をくり返して膿胸になっていないかどうか判断する（図1）．

ドレナージを入れたら排液量が少なくなるまでドレーンを留置する．排液が少なくなっても熱が続く場合や，X線上胸水が残っている場合にはドレーン・チューブのトラブルの他に胸水が被包化してしまった可能性を考える．被包化してしまうと隔壁のために1本のドレーンでは排液しきれない．したがって複数のドレーンを入れる，ウロキナーゼなどの線溶薬を胸腔に入れる，外科的剥皮術を行うといった追加処置が必要である．線溶薬の有効性についてのエビデンスは乏しいが手術のリスクの高い症例では検討してよい．呼吸器内科・外科・放射線科にコンサルトしながら治療方針を決める．

抗菌薬は痰・血液・胸水培養で検出された細菌に有効なものを選ぶ．ただしアミノグリコシド系抗生物質は膿瘍に移行しにくいので選択しない．決まった抗菌薬治療期間はないが，ドレナージがきちんとできていれば2週間程度のことが多い．

2. 肺化膿症

肺化膿症は感染によって肺実質が壊死することをさす．

表２　肺の空洞病変の鑑別（主なもの）

空洞病変の数	単発	複数
鑑別診断	肺化膿症 中心性壊死を伴う肺がん 閉塞性肺炎 肺結核 真菌菌種	心内膜炎 転移性肺がん GPA※

※GPA（granulomatosis with polyangiitis：多発血管炎性肉芽腫症）

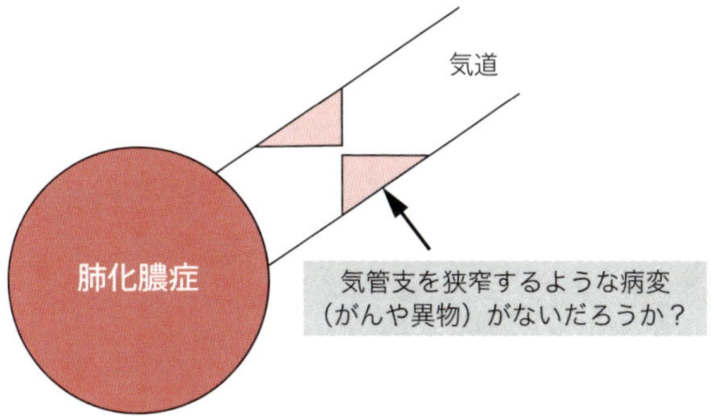

図２　肺化膿症と閉塞性病変

1 臨床像

症例②に代表されるような，う歯などの口腔の衛生状態が悪い患者やアルコール依存症・糖尿病といった免疫不全を背景として，慢性的誤嚥から肺化膿症となるのが古典的である．咳・痰・熱といった呼吸器症状が目立たない場合もあり，微熱・食欲低下・体重減少といった非特異的症状が慢性的に続いて精査したところ肺化膿症だったというケースもある．こうした亜急性～慢性の経過をとるものとは別に，黄色ブドウ球菌やクレブシエラ菌による急性の肺化膿症もある．

2 他の疾患との区別

肺化膿症の鑑別は，まず空洞病変の数で区別するとよい（表２）．胸部CTは単純X線写真では見えにくい病変も検出可能である．複数の空洞病変がある場合には心内膜炎や転移性病変を考える．**単発の場合に肺化膿症と鑑別が必要なのは肺がん，結核などである**．高齢者・喫煙者は肺化膿症，肺がん両者ともリスクがある．CTの所見も重要であるが気管支鏡を行うことにより，閉塞性肺炎をきたすような病変（気管支を狭窄するようながんや異物）の有無，肺化膿症なのか中心性壊死を伴う肺がんなのかの鑑別が可能である（図２）．

3 診断へ導くKeyとなる病歴・身体所見・検査

誤嚥のリスクとなるような病歴，意識消失するまで飲酒するとか，脳梗塞など神経疾患の既往，嚥下の障害となるような抗精神病薬の服用などをチェックし，身体所見では口腔の衛生状態に加えて嚥下反射・構語障害の有無を確認する．

痰のグラム染色はしばしば多菌種パターンとなる．痰の培養検査が陰性の場合や痰の匂いがきつい場合には嫌気性菌を示唆する．結核の鑑別に抗酸菌染色と培養，肺がんの鑑別に痰の細胞診をリスクのあるケースではオーダーする．

多発する肺空洞病変がある場合には転移の原因となる原発巣がどこなのか，口腔咽頭・甲状腺・乳腺の身体診察を行う．心内膜炎を考えて心雑音や血栓塞栓現象，血管炎を考えて点状出血斑や関節炎，神経炎の所見に留意する．

4 治療

唾液の誤嚥を原因とすることが多い肺化膿症は多菌種・嫌気性菌による感染症のことが多い．クリンダマイシン，ペニシリン系，βラクタマーゼ阻害薬を含む薬剤（アンピシリン・スルバクタムなど），カルバペネム，嫌気性カバーのあるキノロン（モキシフロキサシンやガチフロキサシン）を選択する．肺化膿症は気管支から排膿されるのでドレナージはめったに必要ない．ただし抗菌薬治療期間は6～8週間と長くする．

治療経過のフォローは画像所見に依存するところが多い．**膿瘍が縮小しない場合にはドレナージ不良となるような閉塞病変（がんや異物）がないか，中心性壊死を伴う肺がんや結核を肺化膿症と誤診していないかどうか検討し，気管支鏡検査を行う**．例えば誤嚥した鳥の骨が気道を閉塞して肺化膿症になっている場合には異物を硬性鏡で除去しないと肺化膿症の根治は難しい．

う歯の治療，断酒・抗精神病薬の調整，嚥下訓練といった再発予防策も忘れずに行いたい．

研修医のよくある疑問

治療期間は？ 外科医への相談のタイミングは？

膿胸の治療期間ははっきりとしたエビデンスはない．きちんとドレナージできたか否かが一番の因子である．熱や血液検査の値だけでなく，X線もしくはCTでドレナージできているかどうか確認する．ドレナージができて排液が少なくなり，抗菌薬治療に反応がよければ2週間程度で治療完了してもよい．

ドレナージが不完全であれば複数のドレーン・チューブを挿入する．もしくは外科医に相談して外科的に排膿を図る．最近は膿胸に最初から外科的ドレナージをする方が予後がよいという研究が出ている．ドレーン・チューブの成功率は38～58％であるのに対して，外科的ドレナージを当初から行った場合の成功率は81～96％であった．後方視的観察研究の結果であるので選択バイアスの存在が大きいと思われる．施設ごとに胸腔内感染症の外科的処置に積極的な外科医がいるかどうか，胸腔鏡手術が可能かどうかといった医療者側の要素と，患者の手術の侵襲のリスクや希望などが複合的に絡まっており臨床判断は難しいが，チューブ・ドレナージがしばしば失敗することがあることは頭に入れておきたい．

肺化膿症の治療期間は6～8週間とする．X線やCTで膿瘍の大きさが順調をフォローする．全例で点滴抗菌薬は必ずしも必要ない．全身状態がよければ経口抗菌薬で治療してもよい．

ベテラン指導医のつぶやき

ドレナージができない部分がある場合の治療期間は？

膿胸でドレナージできない部分が残ってしまった場合には悩ましい．残存胸水が多い場合には外科的処置が根治に結びつくが，患者の併存疾患などによって全例手術というわけにもいかない．ピッグテールを挿入したりもするが径が細くて有効なドレナージができないことも多い．そうした場合には胸水を無菌化できるように抗菌薬治療期間を延長する．どの程度延長すればよいかエビデンスはないが，6～8週間が目安だろう．膿胸は原則排膿ドレナージであるが，被包化して無菌となった胸水と肥厚した胸膜を残して治癒することもある．

おわりに

肺炎患者で胸水をみたら原則穿刺して膿胸を除外する．膿胸の治療はドレナージと抗菌薬である．一方肺化膿症は気道を通してドレナージされるため，治療は抗菌薬のみでよい．

文献・参考文献

1）Schiza, S. & Siafakas, N. M.：Clinical Presentation and management of empyema, lung abscess and pleural effusion. Curr Opin Pulm Med, 12：205-211, 2006
2）Desasi, H. & Agrawal, A.：Pulmonary Emergencies Pneumonia, Acute Respiratory Distress Syndrome, Lung Abscess, and Empyema. Med Clin N Am, 96：1127-1148, 2012
3）Colice, G. L., et al.：Medical and Surgical Treatment of Parapneumonic Effusions：An Evidence-Based Guideline. Chest, 18：1158-1171, 2000
4）Light, R. W.：Pleural Effusion. New Engl J Med, 346：1971-1977, 2002
5）Shin, J. A., et al.：Surgical decortication as the first-line treatment for pleural empyema. J Thorac Cardiovasc Surg, 145：933-939, 2013
6）Wozniak, C. J., et al.：Choice of First Intervention is Related to Outcomes in the Management of Empyema. Ann Thorac Surg, 87：1525-1530, 2009

プロフィール

金城紀与史（Kiyoshi Kinjo）
沖縄県立中部病院 総合内科

元気のよい中部病院の研修医のみんなからパワーをもらいながら仕事をしています．臨床には白黒はっきりしない部分がたくさんあるのが魅力でもあると思っています．

4. 感染性心内膜炎

澤村匡史

Point

- 熱源がはっきりしないときには，感染性心内膜炎の可能性も考えて血液培養を採る
- 心エコーの所見のみで感染性心内膜炎を否定できない
- 一見心臓と無関係な症状が，感染性心内膜炎の症状のことがある
- 外科治療の適応を見逃さない

はじめに

感染性心内膜炎（infective endocarditis：IE）は，自己弁心内膜炎（native valve endocarditis：NVE）と人工弁心内膜炎（prosthetic valve endocarditis：PVE）にわけて論じられる．いずれの場合もさまざまな臨床像を呈し，他の疾患と間違われるなどして診断が遅れてしまい重症化することも多い．

症例①

26歳　女性．22歳時に大動脈弁逆流，僧帽弁逆流に対して二弁置換術施行された．来院の約2カ月前から週に1回程度腰痛を自覚し，悪寒を伴うこともあった．約1カ月前から悪寒とともに発熱するようになったため，A病院受診．抗菌薬の点滴を外来で2回受けた（診断名不明）．解熱したが，1週間後に再び悪寒，発熱を認めB病院受診．風邪の診断でレボフロキサシン内服薬を処方され，10日後の再受診を指示された．しかし，連日の悪寒，発熱が改善しないため1週間後に救急外来を受診した．呼吸数20/分と頻呼吸を認めた．IEを疑い，経食道心エコー（trans esophageal echocardiogram：TEE）を施行（図1）．僧帽弁に疣贅を認め，大動脈弁の破壊による逆流と弁周囲膿瘍も認めた．緊急手術が施行された．

症例②

75歳　男性．十数年前に大動脈弁置換術が施行されている．来院当日の朝，突然の右上下肢の片麻痺と意識障害を起こし救急外来へ搬送された．左中大脳動脈領域の脳梗塞で，一部出血を伴っていた．来院時より発熱を認め，胸部X線を撮影したところ右下肺野に浸潤影があり，誤嚥性肺炎の診断でカルバペネム系抗菌薬を開始された．この直前採取された血液培養からは，黄色ブドウ球菌が検出された．IEを疑い，経胸壁心エコー（trans thoracic echocardiogram：TTE）を施行．明らかな疣贅は認めず，肺炎としてカルバペネムが継続さ

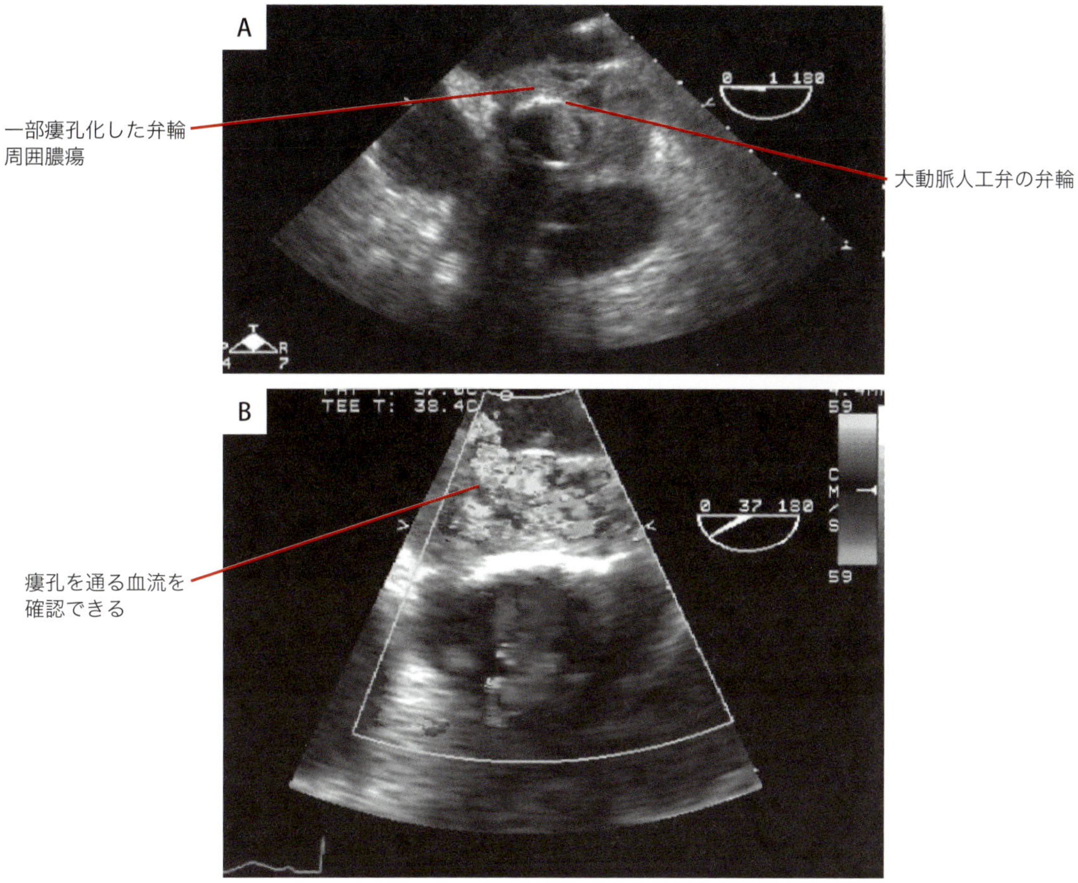

図1　症例①の経食道心エコー図
TEEで僧帽弁の疣贅と大動脈弁周囲膿瘍，大動脈弁逆流を認めた．A）写真では，外れかけるほど破壊された大動脈弁の周囲に膿瘍があるのがわかる．B）弁周囲膿瘍の一部が瘻孔化して，そこを通る血流が確認できる（Color Atlas③参照）

症例②の続き

れた．しかし，解熱と発熱をくり返すため，約1カ月後に経食道心エコーを施行．今度は大動脈弁に疣贅を認め，循環器科にコンサルトされたが，翌日再度脳梗塞を起こした．

この2つの症例はいずれもPVEであるが，IEの病歴としては，非常に典型的である．

1. 血管内感染症としての臨床像

血管内感染症は発熱以外の症状を現さないことも多い．IEも同様である．IEの診断が遅れる理由で多いのは，血液培養を採らずに抗菌薬がはじめられる場合である．また，心エコーの結果のみをもってIEを否定することはできない．病状の全体を説明できる診断として，IEの可能性が高い場合にはIEがあるものとして対処する．

1 熱源のはっきりしない発熱はIEも鑑別に．起炎菌が検出されたら，そこから熱源を推定することも大切

救急外来を含め，外来では発熱は最も多く遭遇する主訴の1つであろう．多くはウイルスによる上気道炎などで，自然寛解することが多い．しかし，上気道炎には上気道症状，感染性胃腸炎であれば腹痛や悪心・嘔吐，下痢などの消化器症状があるはずである．これらの徴候がないのに，安易に上気道炎やウイルス感染とすることは危険である．経過が2～3週間以上にわたる場合や，はっきりとした感染巣を示唆する所見がない場合，あるいはIEのリスクになる心疾患を有する場合はIEの可能性を考慮するべきである．そして，**血管内感染症の診断でもっとも重要なのが血液培養で，抗菌薬を投与する前に3セット以上採取する**．

症例①では，経過が1～2カ月と長く，人工弁移植術後の患者でもあったのだから，IEは鑑別になければならない．全身状態があまり悪い印象でなくても，あるいは高熱が出ていなくてもIEはありうる．

IEのperipheral signとして有名な，Osler's結節やJaneway紅斑，Roth斑は頻度が高くなく2.5～9％とされており[1)]，病初期には現れにくい．また，抗菌薬治療が開始されれば，さらにこれらは現れにくくなる．NVEでは病歴からはリスクになる心疾患が指摘されていない例が約半数程度ある．したがって，これらがないというだけでIEは否定できない．心雑音も5％で聴取されないとされる[1)]．ただし，Osler's結節はSLEなどでもみられるとされ，IEに特異的というわけではないが，存在すれば他の臨床像とあわせることでIEを強く示唆する[2)]．

2 血液培養からグラム陽性球菌が検出された．想定している発熱源と検出された起炎菌はマッチするか？

症例②では，肺炎が想定されながら血液培養では黄色ブドウ球菌が検出された．市中肺炎の起炎菌として，黄色ブドウ球菌の頻度は高くないので違和感を感じる．黄色ブドウ球菌は軟部組織や血管内感染症の起炎菌としての頻度が高く，IEの起炎菌としても頻度が高いので，人工弁をもつ患者で黄色ブドウ球菌が血液培養から検出されたら，IEの可能性はかなり高い．しかも，出血性脳梗塞を起こしており，これらを一元的に説明しようとするとIEの可能性はさらに高くなる．培養が適切に提出されていれば，検出された菌から感染巣を推定することもできる．

3 血液培養からグラム陽性球菌が検出されたらIEを疑って心エコーを．ただし，TTEの感度は低く，TEEでもIEを完全に否定できるわけではない

血液培養でグラム陽性球菌が検出されたら，IEを疑って心エコーを施行することが推奨されており[3)]，症例②でもそれに従った．しかし，TTEのIE診断の感受性はあまり高くない．またTEEの感受性は82～98％と高いとはいえ，石灰化がある場合や人工弁の場合にはこれよりも低くなると考えられ[4)]，これら心エコーで疣贅が認められないからといって，IEが否定できる訳ではない．他の臨床症状も勘案してIEの病像に合うのであれば，後述するように「IEとして」対処するべきである．

●ここがピットフォール

TTEの感度は低い，またTEEといえども，IEを否定するのは難しいことがある！

2. 一見，心臓とは関係のない症状（図2参照）

症例②のようにIEで塞栓症を起こすことはよく知られており，特に脳梗塞で神経学的後遺症を残す場合は予後が悪化する．そのほかIEでは持続的菌血症が特徴であり，これによる免疫反応が起こることでさまざまな症状を引き起こす．関節痛もその1つである．前述のperipheral signにも免疫反応が起こすものがある．また，血流にのった菌が心臓から離れた部位に膿瘍を形成することもある．

1 IEの初発症状が関節痛，腰痛，筋痛のことがある

症例①の腰痛はIEの症状であったかもしれない．IEで腰痛や関節痛，筋痛を主訴とすることは，実は珍しくない．関節痛，筋痛の頻度は20〜25％，背部痛の頻度は13〜14％とする報告がある[1)]．これは，免疫複合体の沈着によって引き起こされる．腰痛や関節痛などが初発症状であるために，整形外科を受診する例もある．免疫複合体が引き起こすと考えられる症状には，他に無菌性髄膜炎による意識障害や，糸球体腎炎を起こし血尿を呈する場合もある．

2 遠隔部位に膿瘍を形成することがある

IEでは，心臓から離れた遠隔部位にも膿瘍を形成することがある．関節痛や背部痛は免疫複合体の沈着によるものの他に，膿瘍，例えば化膿性脊椎炎を起こしていることもある．また髄膜炎も，髄膜周囲の膿瘍によるものや髄液に菌が侵入して細菌性髄膜炎を起こすこともあり，特に髄液から黄色ブドウ球菌が検出された場合はIEも疑ってTEEを施行する．感染性動脈瘤の場合それ自体は無症状で，破裂してから，例えば脳出血として気づかれることもある．症例②は，疣贅が起こした脳への塞栓症であったほか，感染性動脈瘤が破裂した可能性もあった．

●ここがピットフォール

一見IEと関係なさそうな症状が，実はIEに関連したものである！

3. 「風邪」に抗菌薬の弊害．漫然と抗菌薬を続けることの弊害

風邪（＝ウイルス性上気道炎）と診断しながら抗菌薬を使用するとき，ほとんどの場合は血液培養が採取されていない．抗菌薬を使用すると，血液培養の感受性は激減する．起炎菌が同定され，感受性がある抗菌薬を使っていても，病態によっては奏功しないこともある．

1 耐性菌の問題，副反応の問題，そして重要な疾患をマスクする可能性

ウイルス性上気道炎に抗菌薬を使用することの弊害として，耐性菌を生じやすくすることや抗菌薬の副反応の問題があげられる．そして，症例①のように重要な細菌感染症をマスクしてしまうことも大きな弊害である．IEは疣贅の中に起炎菌がいて，外側をバイオフィルムが覆っているので，疣贅自体は血液にさらされていても，血中の抗菌薬は起炎菌に到達しにくい．したがって，使用される抗菌薬は起炎菌によく効く〔殺菌的でMIC（minimum inhibitor concentration：最小発育阻止濃度）も低い〕薬剤を，大量に，かつ4週間以上の長期にわたって使用する必要があ

る．それでも治癒に至らず，外科的治療が必要になることも少なくない．このようなIEに経口抗菌薬を数日のみ使用すると，不十分な治療になってしまう．一時は解熱するので，治癒したかに誤解されるが，しばらくすると発熱してくる．そこで再度経口抗菌薬による中途半端な治療をくり返していると，次第に病状は深刻なものになる．症例①はまさしくそのような例の典型である．

●ここがピットフォール

血液培養を採らずに安易に抗菌薬を投与することで，重要な細菌感染症をマスクする！

2 培養結果と感受性を頼りにする前に，どの臓器にどの菌が感染しているかによって，推奨される抗菌薬の使い方があることを知る

どの臓器のどの菌による感染なのかで，推奨される抗菌薬の種類，投与方法，量，期間がある．これらには，エビデンスに基づいて推奨されるものや，長い間の知見，経験に基づいて広く認められてきた臨床的スタンダードともいえるものである[3)]．IEもNVEとPVEとでおのおの推奨される抗菌薬がある．症例②ではカルバペネム系抗菌薬が選択，使用され続けたが，黄色ブドウ球菌が血液培養から検出された時点で，感染臓器を見直し，抗菌薬の種類や量，投与方法を見直す必要がある．そして，後述のようにIEとして対処するべきである．

●ここがピットフォール

感受性があればどの抗菌薬でもよい，というものではない！

4. 心臓疾患としての臨床像

感染性心内膜炎の症状で，最も生命を脅かすのは心不全である．

1 感染性心内膜炎で心不全を合併していれば，外科的治療を考慮する

症例①では僧帽弁と大動脈弁の逆流が強く，頻呼吸を認めており，心不全があると考えられる．感染性心内膜炎では，その死亡原因のほとんどが心不全である．軽度の心不全であれば通常の治療に反応することもあるが，**弁が破壊されていることによる心不全なので外科治療が必要になることがほとんどと思った方がよい**．術前に適切な抗菌薬を入れなければ新しい人工弁にも感染するのではないかと思われるかもしれないが，頻度は2～3％といわれ，心不全の治療が遅れる方が予後を悪化させる（手術しない場合の死亡率50％超）と考えられるし，一般的に手術前の抗菌薬使用期間は予後に影響がないとされている[5)]．したがって，**心不全のあるIEは手術時期を先延ばしにしてはならない**．この場合の抗菌薬はエンピリカルに選択されることが多いが，血液培養か，手術で取り出された組織培養の結果をみて後で選択し直す．

●ここがポイント

心不全があれば外科治療を考慮！

2 IEでは不整脈（主としてブロック）を呈することがある

弁輪部の周囲に膿瘍をつくることがある．これが刺激伝導系に及ぶと房室ブロックを呈することもあり，失神を起こす例もある．弁輪周囲への波及も外科的治療の適応になる．

5. 異物感染としての臨床像

細菌が体内異物に感染した場合，抗菌薬治療のみで治療することは難しい．基本的に感染した異物を取り出すことを考慮する．

■ PVEは，基本的に外科的治療の対象と考える

PVEは人工弁とその周囲組織に感染するのであるから，難治性のことが多く，抗菌薬の使用期間もNVEより長くなる（6週間以上）．また，抗菌薬治療のみで治癒できず再度人工弁置換術が必要になることも多い．診断がついた時点で心臓外科へコンサルトしておくことが望ましい．特に黄色ブドウ球菌による場合は，死亡率が高くなる．他の併存疾患（例えば肝硬変など）のために手術ができない場合は，感染症専門医へコンサルトして抗菌薬の種類と量，治療期間を決める．

研修医のよくある疑問

抗菌薬治療中に弁置換術をする場合，抗菌薬の選択はどうすればよいでしょうか．また，手術前の治療期間はカウントできますか？

NVEで抗菌薬使用中に人工弁置換術が施行される場合，抗菌薬の選択はNVEに対して推奨されているものにするべきである[6, 7]．NVEもPVEも術中に出された弁の組織培養が陰性であった場合は，抗菌薬を開始した日を治療期間の最初の日とし，弁の組織培養が陽性であった場合は，手術日を起点として抗菌薬治療が開始される[3, 6, 7]．この場合，抗菌薬は最新の感受性検査の結果をもとに選択し直す．

ベテラン指導医のつぶやき

非確定例への治療やその後のフォローはどうすればよいのだろう…

IEが疑われるが確定に至らない場合とは，血液培養陰性かTEEで疣贅を認めないかのいずれかである場合が多い．臨床的にIEを疑って否定できない場合は，IEとして対処する方が無難である．特にPVEは抗菌薬治療のみでは治療困難で外科的治療が必要なことも多い．血液培養をくり返すことや，数日後にTEEをくり返す，塞栓症の発生に注意することなどが必要である．

6. 「IEとして対処する」こと

漠然と「IEとして対処する」のではなく，具体的に何をするべきかを明らかにしておくことが重要である．

研修医のよくある疑問

TEEができない場合，臨床上IEとして4週間抗菌薬を投与することで治療は完了できますか？

血液培養の結果や臨床症状からIEの可能性が高いと考えられるのであれば，TEEができない場合も，実施できても疣贅が認められない場合と同じように，IEとして扱うべきである．6．❶にある通り，抗菌薬治療の限界を見逃さず，外科手術の適応のタイミングを逸しないことが重要である．

❶ 薬剤治療の限界を見極め，外科的治療の時期を逸しないことが重要

IEとして対処する場合，**薬剤治療の限界を見極めて外科治療の時期を逸しないことが重要**である．表1に外科的治療の適応をまとめた．心不全の悪化，弁膜症の悪化，弁周囲膿瘍の発生，塞栓症の再発などを見逃さないように，心エコーをくり返し，神経所見をとり直す．IEの治療における治療期間を考える場合には，血液培養で菌が同定されれば，適切な抗菌薬開始後24～48時間で血液培養をくり返し，陰性が確認された培養採取時を抗菌薬治療の開始時とする．したがって（症例②のように）臨床像と血液培養の結果から，心エコーで疣贅が確認されなくてもIEとして対処しなければならないときには，抗菌薬開始後の血液培養検査陰性を確認しなければならず，これが陰性にならなければ治療がうまくいっていないということである．また，数日後にあらためて心エコーをくり返しとり直したり，神経所見をとり直したりするべきである．もちろん脊椎炎や骨髄炎など，ほかの難治性感染症がないかの検索も必要である．

●ここがポイント

- 抗菌薬の投与期間は，開始日ではなく血液培養陰性を確認した培養の採取日から数える！
- 抗菌薬のみで治療することの限界を見逃さず，外科的治療のタイミングを逸しないことが大切！

ベテラン指導医のつぶやき

いわゆるculture negative endocarditisの場合は，どう対応すればよいのだろう…

感染症専門医へのコンサルトを勧める．基本的には血液培養採取前に抗菌薬が入っている場合と，そうでない場合にわけて考える．抗菌薬が入っていないのに培養が陰性である場合は，培養が難しい微生物をカバーするように抗菌薬を選択する．6．❷参照．

❷ 培養陰性のIE

臨床的にはIEが強く疑われる（心エコーで疣贅を認めるなど）のに，血液培養が陰性である場

表1　IEの手術適応例

心疾患としての適応（緊急手術も考慮）
・心不全（心不全があれば，外科適応について評価する，AHA *Class* Ⅰ，LOE B） 弁の機能不全による心不全（ESC *Class* Ⅰ，LOE B） 治療にもかかわらず心不全が進行する場合 弁周囲組織の破壊
・新しいブロックの出現
治療抵抗性感染症としての適応
・有効な抗菌薬が充分量1週間～10日以上投与されているにもかかわらず，培養が陰性化しない場合（ESC *Class* Ⅰ，LOE B）
・抗菌薬耐性微生物：グラム陰性桿菌の左室側IEで1週間以上の治療にもかかわらず培養が陰性化しない場合（AHA *Class* Ⅰ，LOE B） 真菌，多剤耐性菌など（ESC *Class* Ⅰ，LOE B）
・弁周囲膿瘍・瘻孔，心筋内膿瘍（AHA *Class* Ⅰ，LOE B，ESC *Class* Ⅰ，LOE B）
・培養陰性心内膜炎で臨床的に改善しない
・人工弁感染として：術後2カ月以内の心内膜炎
塞栓症に関しての適応
・塞栓症の再発：抗菌薬投与開始2週間後も塞栓症出現（ESC *Class* Ⅰ，LOE B）
・疣贅のサイズが10 mm以上で他に合併症（心不全，膿瘍など）を有する（ESC *Class* Ⅰ，LOE B）
・疣贅のサイズが10 mm以上，特に僧帽弁前尖（AHA *Class* Ⅱ*a*，LOE B）
・疣贅のサイズが15 mm以上（ESC *Class* Ⅱ*b*，LOE B）
・抗菌薬治療を4週間以上行っても疣贅が大きくなる（AHA *Class* Ⅱ*b*，LOE C）

推奨のClassは米国心臓協会AHAガイドライン，欧州心臓病学会ESCガイドラインより．ESCのガイドラインは左室側のNVEについての推奨であるが，筆者はPVEでも参考になると考える．一般的にPVEではNVEよりも外科治療の適応になる可能性が高い．推奨度*Class* Ⅰは有用で効果があることが証明されていて，コンセンサスが得られている．*Class* Ⅱは有用性や効果について相反するエビデンスがある．Ⅱaは有用であるとするエビデンスがあるが，Ⅱbは有用であるとするエビデンスはない．*Class* Ⅲは有用でないか有害であるとするエビデンスが存在する．LOE：level of evidence，A 複数のランダム化比較試験かメタ解析による，B 1つのランダム化比較試験か，非ランダム化比較試験による，C 専門家の意見や後ろ向きの研究，小規模研究による．文献3，5，6を参考に作成

合の最も多い原因は，血液培養採取前に抗菌薬が使われていることである．この場合もIEとして対処しなければならない．効果的な抗菌薬を大量かつ長期にわたって用いたいので，できれば起炎菌を同定したい．抗菌薬の影響が切れるのを待って血液培養を採取し，さらに結果を待てるほど病状が落ち着いている場合はよいが，症状の進行が速い場合などエンピリカルに抗菌薬を選択，開始しなければならないこともある．この場合はNVEかPVEか，また臨床経過から抗菌薬の種類，量，期間は決まる[3]．また，血液培養採取前に抗菌薬が使われていない場合は，培養が難しい微生物（HACEKグループ，真菌など）を想定する．この場合もNVEとPVE，さらにPVEは手術からどのくらい経ったかでわけて考える（表2）．より具体的には文献[3, 5]を参照のこと．

おわりに

IEはさまざまな症状を呈することがあり（図2），そのために診断が遅れることも多い．多彩な症状をIEで一元的に説明できないかと疑い，血液培養と心エコーを適切に，場合によってはくり返すことが鍵である．IEの予後は，早く診断して適切な治療をすることでよくなる．

表2　培養陰性心内膜炎の処方

<table>
<tr><th>抗菌薬の選択</th><th>投与量と投与経路</th><th>治療期間（週）</th><th>備考</th></tr>
<tr><td colspan="4">自己弁</td></tr>
<tr><td>アンピシリン・スルバクタム
＋
ゲンタマイシン</td><td>3 g/回を6時間ごとに静注
1 mg/kg/回を8時間ごとに静注または筋注</td><td rowspan="2">4～6</td><td>培養陰性心内膜炎は感染症専門医と相談</td></tr>
<tr><td>バンコマイシン
＋
ゲンタマイシン
＋
シプロフロキサシン</td><td>15 mg/kg/回を12時間ごとに静注
1 mg/kg/回を8時間ごとに静注または筋注
400 mg/回を12時間ごとに静注</td><td>バンコマイシンはβラクタム剤がどうしても使用できない場合にのみ使用</td></tr>
<tr><td colspan="4">人工弁（早期，術後1年以内）</td></tr>
<tr><td rowspan="3">バンコマイシン
＋
ゲンタマイシン
＋
セフェピーム
＋
リファンピシン</td><td>15 mg/kg/回を12時間ごとに静注</td><td>6</td><td></td></tr>
<tr><td>1 mg/kg/回を8時間ごとに静注または筋注</td><td>2</td><td></td></tr>
<tr><td>2 g/回を8時間ごとに静注
300 mg/回　1日3回経口投与</td><td>6</td><td></td></tr>
<tr><td colspan="4">人工弁（後期，術後1年以上）は，自己弁の場合と同じ．
バルトネラ属を疑うが培養陰性の場合</td></tr>
<tr><td rowspan="2">セフトリアキソン
＋
ゲンタマイシン</td><td>2 g/回を24時間ごとに静注または筋注</td><td>6</td><td rowspan="3">感染症専門医と相談</td></tr>
<tr><td>1 mg/kg/回を8時間ごとに静注又は筋注</td><td>2</td></tr>
<tr><td>これにドキシサイクリンを加えてもよい</td><td>100 mg/kg/回　1日2回経口投与</td><td>6</td></tr>
<tr><td colspan="4">バルトネラ属が培養で検出された場合</td></tr>
<tr><td rowspan="2">ドキシサイクリン
＋
ゲンタマイシン</td><td>100 mg/kg/回　1日2回経口投与</td><td>6</td><td></td></tr>
<tr><td>1 mg/kg/回を8時間ごとに静注又は筋注</td><td>2</td><td>ゲンタマイシンが使用できない場合にはリファンピシン300 mg/回　1日2回経口投与</td></tr>
</table>

血液培養採取前に抗菌薬が使用されておらず，血液培養陰性のIEではNVEなのかPVEなのかということと，PVEでは手術からの時間によって抗菌薬のレジュメが変わる．バルトネラ属は米国ではアルコール中毒患者や路上生活者のIEにみられるが，本邦での報告は稀である．文献3，5を参考に作成

文献・参考文献

1）Sandre, R. M., et al.：Infective endocarditis：review of 135 cases over 9 years. Clinical infectious diseases：an official publication of the Infectious Diseases Society of America, 22, 276-286, 1996

↑IEの臨床症状や起炎菌などの頻度，予後などが記載されている．

2）Shimizu, T., et al.：Osler's node. BMJ case reports 2013. 2013

↑実際にはあまりみることのないOsler's結節と，それが治療に伴って消失するというcase report．

3）青木　眞：第Ⅷ章　血管内感染症　A 感染性心内膜炎．「レジデントのための感染症診療マニュアル 第2版」（青木　眞/著），p.585，医学書院，2008

↑いわずとしれた，本邦の感染症診療のバイブル．

4）Mauri, L., et al.：Infective endocarditis. Current problems in cardiology, 26, 562-610, 2001

5）Baddour, L. M., et al.：Infective endocarditis：diagnosis, antimicrobial therapy, and management of complications：a statement for healthcare professionals from the Committee on Rheumatic Fever, Endocarditis, and Kawasaki Disease, Council on Cardiovascular Disease in the Young, and the Councils on Clinical Cardiology, Stroke, and Cardiovascular Surgery and Anesthesia, American Heart Association：endorsed by the Infectious Diseases Society of America. Circulation, 111：e394-434, 2005

↑米国心臓協会American Heart Association（AHA）のガイドライン．

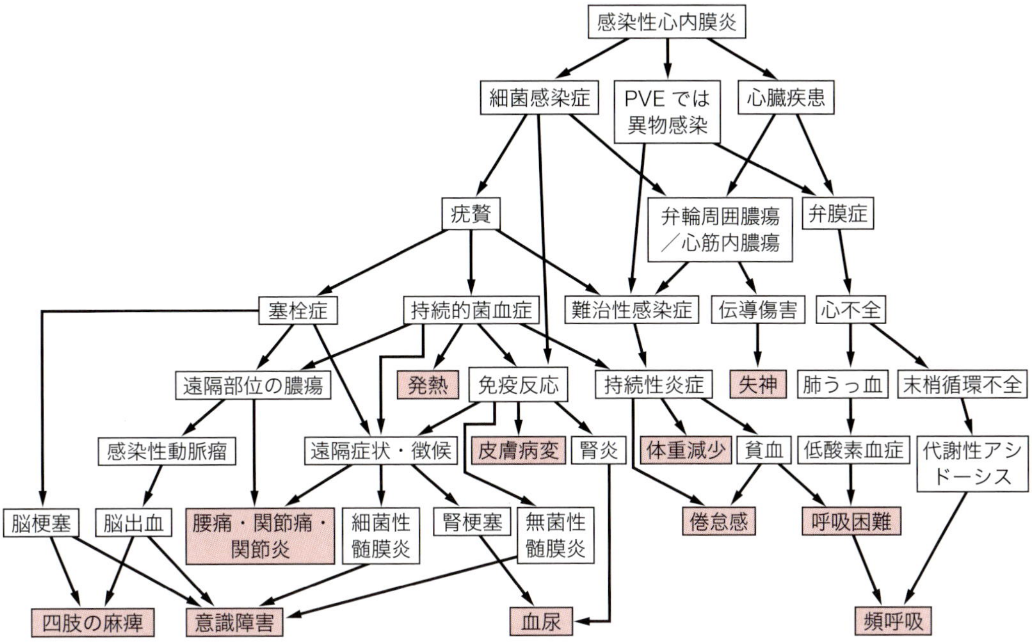

図2　IEの臨床症状ゲシュタルト
IEには，心臓疾患としての臨床像，細菌感染症としての臨床像，PVEでは異物感染としての臨床像がある．これらによって心不全のほか，関節痛や倦怠感，体重減少などの非特異的な症状を呈したり，意識障害などの一見心臓と関係のない症状（　）を呈したりする

6）Habib, G., et al.：Guidelines on the prevention, diagnosis, and treatment of infective endocarditis（new version 2009）：the Task Force on the Prevention, Diagnosis, and Treatment of Infective Endocarditis of the European Society of Cardiology（ESC）. Endorsed by the European Society of Clinical Microbiology and Infectious Diseases（ESCMID）and the International Society of Chemotherapy（ISC）for Infection and Cancer. European heart journal, 30：2369-2413, 2009

↑欧州心臓病学会European Society of Cardiology, ESCのガイドライン．

7）Hoen, B., et al.：Clinical practice. Infective endocarditis. The New England journal of medicine, 368：1425-1433, 2013

↑IEの一番新しいレビュー．

プロフィール

澤村匡史（Tadashi Sawamura）
東京ベイ・浦安市川医療センター 集中治療科

IEは血液培養を採ることの大切さを教えてくれる疾患です．治療がうまくいかなかったこともありますが，ほとんど診断の遅れが原因と思います．いろいろなことを考えさせられる疾患でもあります．

5. 敗血症
～特にカテーテル関連血流症

有馬丈洋，本郷偉元

Point

- カテーテル関連血流感染症は疑わないと見つからない．日々の回診で，留置されているデバイスをすべて診察する癖をつける
- 敗血症のサインは悪寒戦慄や熱だけとはかぎらない．説明のつかない，意識障害，血圧低下，呼吸数増加などを認めたら敗血症の可能性を考慮する
- 治療における原則はカテーテルの抜去である．代替ルートについて検討し，基本的には抜去する

はじめに

カテーテル関連血流感染症（catheter-related bloodstream infection：CRBSI）は血管内に留置されるカテーテルに起因する感染症である．よって，その多くが入院中に起きる医療関連感染症である．非特異的な症状が多く，局所の所見を伴うことが少ないため，まずは疑って診断をつけにいかなければ，見逃されてしまい，菌血症によるショックになってから発見されかねない．また，治療も臨床的に判断してはじめる必要がある．本稿では，診断，治療について，ステップを踏んだアプローチについて述べる．

症例

70代男性

現病歴：1週間前に下血により入院中．絶食にて，右鼠径に留置された中心静脈カテーテルより中心静脈栄養を行っていた．下血は改善し，2日前より食事を開始．1日前に突然の発熱を認めたため，主治医により血液培養を採取．血液培養2セットよりグラム陰性桿菌を認めたため，感染症科コンサルト．

既往歴：糖尿病，慢性腎不全で血液透析中，甲状腺機能低下症

身体所見：体温37.8℃，血圧161/88 mmHg，脈拍80/分，SpO_2 98％（room air）

眼瞼結膜に出血斑なし，心雑音なし，クラックルなし，CVA叩打痛なし，腰椎に脊柱叩打痛あり．

この患者にどのようにアプローチするか？

表1　本郷による5大医療関連感染症

HAP VAP	healthcare associated pneumonia ventilator associated pneumonia	医療関連肺炎 人工呼吸器関連肺炎
CRBSI	catheter-related bloodstream infection	カテーテル関連血流感染症
CAUTI	catheter-associated urinary tract infection	カテーテル関連尿路感染症
SSI	surgical site infection	手術部位感染症
CDI	*Clostridium difficile* infection	クロストリジウム感染症

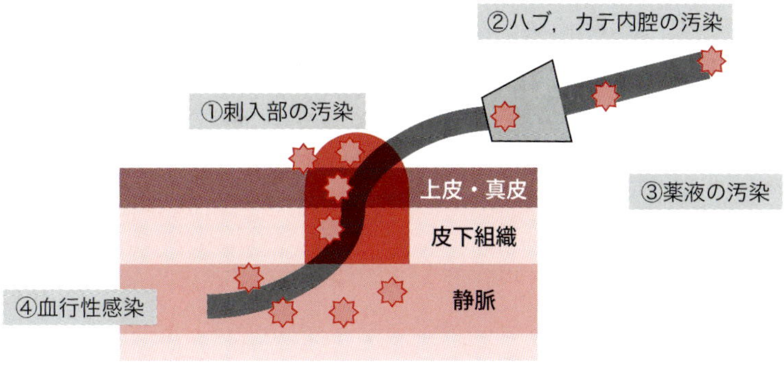

図1　4つの感染源

1. 全体の臨床像

●ゲシュタルト

入院中の患者で，主に中心静脈カテーテルなどの血管内デバイスが留置されている患者に，呼吸器症状や尿路症状などの臓器特異的な症状を伴わず，突然の悪寒戦慄，発熱など敗血症の症状をきたす．刺入部の発赤，腫脹などを認めることもあるが，ないことの方が多い．

1 はじめに疾患群のなかでの位置づけを知る

CRBSIは5大医療関連感染症の1つであり，デバイス関連感染症ともいえる（表1）[1]．これらの疾患は，主に入院中の患者に起こるものであり，特に重症な患者ほど起こしやすい．というのも，このような患者では，挿管され人工呼吸器を使用していたり，中心静脈を確保し多数の薬剤が使用されていたり，尿量のモニターのため尿道カテーテルが留置されていたり，術後のドレナージチューブが留置されていたりする．これらのデバイスは感染の温床になりやすい．基本的には“互いに他を否定する”ものであるが，同時に起こすこともありうる．

2 次に病態を知る

CRBSIを起こす感染源は，主に4つある．そのうち3つはカテーテルそのものに起因するもので，①カテーテル刺入部の汚染，②ハブ，カテ内腔の汚染，③薬液の汚染であり，消毒不足や医療従事者の不潔操作が原因となる．もう1つは④他の感染巣に伴う菌血症による血行性感染である（図1）．よって，刺入部の発赤，熱感，腫脹，圧痛といった炎症所見や膿の排出などは，カ

表2　7Ds

Devices	デバイス ・中心静脈カテーテル ・抹梢静脈カテーテル ・Aライン ・尿道カテーテル ・挿管チューブ ・NGチューブ
Difficile	クロストリジウム感染症 偽膜性腸炎
Decubitus	褥瘡
Debris	胆嚢炎 胆管炎
Drugs	薬剤
DVT	深部静脈血栓症
CPPD	結晶性関節炎 ・痛風 ・偽痛風

テーテル刺入部の汚染が原因のCRBSIではみられることがあるが，ハブや薬液の汚染が原因の場合にはみられないこともある．合併症として，化膿性脊椎炎，腸腰筋膿瘍，感染性心内膜炎，化膿性血栓性静脈炎などを伴うことがあり，経過が思わしくなければ，積極的に検索する必要がある．

2. 他の疾患との区別

前述したように5大医療関連感染症の1つであるため，まずはじめに鑑別すべき感染症としては医療関連肺炎／人工呼吸器関連肺炎（healthcare associated pneumonia/ventilator associated pneumonia：HAP/VAP），カテーテル関連尿路感染症（catheter-associated urinary tract infection：CAUTI），手術部位感染症（surgical site infection：SSI），クロストリジウム感染症（*Clostridium Difficile* infection：CDI）である．HAP/VAPであれば咳や痰といった呼吸器症状，クラックルなどの所見が，CAUTIであれば恥骨上部の圧痛，肋骨脊柱角の叩打痛などの所見が，SSIであれば手術部位周辺の症状や所見が，CDIであれば下痢や嘔気といった消化器症状や腹部圧痛などが認められることがある．病歴や身体所見で，これらの症状や所見がないか探る．そして，喀痰や尿，便，穿刺液のグラム染色は大変に有用であるので積極的に行う．入院中の患者におけるfever work upとして，血液培養を採取するほかに，グラム染色で有意であればその検体の培養を提出し，必要に応じてX線やエコー，CTといった画像検査についても考慮する．

そのほかに，入院中の患者に発熱を認めたら，7Dsを念頭におく（表2）．褥瘡や胆嚢炎などは見逃してしまいやすい感染症であるため，頭からつま先まで，また寝たきりであればひっくり返して背中まで，診察するくせをつけておく．薬剤熱，深部静脈血栓症，結晶性関節炎といった非感染症にも注意を払う．

表３　カテーテルごとの感染のリスク

①大腿静脈＞内頸静脈＞鎖骨下静脈カテーテル
②非皮下トンネルカテーテル＞皮下トンネルカテーテル
③皮下トンネルカテーテル＞完全埋め込み型機器
④従来型の先端部のカテーテル＞銀含浸の先端部をもつカテーテル
⑤中心静脈に直接挿入された中心静脈カテーテル＞末梢静脈から挿入された中心静脈カテーテル
⑥血液透析カテーテル＞他のカテーテル
⑦中心静脈栄養＞標準の静注ポート

文献２を参考に作成

症例の続き①

この患者においては，中心静脈以外にデバイスの留置はなく，発熱以外の症状は見られず，腰椎の叩打痛以外の所見は認めなかった．また，尿や痰のグラム染色では有意な所見を認めなかった．

3. 診断へ導くKeyとなる病歴，身体所見，検査

診断への近道は，日々の回診にある．CRBSIはリスクに差はあるものの，すべての血管内留置カテーテルで感染を起こしうる[2]（表３）．留置期間でのリスクは，抹梢カテーテルでは３～４日，中心静脈では６日との報告もあるが，長期であればあるほどリスクは上昇するだろうし，留置されてからいつでもCRBSIは起こしうる[3]．CDCのガイドラインでは，抹梢カテーテルは，静脈炎予防のために72～96時間ごとに交換することが推奨されている[4]．しかし，中心静脈については定期的な入れ替えは推奨されていない．**よって，留置されているカテーテルすべてに注意を払い，毎日の回診の際に，刺入部の発赤，熱感，腫脹，圧痛といった炎症所見がないかチェックする**．こうした所見はCRBSIの３％程度しか認めず，起因菌のなかでもコアグラーゼ陰性ブドウ球菌（coagulase-negative *Staphylococcus*：CNS）によるCRBSIでは上記所見に乏しいとの報告がある[5]．しかしながら，より感度をあげるため，また所見があれば特異度は高いため，くり返しの診察が重要であろう（図２）．もちろん，局所所見がないままに感染を起こしてしまう可能性があるため，悪寒戦慄や発熱といった症状以外にも，説明のつかない意識障害，血圧低下，呼吸数増加といった症状，また低血糖や血小板減少などの検査結果をみたら，CRBSIの可能性を考慮すべきである．

診断をつけるためにも，また治療にも結び付くので，可能な限りカテーテルは抜去し，先端を培養に提出する．同時に，末梢血からの血液培養およびカテーテルからの血液培養を提出する．末梢血からの血液培養とカテーテル先端の培養から同一菌が検出されれば，CRBSIと診断する．もし何らかの理由でカテーテルが抜去できない場合，IDSAのガイドラインでは，末梢血からの血液培養とカテーテルからの血液培養による血液培養の菌量差で診断する定量培養法，またカテーテルからの血液培養が末梢血からの血液培養より２時間以上早く陽性になる時間差を有して培養されるかで診断するDPT（differential time to positivity）法が推奨されているが，本邦においては実施できる施設は限られている[6]．現状としては，カテーテル先端の培養，末梢血からの血液培養，カテーテルからの血液培養を組合わせて診断する（表４）．ただし，CRBSIを疑っていな

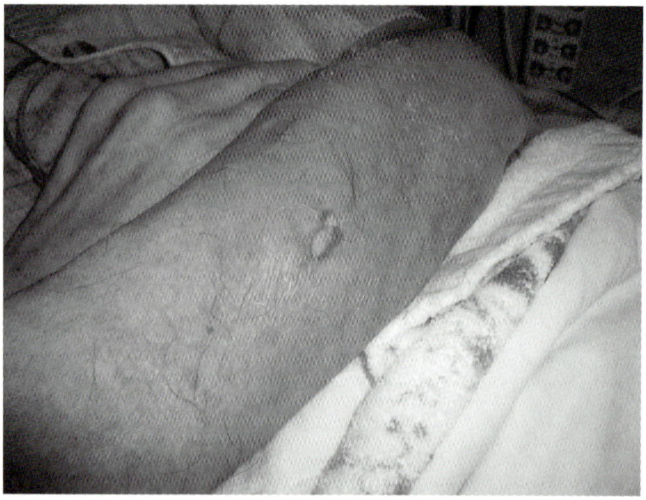

図2　70代男性，*Candida albicans*による左前腕の末梢静脈カテーテル感染
Color Atlas④参照

表4　カテーテル先端培養，血液培養，カテーテル逆血培養からの診断

	カテーテル先端培養	末梢血液培養	カテーテル血液培養	診断
培養結果	○	○	○	CRBSI
	○	○	×	CRBSI
	○	×	○	CRBSIまたはカテーテルへの定着
	×	○	○	BSI
	○	×	×	・*Staphylococcus aureus*なら5～7日治療しclose monitoring ・他の菌ならclose monitoring ・上記のいずれでもrepeat血液培養
	×	○	×	BSI
	×	×	○	BSIまたはカテーテルへの定着

いのに，カテーテルを抜去した際の記念培養は厳に慎むべきである．結果の解釈に困り，不要な抗菌薬を投与したり，検査室への負担が増加したりする恐れがある．ただ臨床では，CRBSIの可能性は否定できないが，はっきりしないといった場合も多い．状況によっては，末梢血からの血液培養とカテーテルからの血液培養を採取して待つこともある．

合併症の検索であるが，ルーチンでは不要である．適切な治療を行っているにもかかわらず，発熱が持続する場合，血液培養が持続して陽性になる場合には考慮する．症状や身体所見によって疑うべき疾患は異なるが，化膿性血栓性静脈炎や腸腰筋膿瘍などの検索のために造影CTを，感染性心内膜炎の検索のため経食道エコーを，化膿性脊椎炎の検索のためMRIを考慮する．この場合，抗菌薬が効いていないのではなく，感染巣自体のコントロールのため，ドレナージや手術が必要である可能性がある．また，培養から黄色ブドウ球菌が検出された場合には，ルーチンでの経胸壁エコーが推奨されている．

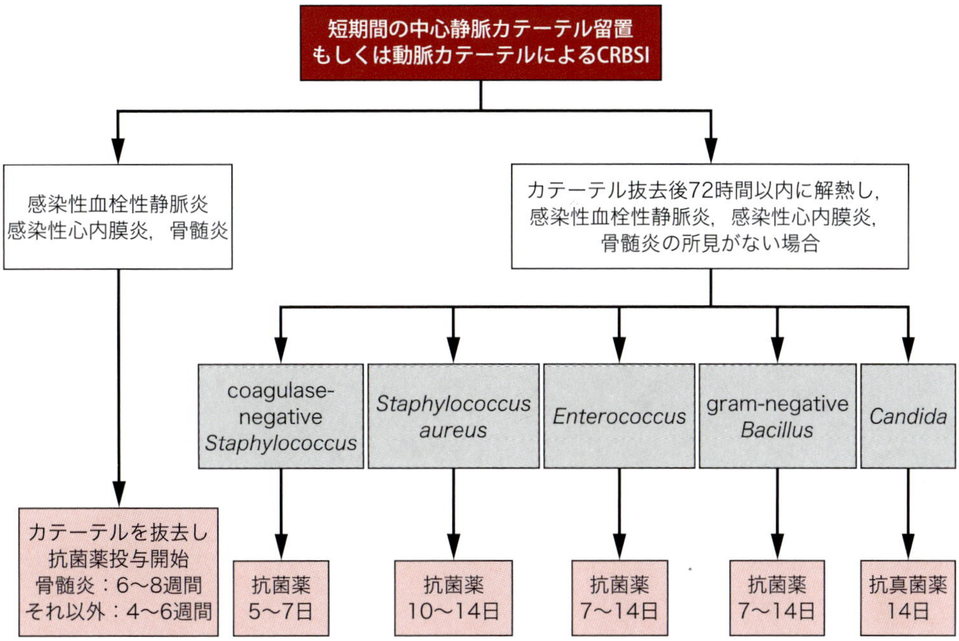

図3　短期留置カテーテルによるCRBSIの治療期間
文献6を参考に作成

症例の続き②

この患者においては，中心静脈カテーテルが留置されている周辺の皮膚所見などは認めなかったが，留置されている部位が鼠径部であること，ほかに感染巣を疑う所見を認めないことから，中心静脈カテーテルを抜去，先端を培養に提出した．同時に中心静脈カテーテルからの逆血培養を提出した．

4. 治療

大前提として，可能なかぎりカテーテルは抜去するべきである．中心静脈カテーテル感染なら抜去して，しばらくの間は抹梢カテーテルを使用する．抹梢カテーテル感染なら違う部位に刺し替えを行う．血液培養の陰性化が確認できるまでは末梢カテーテルを使用した方が安心であろう．ここでは特に短期留置カテーテルによるCRBSIの治療について（図3）を参考に説明する．どうしてもカテーテルが抜去できない場合の治療については後述する．

カテーテルを抜去しただけで解熱することもあるが，基本的には抗菌薬を投与する．これには血流感染による合併症を防ぐ目的もある．例外は*Staphylococcus lugdunensis*を除くCNSが起因菌のときである．カテーテルが抜去されている，体内に異物がない，フォローの血液培養が陰性である，などの条件を満たせば，カテーテル抜去だけでよいとの意見もある[6]．

起因菌によって，使用すべき抗菌薬は決まってくる．CRBSIの起因菌はCNSが最も多く，次に多い*Staphylococcus aureus*と合わせると半数以上である[7]（表5）．**empiric therapyとしては，これらをカバーするのが妥当であり，近年のメチシリン耐性株を考慮すると，抗MRSA薬である**

表5　中心静脈カテーテルにおけるCRBSIの起因菌

菌種	割合
Coagulase-negative Staphylococcus	31.3％
Staphylococcus aureus	20.2％
Enterococcus species	9.4％
Candida species	9.0％
Escherichia coli	5.6％
Klebsiella species	4.8％
Pseudomonas aeruginosa	4.3％
Enterobacter species	3.9％
Serratia species	1.7％
Acinetobacter baumannii	1.3％

文献7を参考に作成

表6　CRBSIにおけるグラム陰性桿菌とカンジダ属のカバーを考慮する場合

経験的にグラム陰性桿菌のカバーを考慮するとき ・重症，重症感がある ・鼠径部留置カテーテル ・発熱性好中球減少症
経験的にカンジダ属のカバーを考慮するとき ・広域抗菌薬の使用 ・中心静脈栄養 ・血液悪性腫瘍 ・臓器移植患者 ・鼠径部留置カテーテル ・複数個所のカンジダ属定着

岡秀昭：2章7中心静脈カテーテル留置中の発熱へのアプローチ.『病院内／免疫不全関連感染症診療の考え方と進め方「IDATEN感染症セミナー」』，p. 62，医学書院，2011より転載

バンコマイシン（VCM）が第一選択薬となる．VCM 1回1 g　12時間で開始し，TDMを行うか，最初から薬剤師と投与計画を考える．もし各種リスクがある場合には，はじめからグラム陰性桿菌やカンジダ属のカバーを考慮する[8)]（**表6**）．

起因菌が同定できればdefinitive therapyへ変更する．例えば，MSSA（methicillin-sensitive *Staphylococcus aureus*）であればCEZ 1回2 g　8時間ごとに変更する．その他の腸球菌，グラム陰性桿菌，カンジダ属などであればその感受性に応じて抗菌薬を選択する．

治療期間も，起因菌に応じて規定される．**ただし，ここで重要なのは，治療期間は血液培養の陰性を確認できた日から起算することである**．よって，血液培養の陰性が確認できるまで，数日おきにフォローしなければならない．例えば，合併症がない*Staphylococcus aureus*によるCRBSIであれば，血液培養の陰性が確認できた日から14日間である．合併症があれば，個々の合併症に応じて治療を行うが，基本的に合併症がない場合に比して長期となる．

中心静脈カテーテルがどうしても必要であり，抜去しての入れ替えによる合併症のリスクが非常に高い場合などにはガイドワイヤー下に入れ替えを行うことはしかたのないことであるが，再発のリスクはある[6)]．フォローの血液培養で陽性であれば，やはり抜去するべきだろう．

どうしてもカテーテルが抜去できない場合，起因菌に感受性のある抗菌薬をヘパリン加生食2

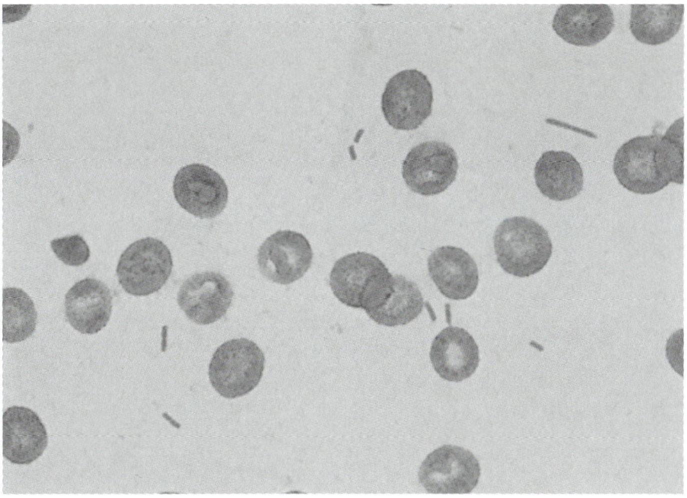

図4　血液培養から検出された大腸菌のグラム染色像
Color Atlas⑤参照

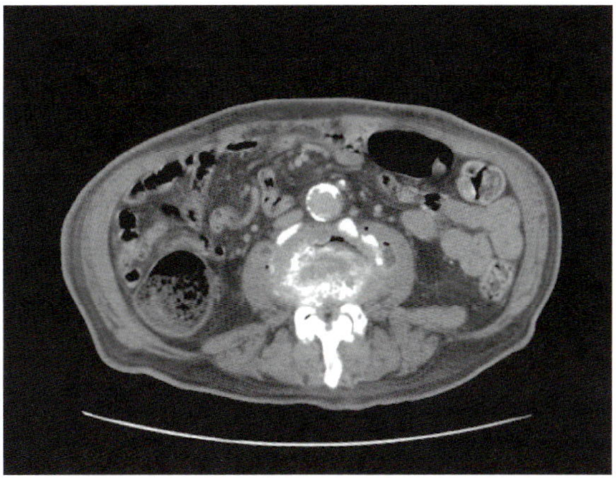

図5　造影CTにおける両側腸腰筋膿瘍

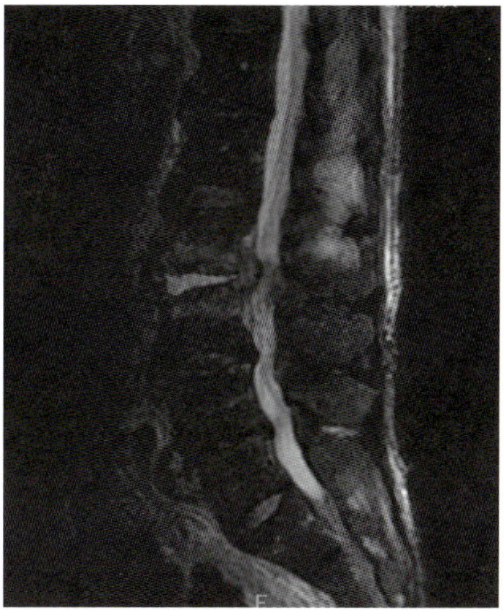

図6　MRIにおける化膿性椎体炎

～5 mLで溶解，カテーテル内に充填するという抗菌薬ロック療法を全身投与と併用して行う方法もあるが積極的には勧めない．また，これは*Staphylococcus aureus*，*Pseudomonas aeruginosa*などの耐性グラム陰性桿菌，カンジダ属では行わない．

症例の続き③

この患者においては，中心静脈カテーテルを抜去した．カテーテル先端培養および血液培養2セットから大腸菌が検出され，ABPC感受性であったため，ABPC 1回2g　6時間ごとにde-escalationした（図4）．また，脊柱叩打痛を認めていたため，造影CTおよびMRIを施行したところ，両側腸腰筋膿瘍を認めドレナージ術を施行，化膿性椎体炎も認めた（図5，6）．治療は画像的に膿瘍が消失するまで，10週間の治療し改善を認めた．

研修医のよくある疑問

VCMだけでいいですか？ GNRもカビもありうるのではないですか？ 他の部位に飛んでいないか心配です

前述のように，カテーテルが鼠径に留置されている場合，免疫不全の場合，すでに広域抗菌薬が投与されている場合などに，グラム陰性桿菌やカンジダのカバーを考慮します（**表6**）．

合併症の検索はルーチンでは不要ですか？

発熱や血液培養陽性が続く場合や症状や身体所見から疑われる場合には，エコーやCT，MRIなどの画像検索を行います．

ベテラン指導医のつぶやき

培養に出すだけでなく，抜去部位を絞り出してスメアするのが大切に思いますが，どうでしょう？

スメアによって観察できる菌が，必ずしも起因菌とはいえないことを知っていれば，スメアして得られる所見は有用であると考えます．単一菌が見える場合にはよりよいかもしれません．170例において，カテーテル周囲をスワブでぬぐいスメアしたところ，感度80％，特異度81.9％であったとの報告もあります[1]．

文献1）：Leon, M., et al.：Diagnostic value of Gram staining of peri-catheter skin and the connection in the prediction of intravascular-catheter-related bacteremia. Enferm Infecc Microbiol Clin, 16：214-218, 1998

おわりに

CRBSIは他の医療関連感染症に比べ，臓器特異的な所見に乏しく，疑って検査しなければ診断できないことも多い．日々の回診で留置されているデバイスをすべて診察する癖をつけ，常に感染しているんじゃないかと心配し，早期に異常を発見できるように心がけたい．

文献・参考文献

1）有馬丈洋，本郷偉元：抗菌薬が効かないときのトラブルシューティング．Hospitalist，1：219-225，メディカル・サイエンス・インターナショナル，2013

2）中村守男：第7章 心血管系感染症．「感染症診療スタンダードマニュアル」（青木眞，喜舎場朝和/監，遠藤和郎，源河いくみ，本郷偉元/編，本郷偉元/監訳），pp. 251-255，羊土社，2007

3）Gil, R. T., et al.：Triple- vs single-lumen central venous catheters. A prospective study in a critically ill population. Arch Intern Med, 149：1139-1143, 1989

4）O' Grady, N. P., et al.：Guidelines for the prevention of intravascular catheter-related infections. Clin Infect Dis, 52：162-193, 2011

5）Safdar, N. & Maki, D. G.：Inflammation at the insertion site is not predictive of catheter-related bloodstream infection with short-term, noncuffed central venous catheters. Crit Care Med, 30：2632-2635, 2002

6）Mermel, N. A., et al.：Clinical practice guidelines for the diagnosis and management of intravascular catheter-related infection：2009 Update by the Infectious Diseases Society of America. Clin Infect Dis, 49：1-45, 2009
7）Wisplingoff, H., et al.：Nosocominal bloodstream infections in US hospitals：analysis of 24,179 cases from a prospective nationwide surveillance study. Clin Infect Dis 39：309-317, 2004
8）岡秀昭：２章７ 中心静脈カテーテル留置中の発熱へのアプローチ．『病院内／免疫不全関連感染症診療の考え方と進め方「IDATEN感染症セミナー」』，医学書院，2011

プロフィール

有馬丈洋（Takehiro Arima）
武蔵野赤十字病院 感染症科
広島大学卒．鹿児島大学病院，今村病院分院，沖縄県立中部病院，武蔵野赤十字病院での内科，総合診療，救急研修を経て現職．
出会いこそ財産と思います．すべての師，仲間，患者さんに感謝です．

本郷偉元（Igen Hongo）
武蔵野赤十字病院 感染症科　副部長・感染管理室長
プロフィールは１章－１参照

6. 副鼻腔炎

高倉俊一，尾原晴雄

Point

- 鼻副鼻腔炎の診断は，病歴と身体所見が鍵である
- 抗菌薬の適応となる症例は多くない（ウイルス性で自然軽快するものも多く，早期の抗菌薬使用は避ける）
- 細菌性を示唆する病歴と身体所見，専門家に相談すべき状況を理解する

はじめに

急性鼻副鼻腔炎は，「鼻腔粘膜と少なくとも1つ以上の副鼻腔に炎症あるいは感染をきたした状態」と定義される．病悩期間によって**急性（4週間以下）**，**亜急性（4〜12週間）**，**慢性（12週間以上）**に分類される[1]．急性鼻副鼻腔炎の90％前後はウイルス性といわれ，細菌性の頻度は高くない．こうした症例に「念のために」と安易に抗菌薬を使用すべきでない．今回は急性鼻副鼻腔炎の治療適応と抗菌薬の選択を中心に解説する．

1. 急性鼻副鼻腔炎の特徴

1 臨床症状と全体像

通常のウイルス性上気道炎／鼻副鼻腔炎と，急性細菌性鼻副鼻腔炎（acute bacterial rhinosinusitis：ABRS）の区別は，抗菌薬を使用するかどうか決めるうえでも重要である．一般に，ウイルスは多領域の症状をきたし，細菌性は1臓器を冒す傾向にあるため，咳・鼻汁・咽頭痛など複数臓器の症状を認める場合は，細菌よりもウイルス感染症の可能性が高い．

風邪症状を認める患者のなかでも特に鼻副鼻腔炎の場合は，頭痛や顔面痛，鼻汁・鼻閉，後鼻漏を認め，「風邪の割に頭痛や顔面痛が強い」と訴えることが多い．また，**うつむいた際に痛みが増強する**〔感度75％，特異度77％（表1）〕症状は，診断上特に重要である[1]．さらに細菌性の場合，上記の症状に加えて以下の4つの所見が特徴的とされる：①**膿性鼻汁**，②**上顎の歯痛や顔面痛（特に片側の場合）**，③**片側上顎洞の圧痛**，④**上気道炎後，再び悪化（double sickening）**．上気道症状に伴った発熱がいったん解熱するも，湿性咳嗽が残存し，その後再び微熱〜高熱が出現してくるパターンは細菌性によくみられる．膿性鼻汁＝細菌性と誤解されることも多いが，ウイルス性でも膿性や黄色鼻汁になることは多いため，これのみでは判断できない．また，患者の見

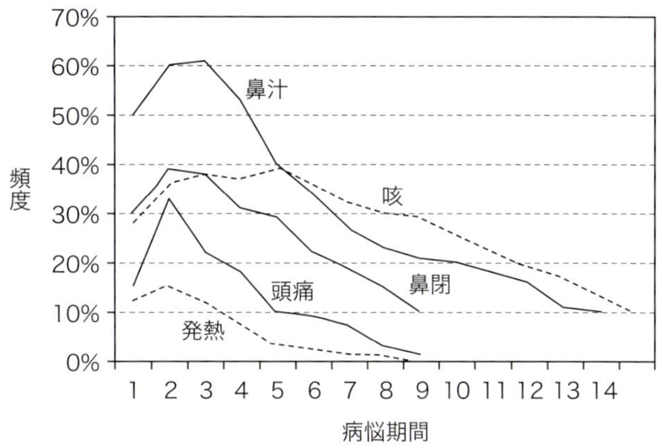

図1　ライノウイルスの症状経過
文献4より引用

た目の重症感も重要な手助けとなる．

病悩期間もこれらの鑑別に重要で，ウイルス性上気道炎／鼻副鼻腔炎の場合ほとんどのケースで7～10日の経過観察のみで改善を認めるが（図1），**7日以上症状の改善が認められない場合，**細菌性の可能性が高まる．このように症状が長引く場合，抗菌薬の適応となる．

また特殊な鼻副鼻腔炎として，う歯による**歯性上顎洞炎**や急激な気圧変化による**航空性副鼻腔炎**などがあり，**歯痛の有無や歯科治療の既往，最近の航空機使用の有無**を聴取することも重要である[2]．

鼻副鼻腔炎で特に注意が必要なのは，中枢神経に感染が及び，**頭蓋内病変**を合併してしまうことである．代表的なものは，**眼窩蜂巣炎**や**硬膜外膿瘍・硬膜下膿瘍，海綿静脈洞血栓症**で，症状として，**眼球突出，視力低下，眼球運動制限，眼球運動時痛（眼窩蜂巣炎）**や**激しい頭痛，意識障害，神経脱落症状（硬膜外膿瘍・硬膜下膿瘍，海綿静脈洞血栓症）**が特徴である．これらを認める場合は，早期に治療しなければ，失明や神経学的後遺症を残してしまう可能性もあるため，すみやかに専門医に相談することが重要である．

2 身体所見

身体所見として，副鼻腔の透光性試験は有名ではあるが，感度・特異度ともに十分でない（表1）．**前額部や前頬部の圧痛や頭部前屈時の頭痛増強**，咽頭診察にて**後鼻漏の有無**を確認することが重要である．しかし，蝶形骨洞炎や篩骨洞炎では，前額や前頬部の圧痛は生じにくい．また合併症の評価のため，眼球周囲の発赤や神経脱落所見，髄膜刺激症状の評価も重要である．

3 起因菌

ほとんどの場合はウイルス性であるが，細菌性の場合，2大起因菌は肺炎球菌とインフルエンザ桿菌であり，ついでモラキセラ・カタラーリスが検出される．国内の報告では，肺炎球菌が23.9％，インフルエンザ桿菌が13.5％と報告され，インフルエンザ桿菌のなかでBLNAR（β-lactamase non-producing ampicillin resistant）は52.5％，BLPAR（β-lactamase producing ampicillin resistant）は6.2％とされる[2]．また，長期経管栄養に伴う院内発症の場合はグラム陰性桿菌の頻度が高くなる．歯性上顎洞炎などの歯科感染症や歯科治療後の場合，嫌気性

表１　鼻副鼻腔炎の症状と身体所見

症状や徴候	LR＋	LR－
うつむいたときに痛みが増強	3.26	0.32
上顎歯痛	2.5	0.9
膿性鼻汁	2.1	0.7
血管収縮薬への反応不良	2.1	0.7
透光性の異常	1.6	0.5
色の付いた鼻汁の病歴	1.5	0.5

文献５，12を参考に作成

表２　鼻副鼻腔炎の症状が激しい場合

- 39℃以上の高熱
- 眼窩周囲の腫脹
- 重度の顔面痛・歯痛
- 意識障害
- 複視
- 眼窩下の知覚過敏

文献６を参考に作成

菌の関与も考慮する．免疫不全患者の場合，アスペルギルスやムコールといった真菌感染も考慮する必要がある．

4 細菌検査

理想的には起炎菌を特定したいが，鼻汁や穿刺した膿のグラム染色や培養はルーチンには推奨されない．また，培養結果も複数菌が検出される場合が多く，起因菌の同定が難しい場合が多い．

5 画像検査

副鼻腔X線検査の所見で特徴的なものは，副鼻腔の混濁，air-fluid levelの形成，粘膜肥厚であるが，いずれも感度，特異度は不十分である．そのため，合併症のない鼻副鼻腔炎の診断目的に副鼻腔X線は推奨されていない．

また，副鼻腔CT検査も同様に感度，特異度が問題になる．副鼻腔炎症状のある患者のわずか62％しかCTでの異常所見を認めなかったとの報告や，副鼻腔炎の検索以外の目的で頭部CTを撮影したところ，42％に副鼻腔粘膜の異常を認めたとの報告もある[1)]．

しかし，**症状の強い例**（表２）や**保存的治療抵抗例**，**再発例**などや**合併症**（**頭蓋内膿瘍など**）**有する可能性が高いとき**は，CTやMRIは非常に有用である．一般に，眼窩病変を評価するにはCTが，頭蓋内病変を評価するにはMRIが特に優れる．

2. 抗菌薬治療

急性鼻副鼻腔炎の多くはウイルス性であり，また細菌性であっても３人に２人は自然軽快する

表3　各ガイドラインの比較

各ガイドライン	AAFP	IDSA	日本鼻副鼻腔炎ガイドライン	EP^3OS
治療適応	・7日以上症状が改善しない ・以下の症状が2つ以上ある（膿性鼻汁，上顎歯痛あるいは顔面痛，片側上顎洞の圧痛，double sickening） ・症状が激しい場合	・10日以上症状の改善がない ・39℃以上の高熱・膿性鼻汁・顔面痛が3～4日間続く ・double sickening	・中等症以上* ・軽症例で，5日間以上経過しても改善しない *重症度はスコアリングで評価	・症状が5日以上持続し，かつ経鼻ステロイドを使用しても14日間改善しない ・症状が重度の場合
第一選択薬	・AMPC	・AMPC/CVA	・AMPC	－
第二選択薬	・AMPC/CVA ・ニューキノロン系	・ニューキノロン系	・セフェム系 ・ニューキノロン系	－
治療期間	・10～14日間	・5～7日間	・7～10日間	・7～14日間
代替療法の推奨	・血管収縮薬 ・経鼻ステロイド薬 ・局所抗コリン薬 ・鼻洗浄は有効である可能性あり	・経鼻ステロイドや血管収縮薬は推奨せず	・鼻処置を推奨 ・症状が強ければ，上顎洞穿刺を考慮	・経鼻ステロイドを推奨 ・症状が重度の場合，経口ステロイドは症状軽減

AAFP：American Academy of Family Physicians，IDSA：Infectious Diseases Society of America，EP^3OS：European Position Paper on Rhinosinusitis and Nasal Polyps 2007，AMPC：amoxicillin，CVA：clavulanic acid
文献2，3，6を参考に作成

といわれる．つまりは90％以上のケースで抗菌薬を必要としない．「念のため」の抗菌薬投与は耐性菌増加も懸念されるため，控えるべきである．

急性細菌性鼻副鼻腔炎の治療方針については，各ガイドラインで若干の違いがあり，詳細は表3を参照されたい．基本的には経口抗菌薬による外来治療が可能であるが，合併症を有するものや全身状態が悪いものなどについては，専門家にコンサルトのうえ，抗菌薬静注による入院加療を検討する．

抗菌薬の第一選択は，基本的に**アモキシシリン（amoxicillin：AMPC）**とする．この場合問題となるのはインフルエンザ桿菌のカバーが不十分なことだが，仮にAMPC耐性であっても治療効果は期待できる，としている．βラクタム薬にアレルギーがある場合，ST合剤やドキシサイクリンが代替薬として有用である．日本では欧米に比してBLPARは少ないこともあり，日本鼻科学会でもAMPCを第一選択に推奨し，アモキシシリン・クラブラン酸（AMPC/CVA）を選択する意義は乏しいとしている．

米国家庭医学会では，**症状が中等症以上，あるいは過去6週間以内に抗菌薬使用歴あり，72時間使用しても軽快しない場合**は，インフルエンザ桿菌やモラキセラを広くカバーできる**AMPC/CVAやニューキノロン系**の使用を推奨している[6]．

●処方例
アモキシシリン（サワシリン®錠）1回500 mg　1日3回（8時間おき）

治療期間についても一定の見解はないが，**7～14日間**とすることが多い（表3）．しかしIDSAのガイドラインでは，薬剤耐性のリスクがなく（表4），症状が3～5日間で改善した場合にかぎり，**5～7日間**での治療終了を推奨している．なお，最近の研究では，重度の合併症のない急性

表4　耐性菌のリスク

・2歳以下あるいは65歳以上，施設入所者
・過去1カ月以内に抗菌薬使用歴あり
・過去5日以内に入院歴あり
・基礎疾患あり
・免疫不全患者

文献3を参考に作成

細菌性鼻副鼻腔炎に対し，AMPCを投与してもプラセボに比して3日目と10日目のQOL改善には至らなかったとの報告[7)]もあり，今後はさらに抗菌薬使用の適応を絞ることが可能かもしれない．

3. 抗菌薬以外の治療法

代替療法として，血管収縮薬（経口，局所投与），抗ヒスタミン薬，抗コリン薬（局所投与），ステロイド（経鼻，経口投与）などがある．頭痛・顔面痛が軽く，発熱を伴わない軽症例については，経鼻ステロイドのみ使用する場合もある．**アレルギー鼻炎もち**の場合，**抗ヒスタミン薬**や**経鼻ステロイド**が症状を緩和することがある[6)]．血管収縮薬に関しては，症状悪化の懸念があるため，**3日以上は使用すべきでない**としている．また，局所血管収縮薬や抗ヒスタミン薬の使用は，むしろ症状悪化の可能性もある[3)]．経口ステロイドに関しては，2012年のコクランレビューでは「短期的な効果がある」とされたものの[8)]，最近のランダム化比較試験では，臨床的な効果は乏しかったと報告され[9)]，有効性は定まっていない．現時点では，ルーチンでの使用は避けるべきだろう．また，臨床上よく用いられるカルボシステイン（ムコダイン®）は，慢性副鼻腔炎では有効との報告はあるが，ABRSでの有効性は定まっておらず，各ガイドラインでも記載はされていない．生理食塩水による鼻洗浄は，ある程度症状緩和が期待でき，また大きな有害事象もないとされる．しかし，小児に対する鼻洗浄法は，治療で不快感を生じるため，必ずしも症状緩和が期待できない[2)]．

4. 専門家に相談すべきケース

感染が中枢神経に波及した場合など，表5にあるようなケースでは，すみやかに専門家に相談すべきである．急性鼻副鼻腔炎の診断で耳鼻科に緊急入院になった症例のなかで，5.3％は何らかの合併症があったとされ，決して少なくない[2)]．合併症のリスクファクターは明確でないものの，免疫抑制状態や糖尿病などがあげられる．また，小児（特に男児）は合併症を起こしやすく，眼窩内合併症は特に小児に多いとされる[2)]．

眼窩内合併症は篩骨洞炎から，また頭蓋内合併症は前頭洞炎から波及する場合が多いため，ABRSのなかでも**篩骨洞炎と前頭洞炎**は特に注意が必要で，過去に**交通外傷などによる頭蓋底骨折の既往**がないかも合わせて確認するべきである．半年前に交通外傷の既往のある10代男性が前頭洞炎を発症し，経過観察中5日後に硬膜下膿瘍をきたした自験例もあり，病悩期間が短くても油断はできない．

表5　専門家に紹介すべきケース

・症状が非常に強いとき
・眼窩内合併症：眼瞼蜂巣炎，眼窩蜂巣炎，眼窩骨膜下膿瘍，眼窩膿瘍など
・頭蓋内合併症：硬膜外膿瘍，硬膜下膿瘍，脳膿瘍，髄膜炎，海綿静脈洞血栓など
・閉塞をきたすような解剖学的異常や外科的介入が必要
・十分な抗菌薬治療で改善しない
・頻回の再発（3回以上／年）
・院内発症
・免疫不全患者
・生検が必要（肉芽腫性疾患や腫瘍，真菌感染）
・アレルギー性鼻炎が治らず，免疫療法を考慮する場合

文献6を参考に作成

Advanced Lecture

IDSAガイドラインでは，第一選択に**アモキシシリン・クラブラン酸（AMPC/CVA）**を推奨している．その理由として，過去の研究でAMPCとAMPC/CVAの効果に差はなかったという報告はあるものの，当時よりもBLPARやモラキセラが増加しているため，としている[3]．ただし，これは肺炎球菌ワクチンが普及している米国でのデータであり，日本ではBLPARが欧米ほど多くなく，そのまま適応するには注意が必要である．日本のAMPC/CVAの組成は米国と異なり，AMPCの量が少ないため，下記のような併用が望ましい[11]．

●処方例

アモキシシリン・クラブラン酸（オーグメンチン®錠）1回250/125 mg　1日3回（8時間おき）

上記に追加して，アモキシシリン（サワシリン®錠）1回250 mg　1日3回（8時間おき）

おわりに

本稿では，副鼻腔炎のなかでも特にABRSを中心に解説した．風邪症状のなかから鼻副鼻腔炎を診断し，そのなかから細菌性のものを見極めることが重要である．

文献・参考文献

1）Dewey, C. S. & Robert, M. H.：Acute Bacterial Rhinosinusitis in Adults：Part I. Evaluation. Am Fam Physician, 70：1685-1692, 2004

2）山中昇 ほか：急性鼻副鼻腔炎診療ガイドライン 2010年度版．日本鼻科学会会誌，49：143-247，2010

3）Chow, A.W., et al.：IDSA Clinical Practice Guideline for Acute Bacterial Rhinosinusitis in Children and Adults. Clin Infect Dis, 54：e72-e112, 2012

4）Eli, O. M. & Daniel, L. H.：Rhinosinusitis Diagnosis and Management for the Clinician：A Synopsis of Recent Consensus Guidelines. Mayo Clin Proc, 86：427-443, 2011

5）Does This Patient Have Sinusitis ? Diagnosing acute sinusitis by history and physical examination. JAMA, 270：1242-1246, 1993

6）Dewey, C. S. & Robert, M. H.：Acute Bacterial Rhinosinusitis in Adults：Part II. Treatment. Am Fam Physician, 70：1697-1704, 2004

7）Garbutt, J. M., et al.：Amoxicillin for Acute Rhinosinusitis A Randomized Controlled Trial. JAMA, 307：685-692, 2012

8）Systemic corticosteroids for acute sinusitis. Cochrane Database Syst Rev, Dec 7, 12：doi：10.1002/14651858.CD008115. pub2.

9）Venekamp, R.P.：Systemic corticosteroid monotherapy for clinically diagnosed acute rhinosinusitis：a randomized controlled trial. CMAJ, 184：E751-757, 2012

10）Ann, M. A.：Acute Rhinosinusitis in Adults. Am Fam Physician, 83：1057-1063, 2011

11）「レジデントのための感染症診療マニュアル 第2版」（青木眞/著）医学書院，2008

12）Clinical practice. Acute bacterial sinusitis.：N Engl J Med, 351：902-910, 2004

プロフィール

高倉俊一（Shunichi Takakura）

沖縄県立中部病院 内科　後期研修医

感染症を専攻して後期研修中です．バラエティに富んだ豊富な症例を通して，感染症に強い総合内科医を目指して日々勉強しています．

尾原晴雄（Haruo Obara）

沖縄県立中部病院 総合内科

研修医の先生たちと一緒に，日々悩みながら総合内科診療にあたっています．よい医療を実践するためにも，physician wellnessを高められるような研修環境，職場環境つくりをめざしています．

7. 扁桃腺炎 ～頭頸部の見逃したくない感染症

本村和久

Point

- 気道閉塞をきたす“killer throat”を見逃さない
- その扁桃腺炎に抗菌薬必要？ センタースコアのススメ
- 狭域抗菌薬で攻める細菌性扁桃腺炎治療

はじめに

喉の痛みはよくみられる訴えであるが，その鑑別診断は非常に幅広い．ここでは，見逃すと命にかかわる疾患と抗菌薬治療が必要な疾患の見わけ方，治療について解説したい．

症例

27歳，女性，発熱，咽頭痛があり，救急センター受診．見た目は元気そう．発熱以外のバイタルサインにも問題なし．体温 38.8℃，咳なし，身体所見で，右前頸部リンパ節の圧痛あり，右扁桃の腫脹・白苔を認めた．咽頭培養を取って，抗菌薬（ニューキノロン）を投与，帰宅とした．症状がよくならないと翌日の内科外来に受診，診察した医師は見た目とある1つの質問だけで診断を想起，その後ICUケアになった．救急室から帰してよかったのか？ その質問とは？ なぜICUに？

1. 全体の臨床像

喉の痛みでポイントは2つ，1つは急性の経過で命にかかわるような疾患を除外すること，もう1つは抗菌薬投与が必要な細菌性扁桃腺炎を診断することである．

1 気道閉塞がないか？

喉の痛みで急性の経過で命にかかわる病態は，気道閉塞がまず第一である．気道閉塞をきたす上気道感染症は，ほとんどのケースで喉の痛みがあり，急性扁桃腺炎と同じような症状を呈する．発熱もなく，発症直後は嚥下痛もはっきりしない場合があるが，喉の痛みだけが主訴の場合，常に気道閉塞をきたす疾患を念頭に入れる．患者さんへの説明でも，喉の痛みや嚥下痛の悪化があれば，気道閉塞をきたすサインである可能性を説明しておきたい．killer throat[1]と呼ばれる疾患を表1に示す．

表1　4つのkiller throat

疾患名	特徴
急性喉頭蓋炎	嚥下難，頸部圧痛
咽後膿瘍	嚥下難，糖尿病など免疫不全患者に多い
口底蜂窩織炎（Ludwig's angina）	顎下部の腫脹・疼痛
扁桃周囲膿瘍	多くは片側の軟口蓋腫脹

表2　修正センタースコア

発熱＞38℃	1点
咳がない	1点
前頸部リンパ節の圧痛・腫脹	1点
扁桃が腫脹・白苔	1点
年齢3～14歳	1点
年齢15～44歳	0点
年齢45歳	－1点

文献3を参考に作成

表3　スコア（点数）によるA群β溶連菌の可能性と診断・治療方針

点	A群β溶連菌の可能性（%）	診断・治療方針
0以下	1～2.5	テスト不要，抗菌薬投与不要
1	5～10	テスト不要，抗菌薬投与不要
2	11～17	培養必要，培養陽性なら抗菌薬投与
3	28～35	培養必要，培養陽性なら抗菌薬投与
4以上	51～53	培養必要，抗菌薬投与（経験的治療）

文献3を参考に作成

2 A群β溶連菌感染か？

救急外来総受診者の1.5％が急性扁桃腺炎で来院[2)]するといわれており，外来で診る疾患のなかで，最も多くみられるものの1つである．喉が痛いだけの扁桃腺炎もありうるが，ここでは，急性化膿性扁桃腺炎らしい症状と身体所見，発熱，咳がない，扁桃に白苔，前頸部リンパ節腫脹の4つを特徴としたい．

なぜ，この4つの症状なのか．抗菌薬投与が必要なA群β溶連菌が起こす急性扁桃腺炎に特徴的であるからである．センター（Centor）医師が発表した，よく知られているスコアリングシステム，センタースコア[3)]はこの4つの症状と身体所見を点数化したものである．表2，3に，さらに大きな追試を行って，患者の年齢を考慮に入れた修正センタースコア[4)]を紹介したい．

2. 他の疾患との区別

喉の痛みが主訴の鑑別は幅広い．おおまかに，感染症，異物，環境要因の3つをまず念頭にお

表4　喉の痛み　病態生理別カテゴリー

	カテゴリー	疾患名
頻度の高いもの	感染症	ウイルス性上気道感染症（HIV，ヘルペスを含む） 細菌性上気道感染症〔4つのkiller throat（前掲）を含む〕
	異物	魚骨など
	環境要因	外気の乾燥，たばこ・飲酒など 有毒な化学製品の吸引 外傷（熱外傷を含む）
頻度の低いもの	神経毒	破傷風，ボツリヌス菌中毒
	自己免疫疾患	重症筋無力症，SLE

表5　急性喉頭蓋炎の特徴（成人と小児の違い）

症状	成人（%）	小児（%）
咽頭痛	91	50
飲み込みにくさ	82	26
息苦しさ	37	80
声の変化	33	20
発熱	26	57
流延	22	38

文献6を参考に作成

きたい．異物誤嚥と周囲の状況についての病歴聴取が重要となる．鑑別疾患を病態生理別のカテゴリーにわけてみた（表4）．

3. 診断へ導くKeyとなる病歴，身体所見，検査

1 killer throat：急性喉頭蓋炎

ここでは，気道閉塞きたすkiller throatのなかでも頻度の高い急性喉頭蓋炎の診断を中心に話を進めたい．

1）病歴

急性の経過だが，喉が痛くなって数時間で窒息する例から数日間の経過でゆっくり悪くなることもある[5)]ので注意が必要である．嚥下痛や飲み込みにくさもkiller throatの特徴である．273例の成人の急性喉頭蓋炎の検討[6)]では，咽頭痛91％，飲み込みにくさ82％となっている．成人では全身状態と気道閉塞の程度は相関しないことが多いが，小児では，急性発症，全身状態不良，発熱の頻度が高いのが特徴[6, 7)]である（表5）．

2）身体所見

扁桃に膿があれば，急性扁桃炎でよいかというとそうでもなく，急性喉頭蓋炎と扁桃炎が合併するケースがあるので注意が必要である．急性喉頭蓋炎では79％で前頸部圧痛がみられるという研究があり[6)]，筆者は咽頭痛では必ず取る身体所見である．吸気性の喘鳴があれば，挿管を考えた方がよい．吸気性喘鳴に呼吸困難が加わると，挿管の危険性が高まる[8)]．

3）画像検査

咽頭側面X線で喉頭蓋を評価する方法があり，thumb sign（喉頭蓋が親指のように見える）とVallecula sign（喉頭蓋谷の消失）が有名な所見である．Vallecula signは感度98.2％，特異度99.5％と報告[9]されている一方，咽頭側面X線71例中，thumb signは55例（77％），Vallecula signは1例しか該当しなかったという文献[5]もあり，実際の評価は難しい．最も確実で安全な方法は，ファイバースコープ（nasopharyngoscopy）[5]になる．

2 A群β溶連菌感染

病歴，身体所見については，センタースコアを参考にされたい．

迅速抗原検査は，高い感度（70～90％）・特異度（95％以上）[10]があり，単回の咽頭培養は，正しく実行されるなら，感度90～95％である[11]が，無症候性保菌者も最大40％にみられるという報告[12]もあり解釈には注意が必要である．血液検査では，CRP（C–reactive protein）が症状や抗菌薬投与後日数と相関するという報告[13]やリウマチ熱発症との関連を示唆する報告[14]はあるが，診断的価値は明らかでない．

4. 治療

1 killer throat

killer throatについては，気道管理，外科的療法など治療法は集学的治療となる．抗菌薬の選択は，溶連菌と嫌気性菌を念頭においたものとなり，広域ペニシリンが有力な選択肢だが，MRSAの可能性が高い状況ならMRSAまでカバーするか難しい判断となる．

2 溶連菌感染

1）疼痛管理

鎮痛薬，特にアセトアミノフェン，イブプロフェンは喉の痛みにいくつかの無作為化比較試験とメタアナリシスで有効とされており，両者は安全性も高い薬物である[15]．

また，長期の安全性は不明だが，喉の痛みに対して副腎皮質ステロイドが有効とのメタアナリシス[16]があり，ルーチンでの使用は推奨されないが，成人で症状が強い場合には考慮されうる．

2）抗菌薬使用

抗菌薬治療を行う理由は，アメリカ感染症学会のガイドライン[16]によると下記となっており，治療対象となる細菌はA群β溶連菌としている．

①急性リウマチ熱の予防
②炎症の波及による合併症の防止
③臨床症状の緩和
④A群β溶連菌の濃厚接触者に対する感染予防
⑤不適切な抗菌薬治療による潜在的副作用の最小化

下記にそれぞれの根拠を以下に示す．

表6　抗菌薬投与の例

一般名	投与量	投与日数
アモキシシリン	1回250mg　1日4回　または 1回500mg　1日2回	10日間
クラリスロマイシン	1回200mg　1日2回	10日間
アジスロマイシン	1回500mg　1日1回	5日間
クリンダマイシン	1回300mg　1日3回	10日間
ペニシリンG	1回40万単位　1日4回	10日間
参考：ペニシリンV （わが国では未発売）	1回250mg　1日4回　または 1回500mg　1日2回	10日間

文献23を参考に作成

① 急性リウマチ熱の予防

主に1950～1960年台の臨床研究の結果であるが，治療必要数（number needed to treat：NNT）は63（63名の患者に抗菌薬投与を行うと1名の急性リウマチ熱患者が予防できる[18]）である．

② 炎症の波及による合併症の防止

扁桃周囲膿瘍については，これも主に1950～1960年台の臨床研究の結果であるが，治療必要数は27（27名の患者に抗菌薬投与を行うと1名の扁桃周囲膿瘍が予防できる）である[18]．

③ 臨床症状の緩和

発症後2～3日以内の抗菌薬治療は，約3日間，症状改善を早める[19]．

④ A群β溶連菌の濃厚接触者に対する感染予防

抗菌薬投与後24時間でA群連鎖球菌の培養陽性率は大きく下がる．47人のA群β溶連菌咽頭培養陽性小児に対して，抗菌薬投与24時間で39人（83％）が培養陰性化したとの報告がある[20]．

⑤ 不適切な抗菌薬治療による潜在的副作用の最小化

抗菌薬の適応が不適切に広いと抗菌薬の副作用の増加を招く可能性があり，また広域抗菌薬使用は耐性菌の増加やコストの増大に繋がる恐れがある[21]．

3 抗菌薬の選択

1）A群β溶連菌

A群β溶連菌は耐性菌が知られておらず，ペニシリン内服が，効果・コストからも第一選択薬とされる[21]．アモキシシリンは扁桃腺炎となるEBウイルス感染症に投与すると高率に皮疹が起こることが知られており，注意が必要である．わが国では，ペニシリンの内服薬でペニシリンVはなく，ペニシリンGのみである．経口薬として，ペニシリンVとペニシリンGを比較した臨床試験は探せなかったが，ペニシリンG筋注とペニシリンG経口10日間後の治療効果（培養陰性率）をみた臨床試験はあり，31日後の培養陰性率は，88.9％に対して70％と効果が劣る可能性がある[22]（表6）．

ペニシリン系薬剤にアレルギーがある場合は，クラリスロマイシン，アジスロマイシン，クリンダマイシンが候補となる．

2）A群β溶連菌以外

頸静脈の細菌性血栓性静脈炎として有名なLemierre症候群[24]はFusobacterium感染が有名であり，また淋菌性の扁桃腺炎もありうる．抗菌薬は感受性のあるものを使用することとなる．例えば，Fusobacteriumではペニシリン耐性がありうる[24]．

表7　喉の症状で見落としたくない疾患

疾患名	症状
重症筋無力症	球麻痺型（眼瞼下垂がないこともある）
破傷風	開口障害なしに起こる嚥下困難を伴うことがある[25)]
急性HIV感染症	発熱，咽頭痛，皮疹，頭痛（無菌性髄膜炎）で発症
急性心筋梗塞・大動脈解離	喉の痛みが放散痛としての初期症状のことがある

Advanced Lecture

喉の症状として，感染症以外に稀ながら見落としたくない疾患がある．経験的ではあるが，表7の疾患はいつも念頭においておきたい．

おわりに

■ 症例に戻って

診察した医師は見た目でハンカチを口に覆っている（唾液が飲み込めない），激しい嚥下痛があるかの質問を行い，急性喉頭蓋炎を疑った．すぐに気道確保ができるベッドに搬送，耳鼻科医をコール，内視鏡で急性喉頭蓋炎の診断となった．幸い，気管内挿管や気管切開を行わず，抗菌薬投与のみで症状は改善した．

研修医のよくある疑問

ストレップ陰性でも抗菌薬を出した方が効くのではないですか？

細菌性扁桃腺炎を起こす細菌は，C群やG群β溶連菌，淋菌，*Fusobacterium*，マイコプラズマと多様である．センタースコアが高いと細菌性感染の可能性も高くなる[19)]ので，抗菌薬投与は正当化されるかもしれない．

ベテラン指導医のつぶやき

1. 扁桃腺炎頻発例への治療はどのようにしたらよろしいでしょうか？

扁桃腺炎頻発例で，A群β溶連菌培養陽性もしくは迅速抗原検査陽性の場合は，処方された抗菌薬をきちんと飲んでいるかの確認，家族内や教室内，他のコミュニティーでの接触感染，A群β溶連菌が慢性保菌の状態でウイルス感染症を起こしている可能性をまずは考える[23)]．扁桃腺摘出については，術後90日間のA群β溶連菌扁桃腺炎の発生率を減少させた比較試験[26)]があり，症状が頻回でA群β溶連菌扁桃腺炎をくり返している患者で考慮される[27)]．

表8　10のガイドラインの比較

抗菌薬投与の目的	推奨されているガイドライン数
①急性リウマチ熱の予防	6/10
②炎症の波及による合併症の防止	3/10
③臨床症状の緩和	8/10
④A群β溶連菌の濃厚接触者に対する感染予防	9/10
⑤不適切な抗菌薬治療による潜在的副作用の最小化	
ハイリスク，重症患者に対する抗菌薬投与	10/10*
狭域ペニシリン投与	10/10
培養陽性患者に対するルーチンでの抗菌薬投与	4/10

*文献28ではフィンランドのガイドライン[31]で推奨なしとなっているが，原文では“Any streptococci if the symptoms are severe”との記載がある
文献28を参考に作成

2. Not just academic！[28]

ありふれた疾患である細菌性扁桃腺炎だが，実は抗菌薬の適応・目的ですらきちんとしたエビデンスに欠けている．A群β溶連菌による扁桃腺炎の臨床試験は1950年代～1960年代に集中しており，この結果を現代に適応すること自体難しい．アメリカ感染症学会のガイドラインの最新版2012年版[23]には，抗菌薬使用目的として，急性リウマチ熱の予防や炎症の波及による合併症の防止が書かれているがたった1つの文献[29]を参照するのみである．欧州臨床微生物感染症学会のガイドライン[30]では，このエビデンスのなさを指摘している．A群溶連菌の診断に対して咽頭培養はルーチンでの診断を不要としており，低リスク患者においては，リウマチ熱や急性糸球体腎炎，化膿性疾患の発症を予防するために抗菌薬治療すべきではないとしている．スコットランドのガイドライン[27]も同様であるが，興味深いのは，アメリカ感染症学会が推奨していない扁桃摘出[23]については，成人の再発性扁桃腺炎に推奨していることである．

ガイドラインによって推奨に大きな違いがなぜあるのか，10のガイドラインを比較した文献[28]があるが，表8に紹介したい．

もう一度，抗菌薬の適応について最近の文献から考察してみる．

1 急性リウマチ熱の予防

1976～1979年で急性リウマチ熱の発症数が抗菌薬投与群で約3万人に1人，非投与群で約4万人に1人と発生率に有意差がなかった[32]．また，米国内科学会のポジションペーパー[33]では急性リウマチ熱に対する治療必要数は1994年の患者数から計算すると治療必要数は3,000～4,000の範囲（3,000～4,000名の患者に抗菌薬投与を行うと1名の急性リウマチ熱が予防できる）となり，さらに急性リウマチ熱の予後としても恒久的心臓機能障害の可能性は非常に小さいとしている．

2 炎症の波及による合併症の防止

合併症が予防できるかも難しい問題である．2000年に発表された30,000人以上の患者の後向き研究[34]では，患者の44％は初診時から炎症が扁桃腺以外に波及していた．扁桃腺炎のあとに扁頭周囲膿瘍へと進行したものは56％で，その25％が培養か迅速抗原テストでGABHS陽性となった．その67％はGABHSに対する効果的な抗菌薬投与がなされていた．

3 臨床症状の緩和

抗菌薬なしでも多くは合併症なしに治ってしまうので難しい．症状緩和からすれば，ステロイド治療でさえ効果が証明[35]されている．

4 A群β溶連菌の濃厚接触者に対する感染予防

家族内発症[23]や医療機関内や軍隊などでの発症[31]で推奨されている．

5 不適切な抗菌薬治療による潜在的副作用の最小化

ハイリスク・重症患者に対する抗菌薬投与や，狭域ペニシリン投与はすべてのガイドラインで推奨となっており，議論の少ないところであるが，なにが不適切な抗菌薬投与かという最も基本的な問題のコンセンサスがない．A群β溶連菌培養陽性患者に対する抗菌薬投与の推奨は，10のガイドラインの内4のガイドラインしかない．有症状期間が最大3日短くなると思えば，抗菌薬投与もありと思うが，発症後数日経過した元気なA群β溶連菌扁桃腺炎を強く疑う患者に抗菌薬を投与すべきか非常に迷うところである．

文献・参考文献

1) Charles, S.：A. “Killer” Sore Throat：Inflammatory Disorders Of The Pediatric Airway. Pediatric Emergency Medicine Practice, 3（9）, 2006

2) Schappert, S. M. & Burt, C. W. Ambulatory care visits to physician offices, hospital outpatient departments, and emergency departments: United States, 2001-02. Vital Health Stat, 13, 159：1-66, 2006

3) McIsaac, W. J., et al.：Empirical validation of guidelines for the management of pharyngitis in children and adults. JAMA, 291：1587-1595, 2004

4) McIsaac, W. J., et al.：The validity of a sore throat score in family practice. CMAJ, 163：811-815, 2000

5) Ng, H. L., et al.：Acute epiglottitis in adults：a retrospective review of 106 patients in Hong Kong. Emerg Med J, 25：253-255, 2008

6) Mayo-Smith, M. F., et al.：Acute epiglottitis. An 18-year experience in Rhode Island. Chest, 108：1640-1647, 1995

7) Stroud, R. H. & Friedman, N. R.：An update on inflammatory disorders of the pediatric airway. Am J Otolaryngol, 22：268-275, 2001

8) Hébert, P. C., et al.：Adult epiglottitis in a Canadian setting. Laryngoscope, 108：64-69, 1998

9) Ducic, Y., et al.：Description and Evaluation of the Vallecula Sign：A New Radiologic Sign in the Diagnosis of Adult Epiglottitis. Ann Emerg Med, 30：1-6, 1997

10) Gerber, M. A. & Shulman, S. T.：Rapid diagnosis of pharyngitis caused by group A streptococci. Clin Microbiol Rev, 17：571-580, 2004

11) Gerber, M. A.：Diagnosis of pharyngitis：methodology of throat cultures. In：Pharyngitis: management in an era of declining rheumatic fever.（Shulman, S. T., ed.）,pp. 61-72, Praeger, 1984

12) Eggertsen, S., et al.：A case against the use of the throat culture in the management of streptococcal pharyngitis. J Fam Pract, 9：572, 576, 1979

13) Melbye, H., et al.：Daily reduction in C-reactive protein values, symptoms, signs and temperature in group-A streptococcal pharyngitis treated with antibiotics. Scand J Clin Lab Invest, 62：521-525, 2002

14) Hahn, R. G., et al.：Evaluation of poststreptococcal illness. Am Fam Physician, 71：1949-1954, 2005

15) Thomas, M., et al.：How effective are treatments other than antibiotics for acute sore throat? Br J Gen Pract, 50：817-820, 2000

16) Hayward, G., et al.：Corticosteroids for pain relief in sore throat: systematic review and meta-analysis. BMJ, 339：b2976, 2009

17) Bisno, A. L., et al.：Diagnosis and Management of Group A Streptococcal Pharyngitis：A Practice Guideline. Infectious Diseases Society of America. Clin Infect Dis, 25：574-583, 1997

18) Del Mar C. B., et al. : Antibiotics for sore throat. Cochrane Database Syst Rev, 4 : CD000023, 2006
19) Zwart, S., et al. : Penicillin for acute sore throat : randomised double blind trial of seven days versus three days treatment or placebo in adults. BMJ, 320 : 150-154, 2000
20) Snellman, L. W., et al. : Duration of positive throat cultures for group A streptococci after initiation of antibiotic therapy. Pediatrics, 91 : 1166-1170, 1993
21) van Driel, M. L., et al. : Different antibiotic treatments for group A streptococcal pharyngitis. Cochrane Database Syst Rev, 4 : CD004406, 2013
22) Howie, V. M. & Ploussard, J. H. : Treatment of group A streptococcal pharyngitis in children. Comparison of lincomycin and penicillin G given orally and benzathine penicillin G given intramuscularly. Am J Dis Child, 121 : 477-480, 1971
23) Shulman, S. T., et al. : Clinical practice guideline for the diagnosis and management of group A streptococcal pharyngitis: 2012 update by the Infectious Diseases Society of America. Clin Infect Dis, 55 : e86-102, 2012
24) Riordan, T. : Human infection with Fusobacterium necrophorum (Necrobacillosis), with a focus on Lemierre's syndrome. Clin Microbiol Rev, 20 : 622-659, 2007
25) 薮田浩一 ほか：嚥下困難を初発症状とした破傷風患者の一例．日集中医誌，19：415-416，2012
26) Alho, O. P., et al. : Tonsillectomy versus watchful waiting in recurrent streptococcal pharyngitis in adults: randomised controlled trial. BMJ, 334 : 939, 2007
27) 117. Management of sore throat and indications for tonsillectomy.〔Scottish Intercollegiate Guidelines Network（SIGN）〕, 2010
28) Matthys, J., et al. : Differences among international pharyngitis guidelines : not just academic. Ann Fam Med, 5 : 436-443, 2007
29) Wannamaker, L. W., et al. : Prophylaxis of acute rheumatic fever by treatment of the preceding streptococcal infection with various amounts of depot penicillin. Am J Med, 10 : 673-695, 1951
30) Pelucchi, C., et al. : Guideline for the management of acute sore throat. Clin Microbiol Infect, 18 Suppl 1 : 1-28, 2012
31) 38.20 Sore throat and tonsillitis. In : Evidence-Based Medicine Guidelines（Duodecim Medical Publications, Ilkka, K.）, pp. 1235-1237, Wiley, 2005
32) Howie, J. G. & Foggo, B. A. : Antibiotics, sore throats and rheumatic fever. J R Coll Gen Pract, 35 : 223-224, 1985
33) Richelle, J., et al. : Principles of Appropriate Antibiotic Use for Acute, Pharyngitis in Adults : Background. Ann Intern Med, 134 : 509-517, 2001
34) Webb, K. H., et al. : Use of a high-sensitivity rapid strep test without culture confirmation of negative results: 2 years' experience. J Fam Pract, 49 : 34-38, 2000
35) Hayward, G., et al. : Corticosteroids for pain relief in sore throat : systematic review and meta-analysis. BMJ, 339 : b2976, 2009

プロフィール

本村和久（Kazuhisa Motomura）
沖縄県立中部病院 プライマリケア・総合内科
答えを突き止めようとすると，答えがないことに気が付くだけ．これが私の日常診療でよく思うことです．

8. 尿路感染症（腎盂腎炎）

谷口智宏

Point

- 膀胱刺激症状の有無をクローズド・クエスチョンで聞くことが診断の第1歩
- 尿路系のどこに感染がありそうか双手診も行いながら身体所見をとるのが第2歩
- 尿のグラム染色で起因菌を推定することが第3歩

はじめに

尿路感染症を正しく診断できるようになれば，1人前の臨床医といっても過言ではないだろう．それくらい尿路感染症は，誰もが失敗しうるし，実際に筆者もいまだに失敗することがある．残念ながら，この本文を読んだだけで正しく診断できるようにはならないが，どのように失敗してしまうのか，それを回避するコツが少しでも伝われば幸いである．

1. 症例（すべて実例）

症例①：病歴と身体所見を軽視して失敗するパターン

20代女性．発熱を主訴に近医を受診し，上気道炎の診断でレボフロキサシンを処方されたが，発熱が続くため来院．病歴を確認すると，1週間前から頻尿，残尿，排尿時痛あり．医療事務の仕事で普段から尿意を我慢しがちであった．右季肋部の双手診では，圧痛を伴う腫大した腎臓を触知した．尿検査とグラム染色で白血球，細菌を認めないものの，右の急性腎盂腎炎として第二世代セフェム系薬点滴で治療した．

症例②：尿検査だけで尿路感染症に飛びついてしまうパターン

80代女性でADL自立．性器出血を主訴に来院．発熱があり，尿検査で白血球と細菌を認めたため，尿路感染症として入院依頼あり．ところが診察をしようにも，足の痛みのためかベッドに臥位になれず．慎重に全身を診察した結果，両側大腿の激痛と握雪感あり．壊死性筋膜炎（Fournier壊疽）の診断にて緊急手術となった．

症例③：尿路感染症の背後に別の疾患が隠れているパターン

90代女性でADL杖歩行．元気がないが主訴．38℃の発熱あり．膀胱刺激症状も双手診での圧痛もはっきりせず．尿検査で白血球と細菌を認め，グラム染色でグラム陰性桿菌を確認し，腎盂腎炎として入院依頼あり．しかし全身の身体所見で左半身の脱力が軽度あり．脳MRI拡散像にて高信号域を認め，脳梗塞と診断した．脳梗塞によるADL低下が，腎盂腎炎の原因であった．

症例④：尿検査が正常でも尿路感染症を否定できないパターン

70代女性でADL自立．2週間前から発熱と左腰部違和感あり．近医で上気道炎としてシタフロキサシンが処方されたが，改善せずに来院．膀胱刺激症状ははっきりしない．尿検査とグラム染色では白血球も菌もなし．しかし左季肋部の双手診で違和感あり．エコーで左腎に巨大な嚢胞を認めたが，内部が不均一で膿が貯留している可能性あり．腎機能が悪く単純CTしかとれなかったが，以前指摘されたことのある腎嚢胞が拡大し，尿管結石も伴っていた．泌尿器科にて経皮的ドレナージを行い，1,100 mLの膿尿がドレナージされた．最終診断は，尿管結石嵌頓による閉塞性腎盂腎炎であった．

2. 全体の臨床像

尿路感染症は病歴，身体所見，検査，画像を駆使して総合的に判断しなければ誰もが失敗しうる疾患である．

3. 他の疾患との区別

まず本当に尿路感染症なのか，尿路感染症であるならば尿路系である腎臓，尿管，膀胱，尿道，男性であればさらに前立腺や精巣上体のどこに感染しているのかを（図1），病歴と身体所見で明らかにするよう努める（症例①，②，④）．男性であれば**直腸診**による前立腺圧痛の確認もはずせない．尿路感染症に思えても，他の感染巣や背後に別の疾患が隠れていることもあり，全身の診察は必須である（症例③）．さらに感染部位に加えて，尿の流れを阻害する因子はないか，膿瘍を形成していないか，泌尿器科や婦人科のドクターを呼ばなければならない外科的な問題が隠れていないかを，常に意識しておく（症例④）．

4. 診断へ導くKeyとなる病歴，身体所見，検査

1 まずはクローズド・クエスチョンで聞く

意思疎通がとれる患者であれば，頻尿，残尿感，排尿時痛などの膀胱刺激症状がないか，**クローズド・クエスチョンで聞く**ことがまず第1歩である（症例①）．逆に高齢者であれば症状は出にくく，それらを訴えなくなる．膀胱炎の患者の主訴は膀胱刺激症状がほとんどであろうが，腎盂腎炎まで至ると，膀胱刺激症状よりも発熱，悪寒，悪寒戦慄，悪心嘔吐，腹痛や背部痛など多彩な主訴となる．そこで安易に上気道炎と診断してニューキノロン系薬などの広域抗菌薬を使用すると失敗する（症例①，④）．

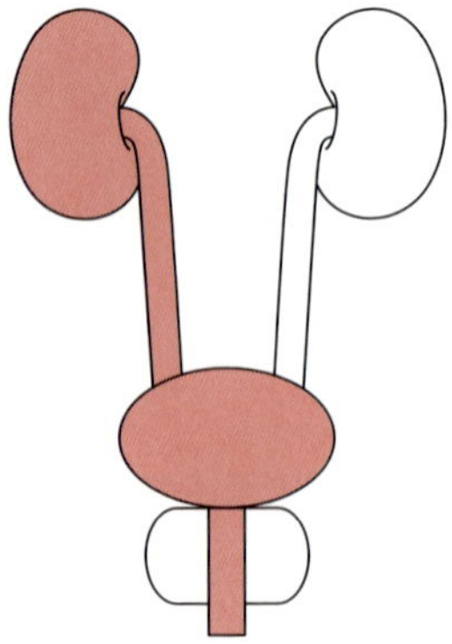

図1　腎盂腎炎のゲシュタルト
赤く色分けている右の腎臓，右の尿管，膀胱，尿道が感染＝炎症のある部位で，ここを診察すると圧痛を認める

●ここがピットフォール

頻尿，排尿時痛，残尿感がないかクローズド・クエスチョンで聞かなければ，教えてくれない患者もいる．

2 双手診で身体所見をとる

第２歩は身体所見での**双手診**である．腎盂腎炎では肋骨脊椎角（costovertebral angle：CVA）の叩打痛のみが重視されがちだが，腎盂腎炎があるということは，膀胱から左右どちらかの尿管と，それに続く腎臓に炎症が起きているので，正中と左右どちらかの下腹部を押したときの違和感を認めることも多い．さらに左右上腹部の双手診（片方の手を背側に，もう片方の手を腹側にもってきて，挟み込んだときに違和感がないか）で片側のみに違和感を確認することが，感度も特異度も高いであろう（症例①は身長167 cm，体重47 kgとやせており，腫大した右の腎臓を触知できた）．またCVA叩打痛は，肥満の患者では厚い脂肪に衝撃が吸収されるのか，著しく感度が低くなる．さらに高齢者では，腎臓が萎縮しているからか，双手診を駆使しても痛みを訴えないことの方が多い．

●ここがポイント

身体所見では季肋部の双手診を左右で比較するだけでなく，見落としがないか全身を診察しよう．

3 グラム染色は必ず併用

尿検査では，尿沈渣だけでなく，**グラム染色も必ず併用しておく**ことが第３歩である．尿沈渣を直接鏡検する尿検査は400倍で観察するが，これでは細菌の詳しい形態までは判断しづらいし，抗菌薬選択に重要なグラム染色性はわからない．尿グラム染色を1,000倍で検鏡し，多核白血球を多数認めれば無症候性細菌尿ではないだろうし，特に**中型のグラム陰性桿菌を多数認めれば**（図２），大腸菌やクレブシエラの可能性が高く，腎盂腎炎を示唆する．また尿pHが高値であれ

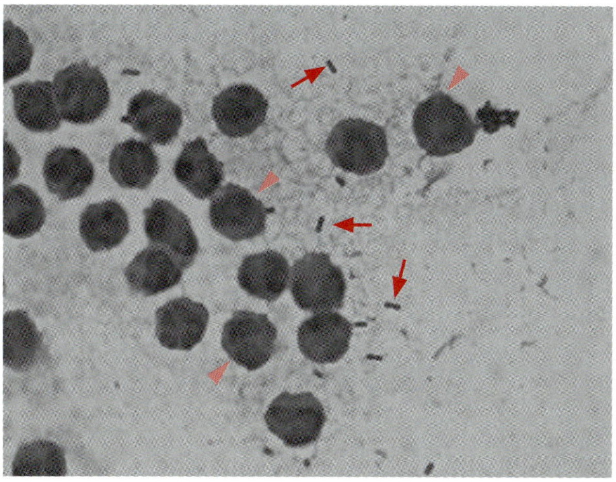

図2　腎盂腎炎の尿グラム染色
多数の多核白血球（▶）と，腸内細菌科を示唆する中型のグラム陰性桿菌（➡）を認める（Color Atlas⑥参照）

ば，尿素を分解するウレアーゼを産生し，尿をアルカリ化し，リン酸マグネシウム・アンモニウム結石を形成しやすいプロテウスが起因菌かもしれない．

●ここがポイント

腎盂腎炎の診断と治療薬を適切にするために尿グラム染色を行おう．

4 はっきりしない場合は画像検査

病歴，身体所見，尿検査ではっきりしない場合にこそ，画像検査が有効である．エコーで左右の腎臓の大きさをくらべ，プローブで腎臓を押してみて痛みの有無を調べ，閉塞性腎盂腎炎になっていないか水腎症の有無も確認する．しかし残念ながら**エコーだけでの腎盂腎炎の診断感度は低い**ので，膿瘍，結石，腫瘍などが疑われる，あるいは腎盂腎炎があるのかないのかもわからなければ，**CTを撮影する**．造影CTが最も感度が高く，くさび状の低吸収を認めれば（図3），腎盂腎炎である可能性が高い．腫瘍や結石による閉塞性腎盂腎炎が高度になると，尿検査にも白血球や細菌がもれでてこず（症例④），さらに腎後性腎不全を呈すると単純CTしか撮れないことも多く（症例④），診断がかなり難しくなる．

5. 治療

正しく診断できていれば治療はあまり迷わない．特にグラム染色を活用すれば，起因菌は大腸菌やクレブシエラなどの**腸内細菌科**なのか，連鎖球菌や腸球菌などの**グラム陽性球菌**なのか，緑膿菌などの**ブドウ糖非発酵菌**なのか推定は可能である．市中感染での腸内細菌科であれば，第二世代セフェム系薬が第一選択となる[1]．腎機能が正常であれば，セフォチアム（CTM，パンスポリン®）を選択し，半減期は1時間程度しかないため1 gの6時間おきで，必ず**血液培養を2セット以上**採取してから，点滴静注を開始する．血液培養が陽性となれば，点滴で2週間治療するが，

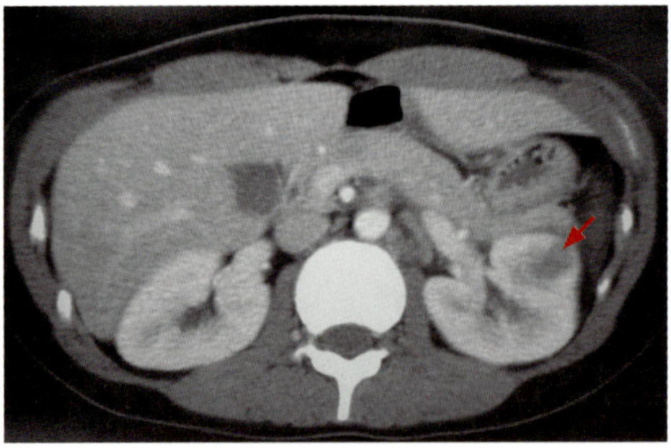

図3　左腎盂腎炎の造影CT
低吸収域（➡）が腎盂腎炎の所見

培養でアンピシリン感受性と判明すれば，アンピシリンに狭域化する．腎盂腎炎は血液培養陽性割合が高く，経口抗菌薬での治療開始は勧めない．どうしても入院できないのであれば，セフトリアキソン点滴（ロセフィン®）で外来通院してもらうか，やむをえず生体利用率の高いニューキノロン系薬を検討するが，昨今のニューキノロン多用による耐性菌の増加を考えると悩ましい．

治療期間は，一般的に**14日間が推奨**されている．基礎疾患がなく，治療経過も良好で，内服に対するアドヒアランスも信頼できるのであれば，途中で点滴から経口抗菌薬に切り替えてよいだろう．ただし一口に腎盂腎炎といっても，外来でみれる軽症患者から，悪寒戦慄をくり返し，血液培養が陽性となりショックバイタルになる重症患者までさまざまである．筆者個人としては，疾患名で一律に決めるよりも，それぞれの患者で治療期間を総合的に決めてよいのではと考えている．

●ここがピットフォール

腎盂腎炎の背後に隠れている敗血症を見逃さないために，治療開始前に血液培養を2セット採取しよう．

片側の尿管が閉塞していれば，緊急で尿管にステントを挿入するか，腎瘻を造設する必要があり泌尿器科にコンサルトする（症例④）．両側性の水腎症があれば，高度の神経因性膀胱か，男性であれば前立腺肥大や腫瘍などによる尿道の通過障害，女性であれば婦人科臓器の腫瘍や子宮脱などによる圧排であることが多く，尿道カテーテル留置や泌尿器科，婦人科へのコンサルトが必要となる．

おわりに

指導医でも尿路感染症（腎盂腎炎）は失敗しうる疾患である（症例①～④のすべてに指導医がからんでいる）．尿検査しかみない医師ではなく，病歴と身体所見を重視し，総合的に判断する臨床医をめざして，日々研修してほしい．

研修医のよくある疑問

なぜ尿路感染症で血液培養が必要なのでしょうか？

一言でいえば，診断を正確にするためである．血液培養を採取すれば，敗血症に陥っているかの評価だけでなく，尿路感染症ではないことを見抜くにも役立つ．逆に，失敗されることが多いのは血液培養を採取していないからともいえる．ERでの初期診断は尿路感染症であっても，血液培養の結果から，入院後に胆管炎，肝膿瘍，感染性心内膜炎，骨髄炎などと判明することも少なくない．さらに腎盂腎炎や前立腺炎などの尿路感染症は，血液培養の陽性割合も非常に高い．当科で2012年度に入院加療した尿路感染症の患者150人のうち（来院前に他院で抗菌薬が開始された例を除く），血液培養が陽性となったのは50人（33.3％）であった（汚染菌は除外）．

ベテラン指導医のつぶやき

尿路感染症は単純性と複雑性に分類する？

よく勉強している研修医であれば，尿路感染症（urinary tract infection：UTI）は単純性と複雑性にわけて考えることを知っているだろう．たしかに成書では，UTIは膀胱炎，腎盂腎炎，無症候性細菌尿の3つの種類に分類される[1)]．さらに複雑化する因子として，排尿後の残尿，生理学的，神経因性膀胱，前立腺肥大や前立腺癌，乱流のある排尿，狭窄，異物，カテーテル，結石，腫瘍，閉経後の膣粘膜萎縮，膀胱尿管逆流，解剖学的欠損，妊娠，小児期の腎盂腎炎の既往，糖尿病性腎症，悪性高血圧，慢性腎盂腎炎のいずれかを伴えば，complicated UTI（邦訳は複雑性尿路感染症），伴わなければuncomplicated UTI（多くの邦訳は単純性尿路感染症としているが，筆者は非複雑性尿路感染症と訳している）にわけられる．

だがこの分類は文字通り複雑すぎて，筆者は使用しない．臨床で頻度が高い前立腺炎が含まれていないし，時折遭遇する尿道炎や精巣上体炎も入っていない．寝たきり患者であれば，尿意を感じての排尿は困難なので，多かれ少なかれ残尿はあり，ほとんど皆complicated UTIということになるのだが，泌尿器科的アプローチが必要なのはごく一部で，最適な抗菌薬による内科的治療が中心となる．

文献1）：S.Ragnar Norrby：Chapter 292 APPROACH TO THE PATIENT WITH URINARY TRACT INFECTION. In：Goldman's Cecil Medicine 24th ed.（Lee, G. & Andrew, I. S), p. 1792, Elsevier, 2012

第1章 Common/Criticalな疾患

文献・参考文献

1）XI 尿路・性器感染症 A-2 腎盂腎炎：「JAID/JSC感染症治療ガイド2011」（JAID/JSC感染症治療ガイド委員会/編），p. 155，日本感染症学会・日本化学療法学会，2011

プロフィール

谷口智宏（Tomohiro Taniguchi）
沖縄県立中部病院 感染症内科
臨床感染症の難しさ，奥深さ，多様性を日々感じながら診療しています．グラム染色や血液培養に関するfacebookを書いていますので，興味のある方は「スメアと血培」で検索してみてください．

9. 胆道感染症（胆石胆嚢炎）

篠浦　丞

Point

- **「急性胆嚢炎」は「急性胆嚢梗塞」である**
  →急性胆嚢炎の本態は虚血，壊死という「循環不全」で，感染は二次的なものである．
- **「急性胆嚢炎」は「急性虫垂炎」と同列に扱う**
  →上腹部膨満感，悪心嘔吐，鈍痛で発症し，局所所見である右上腹部痛が出たときには外科的処置を考慮すべき胆嚢壊死に至っていることが多い．

急性胆嚢炎の原因の90％は胆石といわれる[1]．しかし，エコーでの胆石検出率は13％程度で[2]，CTにも偽陰性の問題があることや，EUS（endoscopic ultrasonography）でみると「無石性胆嚢炎」とされる症例で実際には小結石や胆泥が存在することなどから，胆石が原因の急性胆嚢炎は90％を上回る頻度と考えられる．

以上より今回は胆石による胆石胆嚢炎を中心に考える．

ちなみに10％程度の頻度である「胆石症」において[3]，無症候性胆石症の20％程度が15年で胆石発作を起こし[4]，有症候性胆石症の6～11％程度が10年以内に急性胆嚢炎を起こすといわれる[5]．

症例

30歳男性

主訴：上腹部痛と気分不良

既往歴：特になし

現病歴：22：00ごろに焼き鳥とご飯の食事．横になっていると23：30ごろから「**絞られるような上腹部痛**」が出現．症状増悪のため深夜1：45（発症後2時間）に救急室受診

バイタル：体温36.7℃　血圧140/74 mmHg　脈拍72/分　呼吸数26/分　SaO_2 100％（room air）

身体所見：苦悶様．胸部異常所見なし．腸音低下．腹部軟．上腹部圧痛は**左上腹部が最強**

検査所見：WBC 9,300/μL，Hb 17.5 g/dL，Hct 45.7 %，Plt 24.6 × 10^4/μL，BUN 18 mg/dL，Cre 0.81 mg/dL，Na 140 mEq/L，K 3.0 mEq/L，Cl 99 mEq/L，T-bil 2.1 mg/dL，D-bil 0.6 mg/dL，ALT 40 IU/dL，AST 23 IU/L，Alk 288 IU/L，血中アミラーゼ45 IU/L，血糖 110 mg/dL，CRP 0.17 mg/dL,

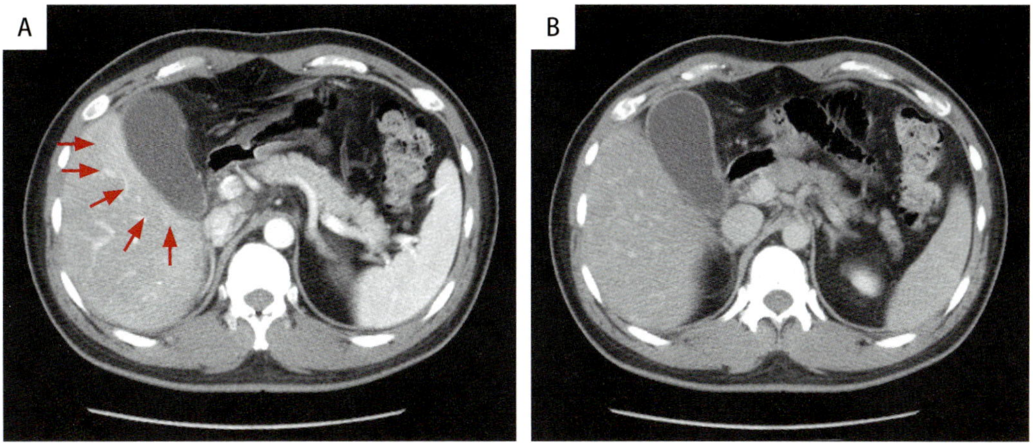

図1　入院翌日のCT
Aは造影CT動脈相，Bは造影CT平衡相．胆嚢はやや腫大し，胆嚢壁の浮腫（→）を認める．動脈相で認められる胆嚢床の造影効果は平衡相で消失する

症例の続き

心筋トロポニンT（定性）陰性
腹部エコー：sonolucent layer（胆嚢壁の３層構造）認めず，結石なし
受診後経過：急性胃腸炎の診断でPPI静注．その後朝までに**２回嘔吐**し**上腹部痛も持続**した．

朝の診察で，**自発痛が右上腹部**に移動し，**右上腹部叩打痛**も明確化．それまで無熱であったが，20：00時（発症後20時間半）に体温38.1℃．CT撮像後（図１）**急性胆嚢炎の診断で抗菌薬開始**．

入院３日目，採血で黄疸と肝酵素異常（T-bil 6.9 mg/dL，D-bil 3.9 mg/dL，ALT 288 IU/dL，AST 263 IU/L，Alk 405 IU/L，CRP 4.93 mg/dL）を認めた．自発痛は消失していたが，右上腹部叩打痛は持続しており２回目のエコー施行（図２）．

入院４日目にERCP施行，総胆管結石はなかったが胆嚢内に多数の小結石があり，乳頭裂創も認め，乳頭切開と胆管ステント留置施行．

入院６日目，CRP 1.15 mg/dL．腹腔鏡的胆嚢摘出術を施行すると胆嚢壁は壊死していた（壊死性胆嚢炎）．

1. 症例のポイント

抗菌薬開始後，患者の全身状態は改善しほぼ無熱，CRPも改善したが結局壊死性胆嚢炎であった．急性胆嚢炎の本態が虚血，壊死という循環不全であり，感染は副次的であることをご理解いただけたであろうか．ここで特に注意すべきは右上腹部叩打痛の持続であろう．症状が軽減しても持続するかぎり，着実に病態が進行していることを忘れてはならない．

本症例は外科チームにすぐに手術していただいたが，もしこのまま「全身状態もいいしCRPも改善しているから，このまま保存的に様子をみましょう」ということになったら，ドレナージをしないかぎり次は胆嚢周囲膿瘍，穿孔性腹膜炎となっていたはずだ．

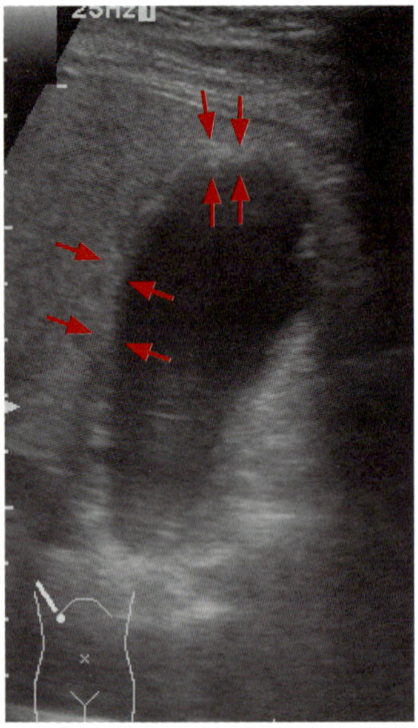

図2　２回目の腹部エコー，ERCP当日
胆嚢壁周辺の浮腫，壁肥厚を認める（→）

表1　TG13 diagnostic criteria for acute cholecystitis

A.	Local signs of inflammation etc. （1）Murphy's sign, （2）RUQ mass/pain/tenderness
B.	Systemic signs of inflammation etc. （1）Fever, （2）elevated CRP, （3）elevated WBC count
C.	Imaging findings Imaging findings characteristic of acute cholecystitis
Suspected diagnosis：One item in A＋one item in B	
Definite diagnosis：One item in A＋one item in B＋C	

Acute hepatitis, other acute abdominal diseases, and chronic cholecystitis should be excluded
RUQ right upper abdominal quadrant, *CRP* C-reactive protein, *WBC* white blood cell
文献7より引用

急性胆嚢炎では病態の進行を裏付ける臨床経過にきちんとした順序があり，これをしっかり把握することが重要なのだ．

2. 急性胆嚢炎の診断（表1）

・胆嚢炎に関するTokyo Guidelineによれば
・局所所見，つまりMurphy徴候か，右上腹部の痛み，圧痛，腫瘤が存在
・全身状態としての感染徴候，つまり発熱かWBC，CRPの異常があること
・画像上急性胆嚢炎の所見があること
の３つがそろえば診断でき，誠に単純明快である[6, 7]．

●ここがピットフォール

Murphy徴候（右上腹部を圧迫すると痛みで深吸気できない）がなく右上腹部叩打痛のみの場合もある．また30〜40％に右上腹部腫瘤，15％に黄疸がみられる．黄疸はおそらく胆嚢管周辺の浮腫が総胆管に波及することによるもので，必ずしも総胆管結石を意味しない．

ベテラン指導医のつぶやき

Tokyo Guideline

日本発のTokyo guidelineはその初版が2007年の胆嚢炎，胆管炎治療についてのガイドラインで，2013年に改訂版がでた．現在は米国を中心に汎用されている．2008年NEJMのclinical practiceで結石性胆嚢炎が取り上げられたときには重症度分類の部分がほとんどそのまま引用された．

3. 臨床経過と病態の関係

米国専門医試験の指定教科書，Yamada's Gastroenterologyによれば急性胆嚢炎の臨床経過は次のようである[8]．

> 上腹部痛は圧痛と悪心嘔吐を伴って3時間以上続き，その後軽減する．そのころから右上腹部圧痛，叩打痛が出現，増悪，明確化する．この間は微熱が多く，高くてもせいぜい38.3℃程度
>
> （文献8より引用）

上記臨床経過について以下詳細に検討してみる．

1 なぜはじめは上腹部痛なのか？

これを説明するのがデルマトームだ．内臓は腎，尿管，結腸など一部を除き左右両側の神経支配を受けることから内臓痛は腹部正中に，鈍く漠然とした痛みとして知覚される．胆嚢，胆道での炎症では，内臓痛のインパルスは大小内臓神経を経由してT5–11脊髄レベル（乳頭から臍のすぐ下までの範囲）に入力される．炎症が腹膜に及んではじめて局所所見である右上腹部の圧痛がメインとなるのだ（図3，表2）[9]．

2 急性胆嚢炎は病態生理的にどのように進行するのか？

急性胆嚢炎の本態は感染でなく循環不全で，その進行はうっ血浮腫期，出血壊死期，化膿期の三期に分類できる[11]．

うっ血浮腫期は，胆嚢結石による胆嚢管の閉塞で胆嚢粘膜にうっ血浮腫が生じている段階であり，胆嚢壁，胆嚢管壁の肥厚と浸出液貯留による胆嚢全体の緊満が認められる．この時点では胆嚢粘膜は機能的にも構造的にも温存されており，この段階で結石が閉塞部から取れると症状は完全に消失する．

出血壊死期は，胆嚢全体の緊満増悪，胆嚢内圧上昇，胆嚢壁の菲薄化が生じている時期で，この段階になると，循環障害，（細小血管破綻による）出血，組織壊死が生じ，壊死は粘膜と筋層に及ぶ．この段階で右上腹部に限局した症状，つまり右上腹部痛が出現しはじめる．

化膿期は，胆嚢壁内に膿瘍が形成される段階で，膿瘍はRAS（Rokitansky Aschoff sinus）経由で漿膜まですぐに到達する．この段階が進むと，胆嚢周囲膿瘍や非穿孔性胆汁性腹膜炎の状態となり，全身状態の悪化も呈し，誰が見ても「重症感染症」となっている．

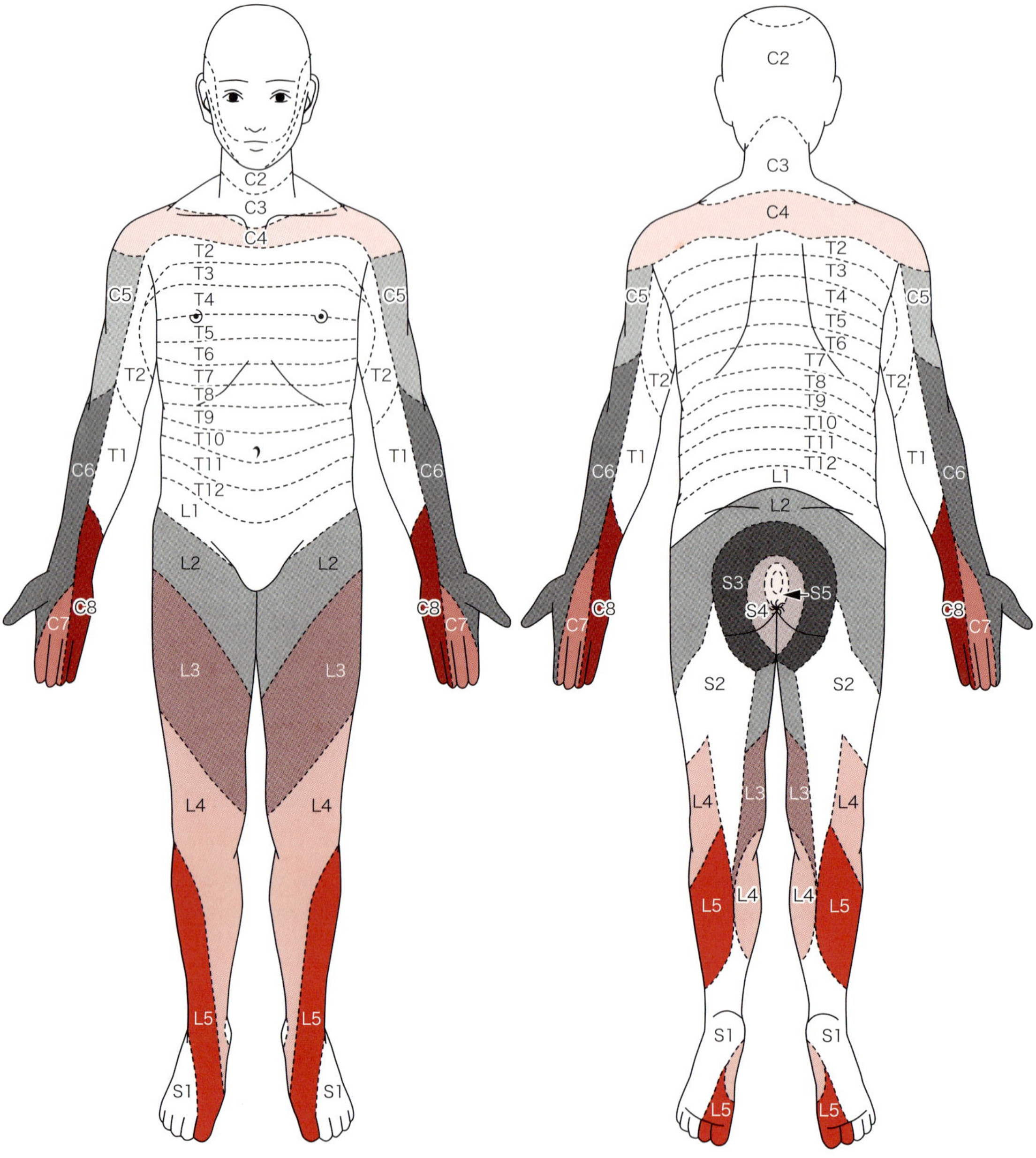

図3　デルマトームと腹部臓器別神経支配
文献10より転載

表2　臓器の痛みの入力レベル，痛みと皮膚知覚異常の出現部位，収縮筋群

内臓	脊髄入力レベル	痛みの出現部位	皮膚痛覚過敏	収縮筋群
食道 頸部 胸部 腹部	 T2-4 T3-6 T5-8	C2-T10（C2-4，T1-8）	T5-6	 胸部後壁筋群 胸部後壁筋群 前側壁筋群
胃・十二指腸	T（5）6-9（11）	T（4）6-9（11）	T6-9	前側壁，胸部後壁筋群
肝臓・胆道	T（5）6-9（11）	C3-4（5），T（2）6-10（L1）	T5-10	前側壁，胸部後壁筋群
膵臓	T（5）6-10（11）	C3-4（5），T（2）6-10（L1）	T6-8	前側壁，胸部後壁筋群
腎・尿管	T10-12（L2）	T（8）10-L1	T9-L3	前側壁，胸腹部後壁筋群
膀胱	S2-4	T（10）11-L1，L5（S1-4）	S2-4	直腸・会陰部筋群
脾彎曲までの結腸	T10-L1	T（2）7-12	T10-L1	前側壁，胸腹部後壁筋群
脾彎曲以降の結腸	T10-L1，S2-4	T（3）7-12，S（1）2-4（5）	T10-L1，S2-4	前側壁，胸腹部後壁，直腸・会陰部筋群
直腸	S2-4	S2-4	S2-4	直腸・会陰部筋群

文献10より転載

3 症状と病態の進行はどう関連付けられるか？

うっ血浮腫期は上腹部鈍痛や悪心嘔吐の段階で，嘔吐の回数は胆嚢内圧に比例するという．出血壊死期から化膿期は右上腹部圧痛や叩打痛増悪の段階であるが，臨床的には抗菌薬使用などもあり提示症例のように「持続する叩打痛以外症状がない，全身状態良好期」が生じうることに注意し，何らかの症状が持続するかぎり病態は進行していると考えるべきである[12, 13]．**右上腹部痛，発熱，画像上の胆嚢所見異常を満たす段階ではすでに胆嚢は壊死していることが多いのだ．**

Column

自分の病歴を教科書に書いたCope

急性腹症に関する最良の教科書，すでに22版となった“Cope's Early Diagnosis of Acute Abdomen”において，Copeは**自身が経験した**急性胆嚢炎の臨床経過を以下のように詳細に記している．

「4/3/1969の朝7時に起きて朝食をとった．ちょうど正午，急に上腹部の奥の方に鈍いが強い痛みを感じ，食欲が全くなくなり床に伏した．そのときに右上腹部を触診すると，圧痛のない，ゴルフボール大の胆嚢を触れた．その後上腹部痛は軽快．その後4～5時間程度は無症状だった．午後，医師が往診．その際には腹部に何も触れなかった．午後9時，徐々に右上腹部痛が生じ，このときには明らかな圧痛を右上腹部に認めた．

4/4，信頼できる内科医の診察で午前中に急性胆嚢炎の診断がつき，外科医も同様の診断であった．その晩に胆嚢摘出術が施行された．一部は壊死しており，15個の胆石が存在していた」（文献9より引用）

病態的にいえば，正午の症状がうっ血浮腫期，午後9時が出血壊死期から化膿期である．Copeの記載にあるように，うっ血浮腫期と出血壊死期から化膿期との間に無症状の時期が存在することがある．日常診療では，病態が進行しているこの時期に患者さんを帰してしまう可能性があることに留意すべきだ．

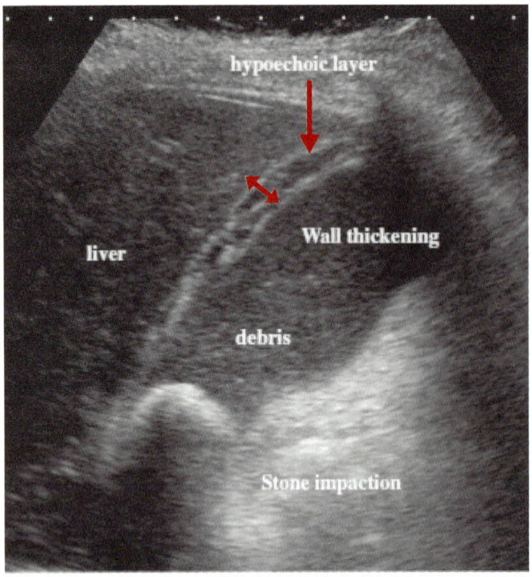

図4　胆嚢炎診断のためのエコー所見
急性胆嚢炎の腹部エコー画像．胆嚢腫大，胆嚢壁肥厚，壁内低エコー域，胆泥，それに胆石の嵌頓が見える
文献7より転載

4. 画像所見

ここでは腹部エコーとCTで「診断の決め手」とされる所見をあげる．

1 腹部エコー

5 mm以上の胆嚢壁肥厚，胆嚢周囲の液貯留，エコープローブで胆嚢を押すと患者が痛がること，の3つが存在すれば急性胆嚢炎と診断してよい（図4）[14, 15]．

2 造影CT

75人の急性胆嚢炎，急性壊死性胆嚢炎，異常なしの患者で，レトロスペクティブに腹部造影CT所見の比較を行った報告をみるとLR＋＝101.9，LR−＝0.1であったという．

具体的な所見としては，胆嚢腫大（41％），胆嚢壁肥厚（59％），胆嚢周囲脂肪織炎症所見（dirty fat sign, 52％），胆嚢周囲液貯留（31％），漿膜下浮腫（31％），肝臓胆嚢床部の動脈相での造影効果増強（造影効果は平衡相で消失）などがある（図5）．また，壊死性胆嚢炎での腹部造影CT所見の特異度（specificity）は，胆嚢内や壁内ガス100％，胆嚢壁三層構造99.5％，胆嚢壁の不整，無造影97.6％，膿瘍形成96.6％などであったという[16〜23]．

5. 治療

1 手術

治療の本体はドレナージか胆嚢摘出であり，抗菌薬はあくまでも副次的なものである．

1）早期手術と待機的手術ではどちらがよいのだろうか？

基本は早期手術である[24, 31]．早期手術とは発症後72〜96時間以内の手術，待機的手術は6週

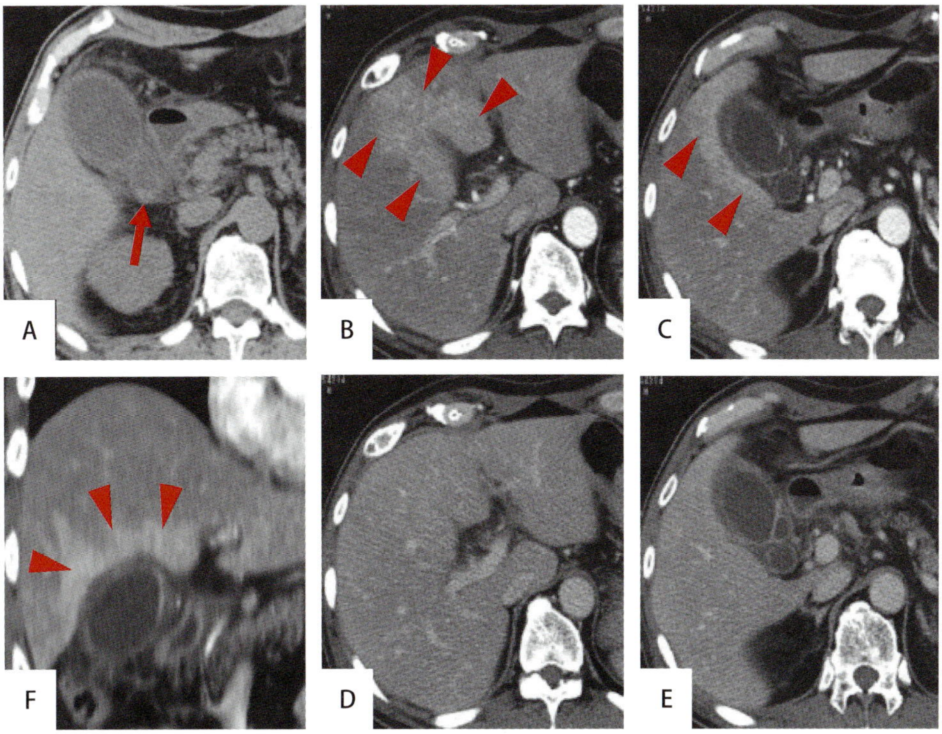

図5　胆嚢炎診断のためのCT所見62歳男性の例
単純CT像（A）で胆嚢腫大，壁肥厚，胆石を認める（➡）．造影CTの動脈相（B，C，F）で胆嚢壁の浮腫と肝臓胆嚢床部の造影（▶）を認める．平衡相では造影効果は消失する（D，E）
文献7より転載

間以上待ってからの手術をいう．早期手術と待機的手術のRCTスタディは70年代から複数存在し，出血量，手術時間，合併症率いずれも差はなく，早期手術の安全性は確立しているから，患者の入院期間の短縮と苦痛の軽減からいうと早期手術のほうに軍配が上がる．

2）ドレナージの役割は？

胆嚢摘出までのつなぎとして緊急で経皮的ドレナージを施行する（PTGBD：percutaneous transhepatic gallbladder drainage）ことがある．重症急性胆嚢炎でのPTGBDと緊急胆嚢摘出術を比較した検討では，合併症発生率にPTGBDで8.7 %，緊急胆嚢摘出術で47 %と有意差が出ており，重症急性胆嚢炎では「まずPTGBDで逃げる」選択も考慮すべきである[32, 33]．

3）ドレナージと抗菌薬だけで治療を終了させられないのか？

実際には全身状態や背景疾患などから胆嚢摘出ができず，ドレナージと抗菌薬だけで急性胆嚢炎治療を終了することもあろう．胆嚢摘出なしで治療がドレナージと抗菌薬のみの場合，急性胆嚢炎再発による再入院率は退院後90日で29 %，1年後では35 %になるという[34]．

手術が必要な条件は？

筆者自身のスタンスは「急性胆嚢炎を甘くみない，外科医が知らない状態で内科医や総合診療医が引っ張ってはいけない」というもので，その位置づけは本文にも示したとおり，急性虫垂炎と同じように考えるべきである（両方ともcystic organの壊死，炎症，感染である）．

急性胆嚢炎の経過は，本稿でも強調したように数段階あり，より重症な段階への移行が比較的急激にくることがある．軽症にみえても重症，あるいは重症の一歩手前のことも多く，いざとなればPTGBDを施行できる消化器医の筆者でさえ「しばらくは内科的に様子をみよう」と言って何度も失敗してきた．

以上より研修医諸君には，急性虫垂炎と同様，急性胆嚢炎は基本的には外科疾患であると考えていただきたい．

しかし，実際問題として特に高齢で寝たきりの患者さんなどを手術するのは非常に困難である．本文に示した通り，急性胆嚢炎再発による再入院率は退院後90日で29％，1年後では35％というデータがあるが，これは読み方によっては，「再発率は大体30％前後で落ち着く」「70％は再発しない」ということである．以上より，高齢で寝たきりの患者さんなどの場合，ご家族に上記再発のリスクを受容していただいたうえでのPTGBD＋抗菌薬，が選択肢となろう．

それでも（くどいが），急性胆嚢炎マネジメントの最後の砦は外科的胆嚢摘出術なのだから，外科医に「お耳だけ」と，そのような患者さんがいることを伝えておくことは重要である．米国で診療していたときには，外科医に電話で“I just want you to make a heads up regarding my patient”とか“Let me tell you about my patient just for a rainy day”と言ってお願いしたものである．

2 抗菌薬治療[35)]

急性胆嚢炎は，以上のように胆嚢壁の虚血壊死が本態で，治療の主体は胆嚢摘出かドレナージなのだが，感染をコントロールし重症化を抑えるという意味で，静注抗菌薬は必要である．

抗菌薬は，セファマイシン系（セフメタゾール，セフメタゾン®）抗菌薬を使用する．アンピシリン・スルバクタムでなくセフメタゾールである理由は，近年のESBL（extended spectrum β-lactamase：基質拡張型β-ラクタマーゼ）産生菌の蔓延である．特に重症胆嚢炎では，起炎菌の20％程度が緑膿菌で致死率増加にも関係しているという報告があり，緑膿菌カバーの抗菌薬で開始するという意見もある．使用期間は，手術やドレナージで感染原因がコントロールされれば1週間，血液培養が陽性なら2週間使用する．

6. 鑑別疾患

注意すべき鑑別疾患は以下のとおりである．

- 心筋梗塞：胆石発作はcardiac catheterization lab入院で非心原性のうち最多の1つ．
- （穿通性）十二指腸潰瘍，および穿通．
- 胸膜炎：胸膜炎の熱は胆嚢炎よりも高い（40℃～40.5℃）．痛みはより表層的で吸気時に強い．
- 急性アルコール性肝炎[36)]：ベテラン指導医のつぶやき「鑑別疾患について」の症例参照．

ベテラン指導医のつぶやき

鑑別疾患について：急性アルコール性肝炎

上腹部痛で来院した場合の虚血性心疾患否定は最重要事項である．また，下痢や悪心嘔吐が最初にきて，その後に上腹部痛が出ていれば急性胆嚢炎は否定的で，鑑別としては急性胃腸炎がより上位にあがる．

鑑別疾患の1つ，急性アルコール性肝炎の症例を提示する．

大量飲酒25年間の49歳男性が発熱と右上腹部痛で救急受診した．2週間前から酒量増加し1週間前からは酒以外摂取不能であった．

バイタル：体温38.6℃　血圧98/52　脈拍124　呼吸数24/分

身体所見：肝臓を右季肋下に3横指触知．右上腹部，肝臓に一致した著明な叩打痛あり．

検査所見：**WBC 17,300/μL**，Hb 15.1 g/dL，Plt 29.9 × 10^4/μL
BUN 7 mg/dL，Cre 0.6 mg/dL，Na 139 mEq/L，K 3.5 mEq/L，Cl 95 mEq/L，**T-bil 14.2 mg/dL**，**D-bil 11.9 mg/dL**，**ALT 200 IU/dL**，**AST 653 IU/L**，**Alk 585 IU/L**，血中アミラーゼ24U/L，尿中アミラーゼ146U/L，**血糖 6 mg/dL**，ABG **pH 7.196**，**PCO_2 11.4 mmHg**，PO_2 88.6 mmHg，**HCO_3 4.6 mEq**，SaO_2 93.4％

腹部エコー上，肝腫大を認めた．胆嚢はやや拡張気味であったが，壁肥厚や3層構造はなかった．

白血球増多，乳酸アシドーシス＋ケトアシドーシスによるanion gap 開大性代謝性アシドーシス，低血糖はいずれも急性アルコール性肝炎により説明できる．十分な細胞外液中心の輸液，ビタミンB_1と糖分の補充，増悪因子としての感染の可能性に対してセファマイシン系抗菌薬も使用した．翌日には低血糖，アシドーシスを含め状態は改善した．

おわりに

急性胆嚢炎の本態は虚血壊死という循環不全であり，右上腹部痛，発熱，胆嚢画像所見異常の3つが揃ったときにはすでに胆嚢は壊死に至っていることが多く，このときの治療はドレナージか手術となる．その意味で，急性胆嚢炎は急性虫垂炎と同列に扱うべきである．

特に手術やドレナージは他科も巻き込むことになり，皆さんの所属する施設の外科や消化器内科の事情もあるので，あらかじめ処置のタイミングについてディスカッションしておくことが重要である．

文献・参考文献

胆石症の頻度

1）Capocaccia, L.：Clinical symptoms and gallstone disease：Lessons from a population study. In：Epidemiology and prevention of gallstone disease（Capocaccia, L., et al. Eds）, pp.153-157, MTP Press, 1984

2）Gracie, W. A. & Ransohoff, D. F.：The natural history of silent gallstones：the innocent gallstone is not a myth. N Engl J Med, 307：798-800, 1982

3）Barbara, L., et al.：A population study on the prevalence of gallstone disease：the Sirmione Study. Hepatology, 7：913-917, 1987

4）Shea, J. A., et al.：Revised estimates of diagnostic test sensitivity and specificity in suspected biliary tract disease. Arch Intern Med, 154：2573-2581, 1994

胆石発作患者の何%が急性胆嚢炎になるか

5）Friedman, G. D.：Natural history of asymptomatic and symptomatic gallstones. Am J Surg, 165：399-404, 1993

Biliary colicの症状の特徴

6）Diehl, A. K., et al.：Clinical evaluation for gallstone disease：usefulness of symptoms and signs in diagnosis. Am J Med, 89：29-33, 1990

急性胆嚢炎の診断基準

7）Masamichi, Y., et al.：TG13：Updated Tokyo Guidelines for acute cholangitis and acute cholecystitis TG13 diagnostic criteria and severity grading of acute cholecystitis（with videos）. J. Hepatobiliary Pancreat Sci, 20：35-46, 2013

臨床経過

8）Acute cholecystitis.（p.1960）In：Chapter74 Gallstones. Textbook of Gastroenterology, 2 Volume Set, 5th edition（Tadataka, Y., et al. eds.）, pp. 1952-1977, Wiley-Blackwell, 2008

9）Cholecystitis and other causes of acute pain in the right upper quadrant of the abdomen. Cope's early diagnosis of acute abdomen 22nd edition（Silen, W. ed.）, pp. 131-140, Oxford University Press, 2010

10）「見つけよう！ がんの痛みと関連痛」（的場元弘，冨安志郎/著），春秋社，2004

11）「胆道外科 Standard & Advanced Techniques」（高田忠敬，二村雄次/編），医学書院，2005

Biliary colicと急性胆嚢炎の初期症状

12）Festi, D., et al.：Clinical manifestations of gallstone disease：evidence from the multicenter Italian study on cholelithiasis（MICOL）. Hepatology, 30：839-846, 1999

13）Salam, F. Z.：Uncomplicated gallstone disease in adults. UpToDate, 2013

腹部エコーでの急性胆嚢炎所見

14）Steven, M. S.：Acute calculous cholecystitis. N Engl J Med, 358：2804-2811, 2008

Sonolucent layerはないことも多い．Sens＝8％, Spec＝71％

15）Cohan, R. H., et al.：Striated intramural gallbladder lucencies on US studies：predictors of acute cholecystitis. Radiology, 164：31-35, 1987

CTでの診断

16）Genevieve, L., et al.：CT Findings in Acute Gangrenous Cholecystitis. Am J Roentgenol, 178：275-281, 2002

17）Fidler, J., et al.：CT evaluation of acute cholecystitis：findings and usefulness in diagnosis. Am J Roentgenol, 166：1085-1088, 1996

18）Yamashita, K., et al.：CT finding of transient focal increased attenuation of the liver adjacent to the gallbladder in acute cholecystitis. Am J Roentgenol, 164：343-346, 1995

19）Ito, K., et al.：Gallbladder disease：appearance of associated transient increases attenuation in the liver at biphasic, contrast enhanced dynamic CT. Radiology, 204：723-728, 1997

20）Kim, Y. K., et al.：CT findings of mild forms or early manifestations of acute cholecystitis. Clin Imaging, 33：274-280, 2009

21）Singh, A. K. & Sagar, P.：Gangrenous cholecystitis：prediction with CT imaging. Abdom Imaging, 30：218-221, 2005

22）Bennett, G. L., et al.：CT Findings in Acute Gangrenous Cholecystitis. Am J Roentgenol, 178：275-281, 2001

23）Fidler, J., et al.：CT evaluation of acute cholecystitis：findings and usefulness in diagnosis. Am J Roentgenol, 166：1085-1088, 1996

早期手術と待機的手術では差はない．ならば入院期間短縮と患者苦痛軽減の観点から早期手術がいいことになる

24）Yamashita, Y., et al.：A survey of the timing and approach to the surgical management of patients with acute cholecystitis in Japanese hospitals. J Hepatobiliary Pancreat Surg, 13：409-415, 2006

25) Lo, C. M., et al.：Prospective randomized study of early versus delayed laparoscopic cholecystectomy for acute cholecystitis. Am Surg, 227：461–467, 1998
26) Lai, P. B., et al.：Randomized trial of early versus delayed laparoscopic cholecystectomy for acute cholecystitis. Br J Surg, 85：764–767, 1998
27) Chandler, C. F., et al.：Prospective evaluation of early versus delayed laparoscopic cholecystectomy for the treatment of acute cholecystitis. Am Surg, 66：896–900, 2000
28) Lau, H., et al.：Early versus delayed interval laparoscopic cholecystectomy for acute cholecystitis. Surg Endosc, 20：82–87, 2006
29) Shikata, S., et al.：Early versus delayed cholecystectomy for acute cholecystitis：a meta-analysis of randomized controlled trials. Surg Today, 35：553–560, 2005
30) Siddiqui, T., et al.：Early versus delayed laparoscopic cholecystectomy for acute cholecystitis：a meta-analysis of randomized clinical trials. Am J Surg, 195：40–47, 2008
31) Gurusamy, K., et al.：Meta-analysis of randomized control trials on the safety and effectiveness of early versus delayed laparoscopic cholecystectomy for acute cholecystitis. Br J Surg, 97：141–150, 2010

PTGBDと胆嚢摘出

32) Chikamori, F., et al.：Early scheduled laparoscopic cholecystectomy following percutaneous transhepatic gallbladder drainage for patients with acute cholecystitis. Surg Endosc, 16：1704–1707, 2002
33) Hyung, O. K., et al.：Impact of delayed laparoscopic cholecystectomy after percutaneous transhepatic gallbladder drainage for patients with complicated acute cholecystitis. Surg Laparosc Endosc Percutan, 19：20–24, 2009

PTGBDと抗菌薬のみによる急性胆嚢炎の治療

34) Kivinen, H., et al.：Percutaneous cholecystostomy in acute cholecystitis in high-risk patients：an analysis of 69 patients. Int Surg, 83：299–302, 1998

急性胆嚢炎に対する抗菌薬

35) Harumi, G.：TG13 antimicrobial therapy for acute cholangitis and cholecystitis. J Hepatobiliary Pancreat Sci, 20：60–70, 2013

急性アルコール性肝炎

36) 篠浦　丞 ほか：発熱，右上腹部痛を呈し急性胆嚢炎との鑑別が問題となった急性アルコール性肝炎の一例．JIM，9：363-366，1999

プロフィール

篠浦　丞（Susumu Shinoura）
沖縄県立北部病院 消化器内科
地域医療の最前線である300床弱の救急病院で，消化器疾患にかぎらずあらゆる内科疾患を診ています．優秀な上司，同僚や研修医の先生たちに教わりながら，研修医時代の知識がアップデートできることに大変感謝しています．

10. 腸腰筋膿瘍

忽那賢志

Point

- 抗菌薬投与後も解熱しない，持続する菌血症など膿瘍を疑う経過を見逃さない
- 腸腰筋膿瘍を疑うときは腸腰筋徴候を必ず確認する
- 治療の原則はドレナージ！ すぐにはドレナージの適応とならない場合でも，どのような状況になれば行うのかをあらかじめ決めておく

はじめに

腸腰筋膿瘍は腸腰筋に細菌が付着し膿瘍を形成する病態である．しばしば診断が遅れ重症化するが，**適切に診断し早期にドレナージを行う**ことで治療できる疾患である．本稿では腸腰筋膿瘍の診断・治療について述べる．

症例

50代男性

現病歴：2週間前から腰痛が出現し，徐々に増強するため1週間前に整形外科を受診した．急性腰痛症と診断され，湿布を処方されて経過観察となった．
その後，38℃を超える発熱を伴うようになり，強い腰痛のため通勤も困難となったためかかりつけの内科を受診し，血液検査にて白血球とCRPの上昇があったため精査加療のために当院に紹介受診となった．

既往歴：アトピー性皮膚炎

身体所見：ストレッチャーの上で膝を立てて腰痛を訴えている．
血圧 102/75 mmHg，脈拍数 125/分，呼吸数 20/分，体温 39.2℃
聴診上，鎖骨中線上第5肋間を最強点とし左腋窩に放散する収縮期雑音（Levine 4/6）を聴取する．
腰椎L4/L5に一致する部位に脊柱管叩打痛を認める．
左腸腰筋徴候陽性であり，Patrick試験は陰性であった．

この患者にどのようにアプローチするか？

1. 腸腰筋膿瘍の臨床像

腸腰筋膿瘍の臨床像には大きく分けて4つの病像がある．

1 腸腰筋膿瘍のみ

これは血行性またはリンパ行性に播種して形成されたことが示唆される病像である．一次性の腸腰筋膿瘍であり，**単一菌によることが多い**[1)]．臨床像は発熱と腰痛に加えて，腸腰筋徴候〔2. 3の2）腸腰筋徴候参照〕がみられることがある．

2 腸腰筋に隣接した臓器に感染症がある

椎体／椎間板，腎臓，消化管など腸腰筋周囲の臓器感染症から進展して形成された病像である．この場合，**腸腰筋膿瘍の症状に先行して，あるいは同時に隣接臓器の感染症の臨床症状がみられる**．腎盂腎炎であれば膿尿や肋骨脊椎角，虫垂炎の症状であれば右下腹部痛などである．病原微生物に関しても周辺臓器の感染症を反映するため，**消化管からの波及であれば陰性桿菌や嫌気性菌による混合感染が多く，腎臓からの波及であれば大腸菌による単一感染が多い**，といった傾向にある．

3 全身性の感染症の一部としての腸腰筋膿瘍

感染性心内膜炎やカテーテル関連血流感染症などの全身感染症から血行性に播種して腸腰筋に膿瘍を形成した病像である．**腸腰筋膿瘍の臨床症状に加えて，血流感染症の症状がみられる**．感染性心内膜炎であれば心雑音や心不全の所見，カテーテル関連血流感染症ではカテーテル刺入部の発赤・腫脹・熱感・排膿がみられることがある．これらの症状に加えて，眼瞼結膜・軟口蓋・四肢末梢の出血斑，Osler結節，Janeway病変，臓器梗塞（腎梗塞・脾梗塞・脳梗塞など）といった所見がみられることもある．

4 結核性脊椎炎（Pott病）から波及した腸腰筋膿瘍

結核菌による脊椎炎においても，1. 2の病像と同様に腸腰筋に炎症が波及し腸腰筋膿瘍を形成することがある．傍脊柱領域に形成された膿瘍が下方へと進展し，腸腰筋から鼠径部まで下降すると流注膿瘍と表現される．**細菌性椎体炎が日～週単位で症状が進行するのに対し，結核性脊椎炎は週～月単位で進行するのが特徴である**．体重減少，寝汗といった結核に特徴的な症状を認めることもある．**肺結核を合併していることがあるため，結核性脊椎炎を疑った時点で肺結核が除外できるまでは空気感染対策を行う**．

2. 診断へ導くKeyとなる病歴，身体所見

自験例では多くの場合，発熱精査のために撮影された腹部CTで偶然見つかる症例が多い．しかし，丁寧に病歴と身体所見をとることによって画像検査を行う前に腸腰筋膿瘍を診断できる症例もあることは確かである．

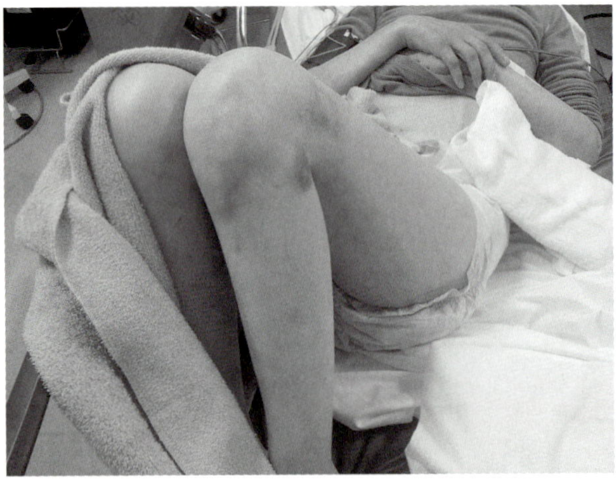

図１　腸腰筋肢位をとる腸腰筋膿瘍患者

1 抗菌薬投与後も解熱しない，血液培養が陰性化しない

一般的に，菌血症の患者に対して抗菌薬投与を開始した後，数日経っても解熱がみられない場合や菌血症が持続する場合には，①感染性心内膜炎，血栓性静脈炎，骨髄炎などの病変がある，②閉塞起点が解除されていない（腎結石による水腎症からの腎盂腎炎，胆石による胆嚢炎など），③膿瘍形成を疑う．

2 二次性に腸腰筋膿瘍を形成しやすい感染症が診断されている

前述のように，**感染性心内膜炎，腎盂腎炎，腹腔内感染症，化膿性脊椎炎などの感染症では二次性に腸腰筋膿瘍を形成しやすい**．すでにこれらの病態が診断されている場合には，腸腰筋膿瘍が形成されていないか念入りに病歴や身体所見を確認する．

3 腸腰筋の炎症を疑う身体所見

以下の所見を確認すべきであるが，これらの所見は必ずしもすべての腸腰筋膿瘍患者で認められる所見ではないことに注意されたい．

また腸腰筋膿瘍の患者では腸腰筋の神経支配がL2～L4であるため股関節や大腿部に疼痛が放散することがある．このような症状のある患者では腸腰筋の問題なのか股関節の問題なのかを判断するためにPatrick試験を行うとよい[2)]．

1）腸腰筋肢位

腸腰筋膿瘍のある患者では，腸腰筋を伸展する際に疼痛を生じるため，股関節を屈曲させ膝を立てた肢位（腸骨筋肢位）をとることで痛みが軽くなる．このため，**腸腰筋膿瘍の患者ではしばしば自然とこの肢位をとる**（図１）．

2）腸腰筋徴候

腸腰筋を伸展した際に疼痛を生じることを確認するものである．方法としては，患側を上にした側臥位にし，股関節を伸展して痛みが誘発されるかをみるものと，検者が患者の患側の膝に手を当てて，検者の膝を押さえる力に抗うように膝を持ち上げるように指示して痛みが誘発されるかみるものがある．

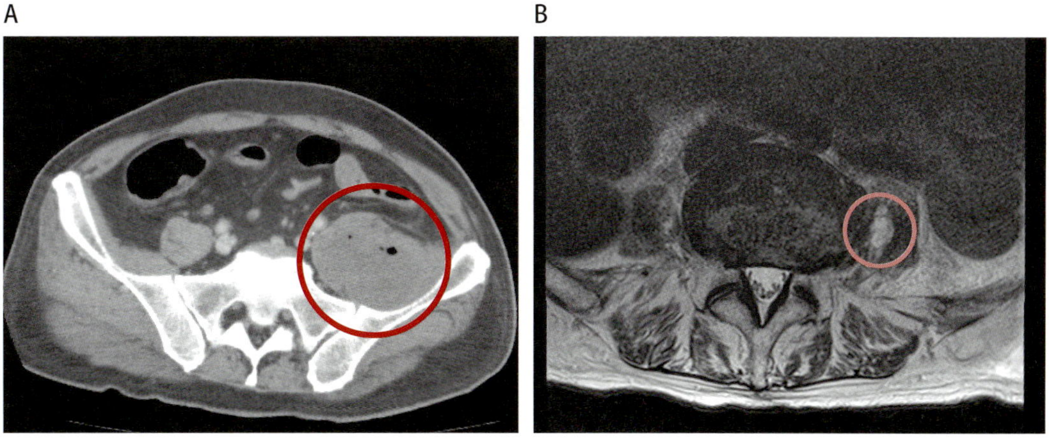

図2　左腸腰筋膿瘍
A）内部に低吸収域を伴う左腸腰筋の腫大と，一部ガス像を認める（○）．B）T2強調画像にて左腸腰筋内部に液体貯留を認める（○）

3. 診断のための検査

1 画像検査

腸腰筋膿瘍のみを疑うのであれば基本的にはCT検査だけで十分である（図2A）[3]．単純CTのみでも多くの場合診断可能であるが，単純CTでは左右差は認めるものの膿瘍としての所見が目立たないことがあり，**可能なかぎり造影CTでの評価が望ましい**．

化膿性脊椎炎も疑われる場合にはMRIの方が感度が優れる（図2B）[4]．臨床状況によってどちらの検査を行うか判断すべきである．

2 微生物学的検査

腸腰筋膿瘍の病原微生物を特定するためには血液培養と膿汁培養のいずれかが陽性となればよい．腸腰筋膿瘍患者では長期間の治療が必要となるため，可能なかぎり病原微生物を特定し，より狭域スペクトラムの抗菌薬で治療を行いたい．

①**血液培養：腸腰筋膿瘍患者の40〜70％で血液培養が陽性になると報告されている**[5]．

②**膿汁培養：血液培養が陰性である場合や穿刺ドレナージが可能な場合に行う**．抗菌薬投与前にもかかわらずグラム染色や培養検査が陰性であった場合には結核を想起すべきである．

4. 治療

治療の原則はドレナージである．CTガイド下または超音波ガイド下での穿刺ドレナージが第一選択である．穿刺した際にドレーンを挿入し，排膿がなくなるまで留置する．

ドレナージすべき膿瘍が複数ある場合や，周辺に摘出すべき病変がある場合には外科的アプローチによるドレナージを行う．

表1　腸腰筋膿瘍における初期治療での抗菌薬の選択（腎機能正常の場合）

	想定する病原微生物	抗菌薬
医療曝露なし 腹腔内感染由来ではない	・メチシリン感受性黄色ブドウ球菌 ・連鎖球菌	セファゾリン　1回2g　8時間ごと
医療曝露あり 腹腔内感染由来ではない	・メチシリン耐性黄色ブドウ球菌	バンコマイシン　1回15 mg/kg 12時間ごと（TDMで投与量を調節）
医療曝露なし 腹腔内感染由来	・メチシリン感受性黄色ブドウ球菌 ・腸内細菌科 ・嫌気性菌	1）アンピシリン・スルバクタム 1回3g　6時間ごと 2）セフトリアキソン　1回2g 24時間ごと＋メトロニダゾール 1回500 mg 8時間ごと
医療曝露あり 腹腔内感染由来	・メチシリン耐性黄色ブドウ球菌 ・腸内細菌科 ・緑膿菌 ・嫌気性菌	バンコマイシン　1回15 mg/kg 12時間ごと（TDMで投与量を調節） ＋ ピペラシリン・タゾバクタム 1回4.5g　6～8時間ごとまたは メロペネム　1回1g　8時間ごと

TDM（therapeutic drug monitoring：治療薬物モニタリング）

抗菌薬治療については病原微生物が判明していればその細菌に対する最適治療を行うが，判明していない場合にはエンピリック治療を行う．**腸腰筋膿瘍の原因としては黄色ブドウ球菌が大多数を占めるが，腎盂腎炎では大腸菌，腸管感染症ではグラム陰性桿菌や嫌気性菌も原因となる**[6]．濃厚な医療曝露歴があるかや一次性なのか二次性なのかによってMRSAまでカバーするのか，グラム陰性桿菌や嫌気性菌までカバーするのか判断すべきであるが，もちろん全身状態が悪い状況であればこれらをすべてカバーした抗菌薬を選択せざるをえない．腸腰筋膿瘍に対する抗菌薬の一例を表1に示す．**治療期間は一般的にはドレナージが終わるまでであるが，ドレナージができない場合には画像的に膿瘍が消失するまで抗菌薬治療を行う．**

研修医のよくある疑問

「ドレナージはいつ？」「外科が抗菌薬で押してくれと言います．いつまで？」

腸腰筋膿瘍の治療の原則はドレナージであると述べたが，ドレナージの適応は施設ごとに異なり，施設の症例の多さ，医師の人数，症例の経験数などさまざまな要素が絡んでくるため，その施設の実情に応じた治療を行わざるをえない．CTガイド下での穿刺ドレナージ，あるいは外科的なドレナージを行わずに抗菌薬治療のみで根治をめざす場合は「どういう状況になればドレナージを行う」という条件をあらかじめドレナージを依頼する診療チームと話し合っておくとよい．例えば，

・バイタルサインが崩れた場合
・抗菌薬投与下にもかかわらず菌血症が持続する場合，膿瘍が増大する場合

という具合である．

抗菌薬のみで治療を行う場合は，発熱や菌血症が持続していないか，腸腰筋徴候などの所見が改善しているかどうか，などを慎重にモニタリングしながら治療を継続する．これらのいずれかが増悪するようであれば画像的な再評価を行い，再度ドレナージの可否について検討すべきである．

ベテラン指導医のつぶやき

なぜ腸腰筋に膿瘍ができやすいのだろうか…

もちろん腸腰筋以外にも膿瘍を形成することはあるが，他の筋肉と比較して菌血症を起こした場合に膿瘍を形成する頻度が高いのはなぜであろうか．これには2つの理由が考えられている．1つは，腸腰筋の周辺にさまざまな臓器が隣接しているためであり，もう1つは腸腰筋の血流が豊富であるためである[1)]．

腸腰筋は大腰筋，小腰筋，腸骨筋からなる筋肉群の総称である．大腰筋は第12胸椎から第5腰椎の椎体横突起および外側面からはじまり途中で腸骨筋と結合して大腿骨小転子に付着し，主に大腿骨を屈曲させる働きをする．

腸腰筋はS状結腸，虫垂，空腸，尿管，腹部大動脈，腎臓，膵臓，脊椎，腸骨リンパ節などさまざまな臓器に隣接している（図3）．これらの隣接した臓器が感染を起こした際に，腸腰筋に炎症が波及することで腸腰筋膿瘍が形成される．

また，腸腰筋は血流が豊富であり，菌血症が起こった際に血行性に腸腰筋に播種しやすいのではないかと考えられている．

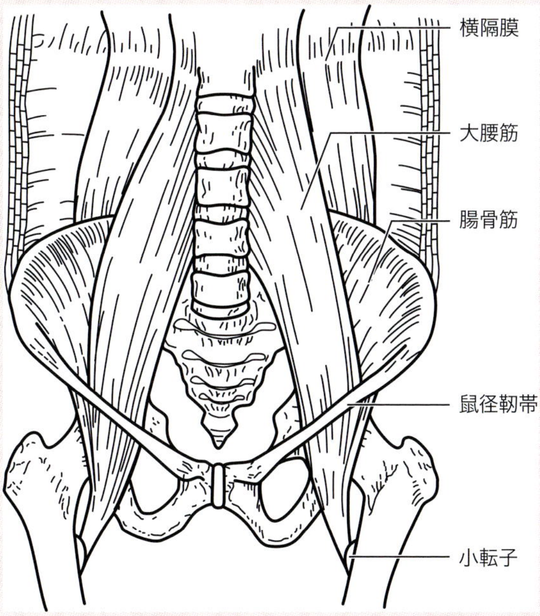

図3　腸腰筋の解剖

文献1）：Mallick, I. H., et al.：Iliopsoas abscesses. Postgrad Med J, 80：459-462, 2004

5. 本症例の経過

心雑音を認めたため感染性心内膜炎を疑い血液培養を2セット採取し，バンコマイシン1回1g　1日2回　12時間ごとで投与を開始した．経胸壁心臓超音波検査を行ったところ僧帽弁に疣贅を認めた．脊柱管叩打痛および腸腰筋徴候が陽性であったため腰椎MRI検査を行ったところL4/L5領域に化膿性脊椎炎および椎間板炎の所見と，その左腸腰筋膿瘍の所見を認めた．

塞栓症状がなく心機能は保たれていたこと，また腸腰筋の膿瘍径が小さく穿刺困難であったためまずは抗菌薬投与のみで治療する方針とした．入院翌日には血液培養からグラム陽性球菌が検出され，後日メチシリン感受性黄色ブドウ球菌と同定されたため抗菌薬をセファゾリン（セファメジン®）1回2 g　8時間ごとへとde-escalationを行った．計8週間の抗菌薬治療を行いリハビリテーションを行った後に退院となった．

文献・参考文献

1）Lin, M. F.,et al.：Pyogenic psoas abscess：analysis of 27 cases. J Microbiol Immunol Infect, 32：261-268, 1999

2）山本舜悟：腸腰筋膿瘍. 救急医学, 36：511-513, 2012

3）Zissin, R., et al.：Iliopsoas abscess：a report of 24 patients diagnosed by CT. Abdom Imaging. 26：533-539, 2001

4）Lee, J. K. & Glazer, H. S.：Psoas muscle disorders：MR imaging. Radiology, 160：683-687, 1986

5）Ricci, M. A., et al.：Pyogenic psoas abscess：worldwide variations in etiology. World J Surg, 10：834-843, 1986

6）Navarro, L. V., et al.：Microbiology and outcome of iliopsoas abscess in 124 patients. Medicine（Baltimore）, 88：120-130, 2009

プロフィール

忽那賢志（Satoshi Kutsuna）

国立国際医療研究センター病院 国際感染症センター

毎週火曜日19時から「NCGM感染症ベーシックレビューコース」という感染症の無料ウェブセミナーを開催しています．詳しくは国際感染症センターのHP（http://www.dcc-ncgm.info/seminar/）をご参照ください．

11. 感染性腸炎

星　哲哉

Point

- 腸炎症状（下痢，発熱など）をみたらまず，細菌性腸炎以外の致死的疾患を除外する
- 感染性腸炎感染と判断したら非炎症性と炎症性にわけて対処する
- 原則として抗菌薬は投与しない

はじめに

感染性腸炎は非常にコモンな疾患であり，これを診ない研修医はいない．一方で下痢だけで腸炎と言い切ることは意外と難しい．実は感染性腸炎以外の疾患でも腸炎のような症状をきたすからである．

症例

主訴：58歳男性．腹痛＋下痢

現病歴：これまで医療機関をほとんど受診したことがないほど健康には自信があった．自営業であり，特定健診も無視している．

受診の4～5時間前に腹部全体の鈍痛を自覚し，その後，下痢便（泥状）を3回立て続けに認め，嘔気も出現してきたために午後11時に救急室を受診した．本人は昼に摂取した寿司のためではないかと言っている．

身体所見：血圧160/90 mmHg　脈拍98/分　呼吸数12/分　体温36. 8℃

腹部：腸音正常，全体に軽度の圧痛あるが，反跳痛なし．

診察した研修医は急性腸炎と診断して整腸剤を処方し帰宅とした．帰宅4時間後に自宅で意識を失っているのを家人が発見．救急車で搬送され，腹部CTで腹部大動脈破裂の診断となった．

1. 最初にすること

急性腸炎症状―発熱，下痢（発熱，下痢など）を診たらまず，感染性腸炎ではなく，腸炎様症状を呈する致死的な疾患を病歴聴取・身体診察などでrule inまたはrule outすることである．

表1に示したように急性腸炎様症状をきたす疾患は感染性腸炎以外に多くあり，このなかでも

表1　急性腸炎症状をきたす疾患・病態（感染性腸炎以外の疾患がいかに多いか注意）

感染症	非感染症
・感染性腸炎（細菌性，ウイルス性）	・内分泌疾患（甲状腺機能亢進症，副腎クリーゼ，高カルシウム血症）
・敗血症一般	・腫瘍性疾患（大腸癌，膵臓癌）
・異型肺炎	・薬剤（一番多いのは抗菌薬）
・骨盤内感染症（膿瘍，穿孔性虫垂炎，後腹膜膿瘍）など	・心血管系（腹部大動脈瘤，虚血性腸炎，上腸間膜塞栓症など）
	・炎症性腸疾患

緊急性が高い心血管系疾患と敗血症は絶対に見逃さないようにする．残念ながら，これらを確実に見抜くコツはない．バイタルサインに異常をきたしている場合，心血管系疾患のリスクがある場合（高血圧，糖尿病，喫煙者，高齢者など）は特に注意する．また，非科学的ではあるが"典型的な感染性腸炎とはどこか違う"といった嗅覚を磨くことが最も重要である．これは地道に患者を見続ける臨床経験を通じてしか身につけられないものであり，怠けて患者を診ない研修医は永遠に取得することはできない．

2. 致死的疾患を除外したあとは

病歴聴取，身体診察を通して，致死的疾患をはじめとした非感染性腸炎疾患を除外してはじめて感染性腸炎を疑う．病歴としては発熱の有無，便の回数，発症時期，48時間以内の食事内容，最近1カ月以内の抗菌薬使用歴，渡航歴，シックコンタクト，腸炎のアウトブレイク状況，職業（医療従事者，デイケアー，食品関係者従事者か）などを聞く．

同時にバイタイルサインと身体診察にて意識状態，ショック（低血圧，起立性低血圧），脱水（ツルゴール，口腔粘膜，腋窩の湿潤），腹膜刺激症状，イレウスの有無を特に注意して診る．腹膜刺激症状があるときは早急に外科をコンサルトする．

次に腸炎のタイプをおおまかに非炎症性（エンテロトキシンによる症状）と炎症性（サイトトキシン，または細菌による腸管壁侵襲による症状）とに分類することが重要である．これによりおおまかに原因菌が推察できるからである．

分類には以下の3つを使用する．

1 部位から推察

一般に感染の主座が小腸の場合は非炎症性，大腸の場合は炎症性のことが多い．腸管内の容量は小腸＞＞大腸なので，小腸型である場合は1回あたり大量の水様下痢便が出るが頻度はさほど多くない．一方，大腸型で直腸まで病変が及ぶ場合は1回あたり少量の下痢便が15分〜60分おきにひっきりなしに出る（いわゆる，テネスムス）．

2 便中白血球からの推察

下痢便をメチレンブルー単染色（数秒で施行可能）するかグラム染色して，便中の白血球を観察する．ベッドサイドで簡易に施行できる．結果の解釈は，

表2　非炎症性と炎症性下痢の鑑別法

	部位	症状	便中白血球	血便	代表的な病原菌
非炎症性	小腸近位部	・水様下痢便 ・発熱はないことも多い	なし〜少量	なし	黄色ブドウ球菌 毒素原性大腸菌 枯草菌 ウエルシュ菌 エロモナス属 コレラ菌 ウイルス（ノロ，ロタ，アデノなど） ランブル鞭毛虫
炎症性	小腸遠位〜大腸	・少量の下痢便が頻回に出る ・発熱することが多い	あり	みられることがある（絶対ではない）	サルモネラ菌 赤痢菌 カンピロバクター 腸管出血性大腸菌 腸管侵襲性大腸菌 腸炎ビブリオ エルシニア菌 クロストリジウム・ディフィシル

・便中白血球あり→炎症性
・便中白血球なし→非炎症性

と推察する．

3 血便の有無

血便→炎症性と考えてよい．特に肉眼的血便を認めるときは，赤痢，サルモネラ，カンピロバクター，腸管出血性大腸菌（EHEC，O-157：H 7が代表格）に注意する．ただし，EHECの場合，無熱，下痢が軽度，白血球の左方移動がない，などの炎症を示唆する症状を欠くことがあり，注意が必要である．

ベッドサイドで簡便にできる検査として尿試験紙法がある．尿試験紙（ウロペーパー）に下痢便を塗布して潜血陽性と出たときは，血便あり，として対処する（最近，簡易便潜血キットは販売が中止されたと聞くので，筆者はこれで代用している）．

表2に非炎症性と炎症性下痢の鑑別法をまとめた．

3. 検査はどのような場合に思考するか？ また何を調べるか？

中症〜重症（脱水所見あり，全身状態不良，バイタイルサイン異常など）の場合，以下をチェックする．

・採血項目：白血球，血小板，BUN，血清クレアチニン
・便培養：以下の場合に施行.
  a. 症状が24時間以上持続し，中等症以上の症状，最近の抗菌薬使用歴，免疫不全，のいずれかがあてはまる場合．文献上では単なる水様下痢便の場合は提出しなくてもよいといわれているが，筆者は原因菌の同定をしたいので可能なかぎり施行している.
  b. 医療従事者，食料品関係者は公衆衛生の観点からも便培養を提出する方がよい.
・血液培養：サルモネラ菌腸炎を疑うときに施行（4．3参照）.
・便中PCR検査（ノロウイルス），便中ロタウイルス抗原検査：施設内アウトブレイク時は提出してもよい.

4. 治療

1 治療の基本は水分補給を軸にした脱水への対処である

水分補給の方法は経口と点滴の場合がある.

1）経口補液の場合

市販のORS（oral rehydration solution：経口補水液，オーエスワン®またはアクアライト®ORS，ソリタ®-T顆粒3号）を処方する．摂取量の目安は成人の場合1.5～2 L/日．市販のスポーツドリンクは糖分が多すぎるだけでなく，電解質補充が不十分であり，推奨されない.

2）点滴の場合

脱水が強ければ乳酸加リンゲルのような細胞外液で開始し，脱水状態や電解質などをみながら維持輸液に移行する.

2 止瀉薬

血便性下痢には禁忌．非炎症性であればロペラミド（ロペミン®）を少量（1回1～2 mg　2～3回/日）使用してもよい.

3 抗菌薬

炎症性・非炎症性の有無にかかわらず，症状が軽ければ使用しない．また，ニューキノロンやST合剤（バクタ®）の投与は大腸菌O-157感染の場合，Shiga-toxinの産生を促し，結果として溶血性尿毒症候群を誘発する可能性があるとさえいわれている.

ただし，表3にあげたような場合は，便培養が出る前のエンピリック治療が正当化されると考えられる．これらは細菌性腸炎そのものによる重症化するリスク，ならびに起因菌がサルモネラ菌であった場合，重症化・合併症が出現するリスクが高いといわれる患者群である．これらの場合は血液培養（2セット）および便培養採取の後にエンピリック治療を開始する.

表3　細菌性腸炎の重症化・合併症のハイリスク群

・免疫不全状態（一次性，二次性）
・心・腎・肝不全患者
・妊婦
・コントロール不良の糖尿病患者
・血便がひどい
・高齢者（65歳以上）
・若年者（6カ月未満）
・炎症性腸疾患（クローン病，潰瘍性大腸炎）患者
・人工弁，人工関節患者
・腹部大動脈瘤
・重症感が強い

●治療法

エンピリカルな処方例（以下のいずれか）

・セフトリアキソン（ロセフィン®）　1回2 g静注　12時間おき　1～3日間

・レボフロキサシン（クラビット®）　1回500 mg経口　1日1回　3日間　（妊婦には禁忌）

・（上記2剤が使用できないとき）アジスロマイシン（ジスロマック®）　1回500 mg経口　1日1回　3日間

抗菌薬使用歴がある場合（3カ月以内）は重症度に応じ以下を追加することも考慮

・（軽～中症）メトロニダゾール（フラジール®）　1回500 mg経口　1日3回　10～14日間

・（重症）バンコマイシン　1回125 mg経口　1日4回　10～14日間

起因菌，感受性によって抗菌薬を適宜調節することを忘れない（表4）．培養結果が判明した時点で症状が改善していれば無理に抗菌薬を開始することはない．ただし，サルモネラ菌が検出され，表3のリスク因子があれば症状が安定していても治療した方が無難であると考える．また，便培養以外の検査（便中ウイルスPCRなど）で非細菌性と判明したときはすみやかに抗菌薬を中止する．

●Memo

参考までに表5下痢便中に含まれる電解質濃度とORSやスポーツドリンク中に含まれる電解質成分をあげた．これをみるとORSが下痢時の電解質補充にふさわしいことがわかるであろう．

図に感染性腸炎へのアプローチをアルゴリズムでまとめた．

表4　代表的な細菌性腸炎の起因菌に基づいた抗菌薬の選択（成人）

起因菌	推奨される治療
サルモネラ菌	下記のいずれか（治療期間は7～10日間．免疫不全患者では14日間） ・レボフロキサシン　1回500 mg　1日1回 ・シプロフロキサシン　1回500 mg　1日2回 ・アジスロマイシン　1回500 mg　1日1回 ・経口摂取ができない場合は可能になるまで 　セフトリアキソン　1回2 g　静注　12時間おき
カンピロバクター	下記のいずれか（治療期間は5日間） ・エリスロマイシン　1回500 mg　1日4回 ・ドキシサイクリン　1回100 mg　1日2回 ・シプロフロキサシン　1回500 mg　1日2回
赤痢菌	下記のいずれか（治療期間は3日間） ・シプロフロキサシン　1回500 mg　1日2回 ・アジスロマイシン　1回500 mg　1日1回 ・ST合剤（バクタ®）　1回1錠　1日2回
Shiga-toxin産生大腸菌（O-157：H7など）	投与しない
毒素原性大腸菌	下記のいずれか（治療期間は3日間） ・シプロフロキサシン　1回500 mg　1日2回 ・レボフロキサシン　1回500 mg　1日1回 ・ST合剤（バクタ®）　1回1錠　1日2回
クロストリジウム・ディフィシル	メトロニダゾール　1回1,500 mg　1日3回
ビブリオ（コレラ菌）	下記のいずれか（治療期間は3日間） ・アンピシリン　1回250 mg　1日4回 ・ドキシサイクリン　1回300 mg　1日1回 ・アジスロマイシン　1回500 mg　1日1回 ・シプロフロキサシン　1回250 mg　1日2回
腸炎ビブリオ	治療不要
エルシニア菌	腸炎に対しては治療を必要としない 敗血症などの腸管外病変に対しては成書参照

表5　下痢便中の電解質濃度とORS・スポーツドリンクに含まれる電解質成分

	分泌／排泄量（L/日）	電解質濃度（mEq/L）			
		Na^+	K^+	Cl^-	HCO_3^-
下痢便	0.5～17	10～90	10～80	10～110	30～50

	品名	Na（mEq/L）	K（mEq/L）	Cl（mEq/L）	浸透圧 mOsm/L
経口補水液	ソリタ®-T顆粒3号	35	20	30	199
	アクアライト®ORS	35	20	30	200
	OS-1	50	20	50	270
	WHO-ORS（2002年）	75	20	65	245
スポーツドリンク	アクエリアス®	14.8	2.0	0	307
	ポカリスエット®	21	5	16.5	323

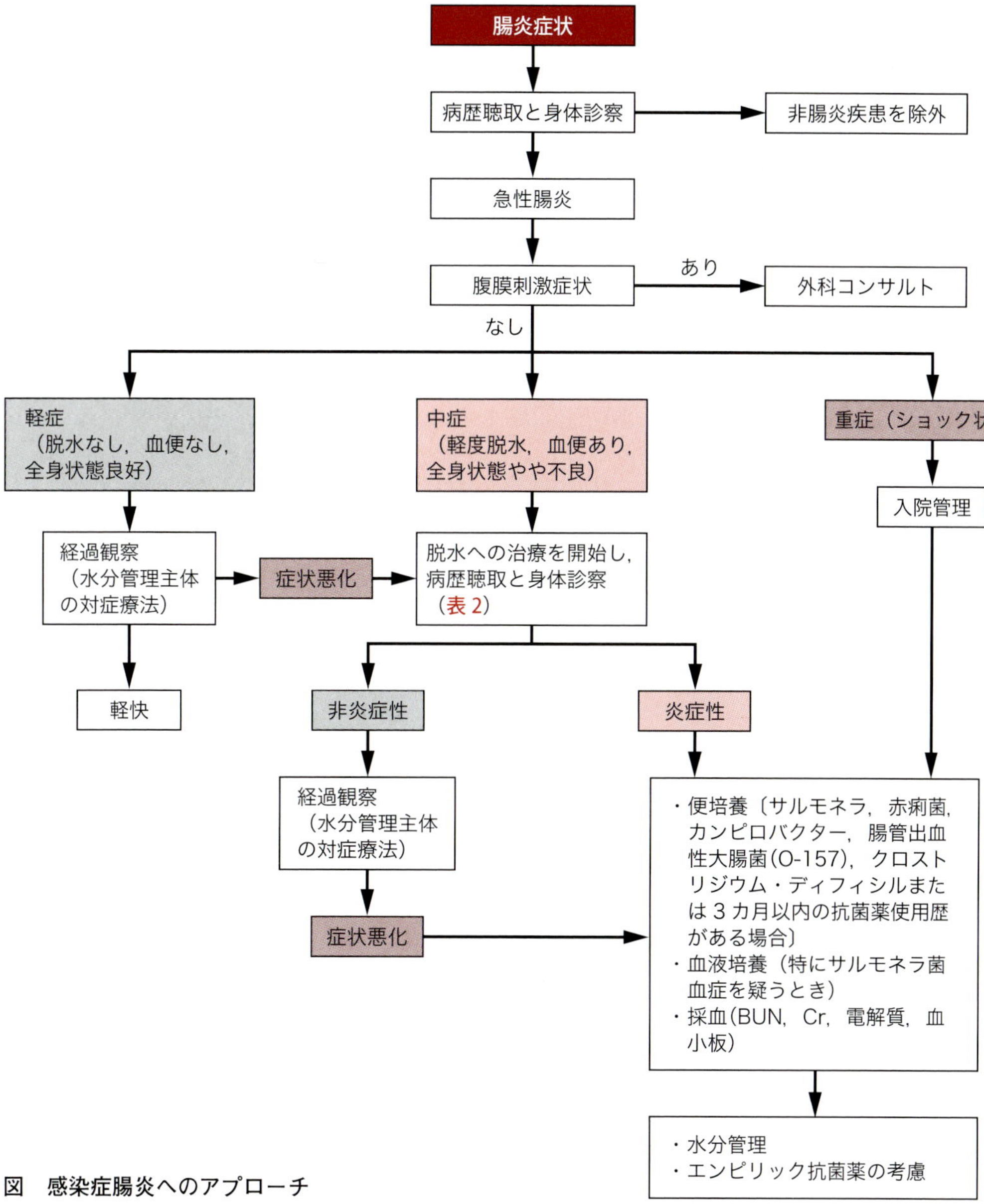

図　感染症腸炎へのアプローチ

研修医のよくある疑問

抗菌薬治療の適応は？ 治療期間も教えてください

炎症性下痢が疑われ，かつ，表3に当てはまるときは治療を考慮した方がよい．治療期間は表4に示したとおりである．免疫不全者がサルモネラ腸炎に罹患したときは長めに14日間は治療する．

ベテラン指導医のつぶやき

免疫不全者が胃腸炎になったらどうするか？（特にノロウイルス流行時に）

ノロウイルス感染に関しては特に非免疫不全者と対処において違いはないとされている．ただし，高齢者や乳幼児は脱水を容易にきたすため，積極的な脱水対策が必要である．

文献・参考文献

1）Hatchette, T. F. & Farina, D.：Infectious diarrhea: when to test and when to treat. CMAJ, 183, 339-344, 2011

2）BDuPont, H. L.：Clinical practice. Bacterial diarrhea. N Engl J Med, 361：1560-1569, 2009

3）Harrison' s principle of internal Medicine 17th edition（Anthony, F., et al.）, McGraw-Hill Professional, 2008

4）「レジデントのための感染症診療マニュアル　第2版（青木　眞/著），医学書院，2007

プロフィール

星　哲哉（Tetsuya Hoshi）

手稲渓仁会病院 家庭医療科

研修医から診断能力を上げるにはどうすればよいですか？と聞かれることがあります．
王道はなく，地道に診て，調べて，自身にフィードバックをかけることしか，方法はないと答えています．頑張れ，研修医諸君！

12. クロストリジウム・ディフィシル感染症（CDI）

北薗英隆

Point

- CDIは入院患者での新規の下痢で常に鑑別となる
- ほとんどの抗菌薬はCDIのリスクとなる
- CDトキシンが何回陰性でもCDIは除外はできない．リスクが高い患者の場合は別の検査法かエンピリカルな治療も考慮する
- 第一選択薬はメトロニダゾール内服であるが，重症の場合は経口バンコマイシンを使用する
- 石鹸と水での手洗い，隔離，不要な抗菌薬の中止が予防には重要である

はじめに

抗菌薬関連下痢症は，抗菌薬治療中の患者の5～25％で起こる．そして抗菌薬に伴って起こる下痢の15～20％ほどはCDI（*Clostridium difficile* infection）による[1]．CDIは抗菌薬使用が最大のリスクであるが，入院患者の半分の患者が何らかの形で抗菌薬を投与されるという．したがって入院患者のほとんどはCDIのリスクがある．肺炎や尿路感染症と並んで，入院患者に起こる院内感染症の代表疾患であり，感染対策でもしばしば問題となる菌である．

CDIの病態を図1に示す．重要なポイントは以下の3つである．

① 抗菌薬や抗がん剤による腸内細菌叢（microbiota）の破壊．これによりCD（*Clostridium difficile*）が増殖しやすい環境となる．正常の細菌叢には500以上の菌が存在しており，これらの存在はCDIに対しては抑制的である．CDは決して増殖しやすい菌ではない．CDは名前の由来のように“difficult clostridium”といわれていたが，それは分裂速度が遅く培養が難しいためであった．

② 毒素産生株による毒素産生．それら毒素の腸管の粘膜上皮の細胞障害．CDのなかでもCDIを起こすのは毒素産生株のみである．腸管粘膜を障害する毒素には以下が知られている．

（ア）トキシンA
（イ）トキシンB
（ウ）クロストリジウム・ディフィシル二元毒素（Clostridium binary toxins）

トキシンA，トキシンBについて詳細は省くが，大腸粘膜細胞内に取り込まれ，細胞内輸送系

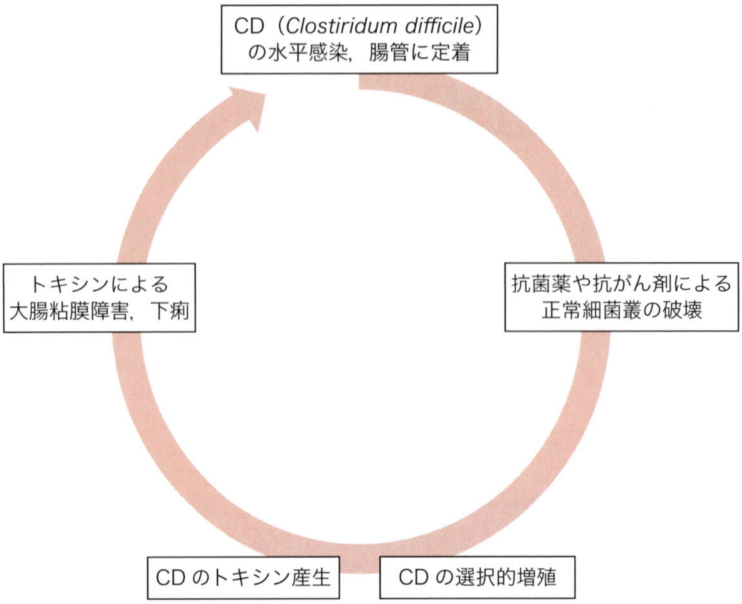

図1　CDI（*Clostridium Difficile* infection）の病態

を障害して，細胞死を引き起こす．（ウ）については，北米でBI/NAP1/027という株がこれを産生し，非常に重症化しやすいとのことで問題になった[2)]．国内では数例の症例報告はあるが，本邦での疫学に関してあまりわかっていないのが現状である．

③ 芽胞産生．芽胞は抗菌薬に曝されても死滅しないため，再発しやすい原因ともなるし，またアルコールやその他の消毒薬で滅菌されないため環境汚染で問題となりやすい．

症例

65歳のアルコール性肝硬変のある男性，吐血にて入院し，内視鏡にて食道静脈瘤破裂と診断され止血処置が行われた．手技後，感染予防にセフトリアキソン1g　1日1回が開始された．入院2日目から肝性脳症に対するラクツロースが開始された．入院4日目より頻回の水様黄色下痢と37℃台の微熱が出現した．腹部は膨満しているが圧痛はなし．腸蠕動音は亢進．打診上，鼓腸なし．WBCは16,000/μL，好中球80％．膿尿はなし．胸部X線は正常．便CDトキシンA/Bは陰性であった．治療は変更せず，経過観察を行われた．

その後も下痢は持続し，2日後に再度CDトキシンを再検したところ陽性であったためメトロニダゾールを開始し，セフトリアキソンは中止された．その後本人の症状は改善したが，同室の別の患者で，下痢が始まり，CDトキシンが陽性であった．

1. 全体の臨床像

入院中の高齢者で抗菌薬使用歴のある患者での新規の水様下痢というのが典型的なシナリオである．下痢はCDIには必須の症状である．下痢の程度は軽度で抗菌薬中止で自然軽快するものから，1日20回以上出るような重症例まであり，さまざまである．下痢がないCDIという話をときどき聞くが，それは下痢が腸内に滞留した状態で，出てこないということである．もし普通便が出ていることが確認できればCDIは否定してよい．発熱は30％，腹痛は20％程度にみられる[1]．重症例では下痢は血性となることもある．

また稀に偽性腸閉塞（pseudoobstruction）や中毒性巨大結腸症（toxic megacolon）を起こすことが知られており，腹部膨満がある場合には腹部単純X線を確認する．大腸で6 cm以上の径があれば診断的である．特に中毒性巨大結腸症は死亡率が高く，早急な治療が望まれる状態である．

2. 診断へ導くKeyとなる病歴，身体所見，検査

1 病歴のKey point

病歴で最も重要なのは抗菌薬使用歴の聴取である．抗菌薬以外には一部の抗がん剤も殺菌作用があり，また腸粘膜の直接の障害を起こすためにCDIのリスクとなる．CDIは典型的には抗菌薬中止から5～10日間であるが，時に抗菌薬投与1日目で発症することもあれば，中止して10週間経っていても起こることも報告されている．過去3カ月内の抗菌薬歴は聴取したい．抗菌薬投薬期間は長いほどリスクは高くなるが，たった1日の予防的抗菌薬投与だけでもCDIを発症することもある[3]．

2 抗菌薬の種類は関係あるか？

結論からいうと，ほとんどすべてのメジャーな抗菌薬がCDIと関連している．抗菌薬関連の下痢の原因としてCDIの存在が明らかになってきた1970年代にはクリンダマイシンがCDIと強く関連しているとされ，クリンダマイシンの使用を制限するように推奨されるようになった．しかしその後にセフェム系が開発されて使用が増えるにつれて，広域セフェム薬もCDIを比較的高率に起こすことがわかってきた．そして最近ではニューキノロン系もCDIと関連が強いことが証明されている[1]．

3 身体所見

身体所見は腸炎でみられるような腹部膨満や圧痛以外に，特に特徴的な所見はない．CDI患者の便には特有の臭いがあるとよくいわれてきたが，研究でもいくらか有用性は証明されている[4, 5]．ただし十分な経験が必要であろう．

4 検査

白血球上昇は50％ほどの患者でみられる．典型的にはWBCは15,000～16,000/μL程だが，時に50,000/μL以上と類白血病反応のような上昇を示すこともあり[1]診断の手がかりにもなることもある．便中白血球はおおよそ半分の患者で検出される．

5 他の疾患との区別

他の細菌性腸炎と確実に区別できるような症状や所見はないが，疫学的に入院して3日以降に新規に出現する院内発症の下痢ではほとんどない．これは3-day ruleといわれる[6]．

表1　CDIとCDI以外の抗菌薬関連下痢症の臨床的区別

—	CDIによる下痢	CDI以外の抗菌薬関連下痢症
症状	下痢，通常大腸炎の所見（腹痛，発熱，白血球上昇，便中白血球）を伴う	下痢，通常は軽度で腸炎の所見は伴わない
CTまたは内視鏡所見	通常は大腸炎の所見あり．小腸の炎症は認めない	通常は正常
疫学的パターン	流行性または地域性あり	単発性
治療 原因抗菌薬の中止	緩解することもあるが，通常は持続または増悪する	通常は改善する
経口メトロニダゾールまたはバンコマイシン	通常はすぐに症状改善する	適応なし

文献7を参考に作成

表2　本邦で施行可能なCD検査

検査種類	感度	特異度	検査の特徴
便CDトキシン（EIA）	63～99％	75～100％	迅速キット．トキシンAだけを測定するものと，トキシンA/B両方を測定するものあり．臨床症状＋陽性ならCDI確定．感度は除外するには不十分
下部消化管内視鏡	51％	～100％	偽膜の証明ができれば診断的
便CD培養	89～100％	85～100％	最も感度がよいとされているが，時間がかかる．毒素産生株かはわからない．毒素の産生の追加検査が必要
便CD GDH抗原（EIA）	85～95％	89～99％	検査は迅速．感度は高いが，毒素産生株か非産生株かはわからない

文献8を参考に作成

入院中の新規の下痢で他の鑑別では，薬剤の直接の副作用としての下痢，経管栄養による下痢，腹膜炎や膵炎など腹腔内の炎症による下痢などがある．CDIによる下痢とCDI以外の抗菌薬関連下痢の臨床的な違いを表1に示す．ただし現実は表ほどクリアカットではなく，特徴が混在している場合もある．またCDIでも臨床的には明らかな腸炎所見がない場合も存在する．

6 確定診断のための検査

表2にCDIの検査の特徴を示す．CDIの検査すべてにいえるのは，CDは無症状の健常者でも保菌していることがあるため，原則下痢がない人には検査は行うべきではない．無症状者のスクリーニングの有用性は証明されていない．また提出検体としてスワブは不可で便そのものを提出する．

1）便CDトキシン

最も頻用されているが，感度が低く，陰性でも否定はできない．初期の研究では感度が85～95％と報告されていたが，最近の研究ではトキシンAのみのキットで33.3～59.4％，トキシンA/Bのキットで38％との報告もある[1]．感度が低い一方で特異度は高く，陽性で臨床症状もあれば，間違いなくCDIといえる．行う回数に関しては2～3回行うことで感度が5～10％増えるとされるが，コスト増が問題である[1]．

2）便培養

CDの培養にはCCFA（cycloserine-cefoxitin fructose agar）培地を必要とする．感度はCDトキシン検査よりも優れているが，トキシン非産生株まで検出してしまう．そのため陽性例には追加でトキシン産生の検査（細胞毒性試験）を行うことが望ましいが，一般病院では難しい．また培養検査には時間がかかるので，臨床現場では利用しづらい．

3）便CD抗原（GDH抗原）

CDのグルタミン酸脱水素酵素（GDH）を検出する方法である．現在EIA法が主流である．簡便で感度はトキシンよりも優れているためスクリーニングに使用されるが，培養同様にトキシン産生か非産生かは区別できない．抗原とトキシンがいっしょになったキットが本邦でも使用可能になったが，抗原（＋），トキシン（－）で返ってくることが多い．その場合に治療を行うかは臨床判断となる．症状が自然に改善傾向である場合は，接触感染予防策は行いつつ，経過を観察するのも許容できるだろう．もし下痢の改善がみられない場合にはエンピリカルに治療を行うのが勧められる．可能であれば追加検査で培養を行ってもよいが，前述の通り培養で陽性となっても，その後のトキシン産生が細胞毒性試験によって確認できない場合には，抗原のみ陽性と同じ結果となってしまう．

4）下部内視鏡検査

偽膜を証明できればCDIは確定であるが，その感度は50％ほどである[9]．また偽膜形成のあるCDIにおいては，90％でCDまたはトキシンが証明される[10]．CDIを診断するためだけに大腸内視鏡を行う意義は少ない．イレウスで便が出てこない場合や，他の大腸疾患が鑑別でマネジメントが変わりうる場合を除いては，下部内視鏡を行う必要はないだろう．

5）便PCR検査

便PCR検査は米国では多くの施設で標準的になりつつある，感度／特異度ともに優れた検査ではあるが，残念ながら本邦で可能なのは一部の研究施設のみである．

3. 治療

可能なら原因となった抗菌薬の中止を検討する．軽症の場合，それだけで症状は改善することもある．しかし多くの場合にはCDIに対する特異的な薬物治療が必要となる．

●処方例

①軽症～中等症：メトロニダゾール（MNZ）1回250 mg　1日4回内服　10日間

②重症　　　　　：バンコマイシン（VCM）1回125 mg　1日4回内服　14日間

重症例に対してVCMを使用するのは，VCMとMNZを比べたランダム化試験[11]で，重症例のサブグループ解析でVCM群の治癒率がMNZよりよかったとするデータに基づいている．その研究のなかでの重症の定義は表3の通りである．

VCM注腸はイレウスなどで経口摂取ができない際のオプションである[12]．直腸チューブを挿入し，VCM 500 mgを注入してチューブクランプを1時間程行う．これを1日4回くり返す．

表3　CDIの重症度判定

以下の合計で2点以上の場合重症としてVCM投薬が勧められる．

＞60歳の高齢者	1点
＞38.3℃の発熱	1点
アルブミン＜2.5 mg/dL	1点
末梢血WBC＞15,000/μL	1点
内視鏡で偽膜性腸炎の存在	2点
ICUへの入室	2点

文献11を参考に作成

4. 再発／再燃の診断方法と治療法は？

6〜25％の患者がCDIを再発するといわれている[13]．他に下痢の原因が明らかでない場合には，再検でトキシンが陰性でもエンピリカルな治療を行うべきだろう．初回の再発は初回治療と変わらず，MNZまたはVCMの通常治療をくり返す．MNZとVCMで再発率には差はないが，2回目以降の再発ではMNZは避ける[13]．MNZは長期使用になると神経障害のリスクが増えるからである．2回目以降の再発に対しては以下のようなVCMの漸減治療が勧められる[13, 14]．

●処方例

バンコマイシン	1回125 mg	1日4回内服	14日間
	1回125 mg	1日2回内服	7日間
	1回125 mg	1日1回内服	7日間
	1回125 mg	1日おきに内服	8日間
	1回125 mg	3日おきに内服	15日間

Column

接触感染予防策について

CDIの多くは病院内で獲得するが，医療者の手がそれを媒介しているのは残念ながら事実である．普段からすべての患者で手指衛生を行っておく必要がある（標準予防策）．もし自分の患者でCDIを疑ったら，すみやかに接触感染予防策を指示する．診察後はアルコール消毒剤では芽胞は死滅しないので，石鹸と流水で手をきちんと洗わなくてはいけない．接触感染予防策の解除は一般的には症状消失するまでであるが，各施設によって異なるので，各施設の感染対策担当者に確認をしてほしい．

研修医のよくある疑問

プロバイオティックスの意義は？

1990年代後半から多くのプロバイオティックス（PB）の有用性を検証した研究が行われている．最近のメタアナリシス[15)]において，さまざまな異なるPBの有効性をみた20のランダム化試験のうち18がPBに有利な結果であり（多くは統計的な優位差はなかった），総計するとPBはCDIの頻度の66％もの減少がみられた（RR 0.34：95％CI 0.24～0.49）．しかし研究間で検証した菌種や菌量が著しく異なるため，メタアナリシスを行うこと自体，適切ではないのでは，という意見もある[13)]．

一方で副作用については，PBとプラセボには統計的な優位差はみられなかった．20の研究のうち13は免疫抑制患者を除外していたが，*Saccharomyces* sppでの菌血症は報告されており，免疫抑制患者への投与はより慎重にすべきである．

2010年の米国のガイドライン[13)]ではPBは十分なエビデンスがないために使用は推奨されていない．しかし副作用が少なく，コストも安価であり，くり返すCDIの患者には再発予防に考慮してもいいかもしれないと筆者は考える．

ちなみにヤクルトに含まれているカゼイ菌は*L.casei*，ヨーグルトに含まれているビフィズス菌は*Bifidobacterium bifidum*である．ビオフェルミンにはビフィズス菌に加え，*L. acidophilus*と*Enterococcus faecalis*が含まれている．*Saccharomyces*属はビール，ワインなどの発酵に使われる酵母である．

おわりに

CDIはすべての科でみる重要疾患であり，早期発見，対策が必要である．便CDトキシンが陽性となれば診断は容易だが，感度が悪いので陰性でも否定できない．その場合に，培養など追加検査を行うか，それとも臨床診断で治療を行うか，それとも下痢の原因が他に考えられるため経過観察するか決定するには総合的判断が必要である．

文献・参考文献

1）Bartlett, J. G. & Gerding, D.N.：Clinical recognition and diagnosis of Clostridium difficile infection. Clin Infect Dis, 46 Suppl 1：S12–18, 2008

2）Warny, M., et al.：Toxin production by an emerging strain of Clostridium difficile associated with outbreaks of severe disease in North America and Europe. Lancet, 366（9491）：1079–1084, 2005

3）Yee, J., et al.：Clostridium difficile disease in a department of surgery. The significance of prophylactic antibiotics. Arch Surg, 126：241–246, 1991

4）Burdette, S. D. & Bernstein, J. M.：Does the nose know？ The odiferous diagnosis of Clostridium difficile-associated diarrhea. Clin Infect Dis, 44：1142, 2007

5）Bomers, M. K., et al.：Using a dog' s superior olfactory sensitivity to identify Clostridium difficile in stools and patients：proof of principle study. BMJ, 345：e7396, 2012

6）Guerrant, R. L., et al.：Practice guidelines for the management of infectious diarrhea. Clin. Infect. Dis, 32：331–351, 2001

7）Bartlett, J. G.：Antibiotic-Associated Diarrhea. N Engl J Med, 346：334-339, 2002

8）Thielman, N. M., et al.：Antibiotic-associated colitis. In：Mandell, Douglas, and Bettnett' s Principles and practice of infectious diseases, 7th ed.（Gerald, L. M., et al.）, p1381, Elsevier, 2010

9) Gerding, D. N., et al.：Clostridium difficile-associated diarrhea and colitis. Infect Control Hosp Epidemiol, 16：459–477, 1995
10) Gebhard, R. L., et al.：Clinical and endoscopic findings in patients early in the course of clostridium difficile-associated pseudomembranous colitis. Am J Med, 78：45–48, 1985
11) Zar, F. A., et al.：A comparison of vancomycin and metronidazole for the treatment of Clostridium difficile-associated diarrhea, stratified by disease severity. Clin Infect Dis, 45：302–307, 2007
12) Apisarnthanarak, A., et al.：Adjunctive intracolonic vancomycin for severe Clostridium difficile colitis：case series and review of the literature. Clin Infect Dis, 35：690–696, 2002
13) Cohen, S. H., et al.：Clinical practice guidelines for Clostridium difficile infection in adults：2010 update by the society for healthcare epidemiology of America（SHEA）and the infectious diseases society of America（IDSA）. Infect Control Hosp Epidemiol, 31：431–455, 2010
14) Tedesco, F. J., et al.：Approach to patients with multiple relapses of antibiotic-associated pseudomembranous colitis. Am J Gastroenterol, 80：867–868, 1985
15) Johnston, B. C., et al.：Probiotics for the prevention of Clostridium difficile-associated diarrhea：a systematic review and meta-analysis. Ann Intern Med, 157：878–888, 2012

プロフィール

北薗英隆（Hidetaka Kitazono）
東京ベイ・浦安市川医療センター 総合内科／感染対策室
私は米国で臨床感染症のトレーニングを受けましたが，本邦の臨床感染症診療のレベルは上がってきています．これからは本邦から世界に臨床感染症のデータをどんどん発信していきましょう．

13. 軟部組織感染症のゲシュタルト
～蜂窩織炎から壊死性筋膜炎まで

藤田崇宏

Point

- 軟部組織感染症はブドウ球菌か連鎖球菌によるものがほとんどである
- 重症の場合や病歴上特殊な曝露がある場合にその他の微生物も鑑別にあげる
- 外科的治療が必要な重症軟部組織感染症を「壊死性軟部組織感染症」の概念で把握する

1. 全体の臨床像

皮膚に外表から見てわかる炎症があれば誰でも軟部組織感染症と診断できるが，深達度や病原体の正確な診断は表面を見ているだけではできない病態である．

軟部組織感染症全体を見渡すと，黄色ブドウ球菌（*S. aureus*），連鎖球菌〔*S. pyogenes* A群連鎖球菌（group A streptococcus：GAS）とも呼ばれる〕による蜂窩織炎が日常で遭遇する病態のほとんどを占めている．軽症で微生物もつかまらないうちに治癒してしまったような蜂窩織炎はこのどちらかであったと考えておけばよい．それ以外にも多くの細菌が軟部組織感染症を起こすが，これらは特定の曝露を伴うことが多く，病歴から疑うことができる（表1）．

2. 他の疾患との区別

1 菌血症の存在を念頭におくこと

蜂窩織炎と紛らわしい疾患は多々ある．血栓性静脈炎，皮膚科的な疾患（結節性紅斑，Sweet病），悪性腫瘍，異物などが鑑別にあがる[1]．初期診療において重要なのは，心内膜炎のような菌血症の結果として皮膚に所見が現れる場合があることで，特に**入院になるような全身症状が強い例では菌血症を念頭においた方がよい**．

表1　特殊な曝露と考えるべき微生物

曝露	微生物	ポイント	第一選択の抗菌薬
ネコ・イヌ咬傷	*Pasteurella multocida* *Capnocytophaga canimorsus*	咬傷だけではなく引っかき傷でも起きうる．免疫不全者では菌血症を合併して重篤になることもある	アンピシリン・スルバクタムまたはアモキシシリン・クラブラン酸
淡水との接触	*Aeromonas hydrophilia*	海産物にも付着していることがある．重篤な壊死性軟部組織感染症を起こす	キノロン系またはカルバペネム
海水との接触	*Vibrio vulnificus*	日本では有明海に多く，水温の高い時期に発生する．主に四肢に重篤な壊死性軟部組織感染症を起こす	第三世代セファロスポリンにテトラサイクリンまたはキノロンを併用
水産業・食肉業	*Streptococcus iniae*	もともとは魚の病原体	アンピシリン・スルバクタムまたはアモキシシリン・クラブラン酸
	Erysipelothrix rhusiopathiae	豚丹毒菌とも呼ばれる	
好中球減少状態	*Pseudomonas aeruginosa* その他のグラム陰性桿菌	初期にちょっとした毛嚢炎程度だったものが時間単位で悪化することもある	感受性パターンにあわせてカルバペネムまたは抗緑膿菌作用のあるセファロスポリン，アミノグリコシドの併用を検討
HIV感染症 重篤な細胞性免疫不全	*Helicobacter cinaedi*	HIV以外の免疫不全でも昨今みられるようになってきた．軽症だが血液培養で発覚するパターンが多い	カルバペネム（感受性が確認できればセファロスポリン，ペニシリン系も）
	Cryptococcus neoformans	全身に播種するので髄液穿刺が必須，一見すると毛嚢炎様．血液培養で発覚することの方が多い	アムホテリシンB

研修医のよくある疑問

蜂窩織炎に血液培養は必要？

蜂窩織炎では血液培養はほとんど陽性にならないというデータがあり，血液培養は不要ではないかという意見がある[1]．外来で容易に治療できた軽症例では結果として血液培養は手間になっただけにみえるかもしれない．しかし陰性の血液培養にも意味がある．抗菌薬投与開始前の血液培養陰性が確認されていれば，治療に反応が悪い場合の鑑別診断に役立つ．菌血症を伴っていた場合には転移性病巣やより深部での感染症を検索するきっかけになることもある．入院になるような例では特に血液培養を採取した方が安全と考えられる．誰に血液培養が必要で，誰に不要かの絶対的な線引きはない．そこを判断するのは臨床医の責任である．

文献1）：Perl, B., et al.：Cost-Effectiveness of Blood Cultures for Adult Patients with Cellulitis. Clin Infect Dis, 29：1483-1488, 1999

2 より深部の感染症の場合もある

治りの悪い蜂窩織炎が実は直下の骨の骨髄炎であった，というのはよく経験する．この場合は蜂窩織炎が原因だったのか，結果だったのかは必ずしも判然とはしないが，治りの悪い蜂窩織炎としてやってくる骨髄炎は1つのパターンとして認識しておくとよい．

研修医のよくある疑問

関節周囲が発赤してきて関節炎との鑑別がつきません

関節の周囲が発赤していると関節炎の鑑別は困難である．究極的には関節穿刺をして関節液の性状を確認しなければ関節炎の除外はできないが，人工関節の場合は炎症のある部位を通じて穿刺をした場合に菌を押しこんでしまうリスクがいわれており，しない方がよい．

皮膚の圧痛なのか，その下の部位の圧痛なのかの鑑別が難しいときは，皮膚を単純に上から圧迫するのではなく，指先でつまむような形で圧痛の有無を確認するとよい．つまむような形で圧迫したときの方が痛みが強いときは，奥の組織ではなくより表面に近い部位に炎症が存在する可能性が高いと考える．これは体幹部など圧迫しづらい部位での皮膚の発赤を診察する際も有効である．

3. 診断へ導くKeyとなる病歴，身体所見，検査

1 基礎となる解剖学的異常が存在することが多い

これらは病態を理解し，また治療後の再発を予防するためのマネジメントを考えるうえでは重要である．また解剖学的異常の存在しないところに発症した軟部組織感染症をみたときは表面からの侵入ではなく，菌血症の結果である可能性も考えた方がよい．

1）皮膚バリアの破綻

趾間の白癬を認めることが多いが，それ以外にもちょっとした切り傷や擦過創が先行して存在することもある．白癬は治療する．

2）リンパ流の障害

骨盤内術後のリンパうっ滞による下肢の浮腫が足先の蜂窩織炎の下地をつくり，また炎症によって浮腫がさらに悪化して再燃や治療抵抗性の原因になることがよくある．

3）打撲をきっかけに軟部組織感染症を起こすことがある

鈍的外傷を契機に連鎖球菌による深部の軟部組織感染症が起きることがあるのは知っておくとよい[2)]．

2 連鎖球菌とブドウ球菌の臨床像の違い

黄色ブドウ球菌による蜂窩織炎は膿瘍を形成しやすく，限局した中心をもつことが多い．皮下にぶよぶよと膿がたまっているとき，あるいは排膿しているときは大抵黄色ブドウ球菌である．これに対して連鎖球菌によるものはリンパ管炎を伴うことが多く，広がりが急速である．線状の発赤が病変から広がっていたら大抵は連鎖球菌である．表面が緊満した病変を呈することが多く，“オレンジの皮”の様と表現されることもある．表面に近いところのみで起きていると境界明瞭になり丹毒と呼ばれる．丹毒であればほぼGASによる感染症である．

1）高齢者に多いG群溶連菌感染症

近年はG群連鎖球菌と呼ばれる連鎖球菌の一群による軟部組織感染を診療する機会が増えている．菌血症を伴う多発関節炎などのパターンを呈することもある．高齢者，何らかの基礎疾患（特に悪性腫瘍）がリスク因子として知られている[3)]．

表２　壊死性軟部組織感染症を示唆する所見

皮膚の所見	皮膚の緊張を伴う浮腫
	灰色または汚い色の皮膚からの浸出液
	ブラ（血疱）の形成
	皮膚の緊張を伴う浮腫壊死
	皮膚潰瘍
	握雪感
全身の所見	見た目に吊り合わないほどの強い痛みの訴え
	病変の広がりを超えた痛み
	高熱
	頻脈・頻呼吸
	発汗
	せん妄

3 重症な病態である壊死性軟部組織感染症を見逃さない

原因微生物と並行して重症度での軸で捉える．特に重要なのは致死性の高い疾患を確実に拾い上げることである．このために提唱されているのが「**壊死性軟部組織感染症（necrotizing soft tissue infection：NSTI）**[4]」という概念である．これは**進行が急激で致命率の高い重症の軟部組織感染症**を総称した疾患名称である．この概念のなかにはガス壊疽，壊死性筋膜炎，などの病名で呼ばれる病態が含まれる．いずれも緊急な外科的介入が必要な点が共通しており，重要なことは「壊死性軟部組織感染症であるかどうか」であり，「どのようなタイプの壊死性軟部組織感染症か」ではない．あらゆる微生物が軽症から重症の軟部組織感染症まで起こしうるが，グラム陰性桿菌（*Vibrio vulnificus*, *Aeromonas hydrophila*, *Pseudomonas aeruginosa*）は重症度が高い．逆に全身症状の強い重症な軟部組織感染症をみた場合はグラム陰性桿菌が原因ではないかと考えるのも重要である．グラム陰性桿菌によるものを疑った場合は淡水，海水への接触の病歴を必ず聴取する．外傷面，体表面への接触だけではなく，特に *Vibrio vulnificus* の場合は生食を契機として発症することもあるので，食事歴も必須である．

4 軽症から壊死性軟部組織感染症（NSTI）の臨床像の区別

壊死性軟部組織感染症の拾い上げは表２の所見を参考にして１つ１つ所見を確認するのがよい．しかし感度・特異度ともにすぐれた所見はなく，揃わないことも多いので一見して感じる重症感も重視した方がよい．

●ここがピットフォール

画像検査だけでは壊死性軟部組織感染症は除外できない！

血疱は深部での壊死に伴う血管の塞栓の結果として形成される．個人的な経験からの印象だが，血疱が形成されているとかなり厳しい戦いになることが多い．血疱は当初は皮下出血のようにみえることもある（図）．

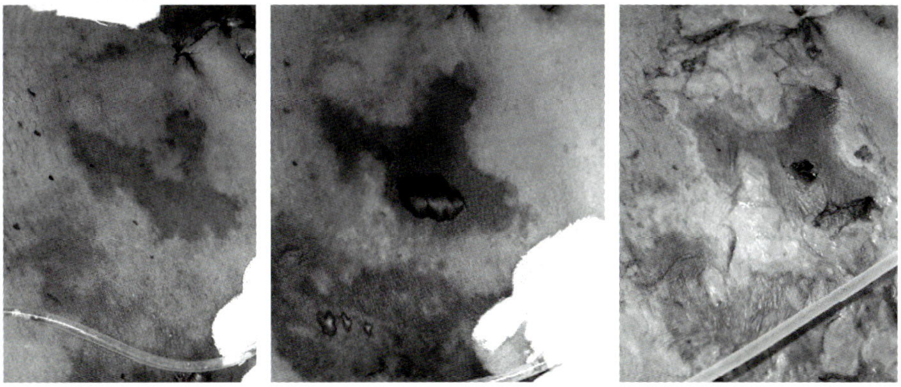

図　体幹部NSTIにおけるブラ（血疱）周囲の時間的推移
筆者が経験した致死的となった*Aeromonas hydrophila*による体幹部NSTIの例でのブラ（血疱）周囲の時間的推移．デブリドマンは行われていない．最終的な表皮の脱落により表皮の壊死であったと理解できる（Color Atlas⑦参照）

ベテラン指導医のつぶやき

必ずしも理想通りに行かないNSTIのマネジメント

NSTIの診断には試験切開が最善とされている．これは場合によっては治療も兼ねるため，NSTIの診療においては外科系医師の協力は欠かせない．地域や施設によってどの科の医師がNSTIの診療を担当するかは異なるが，間違ってもメスをもたない医師に相談するのだけは避けるべきである．外科系の医師の協力が仰げない状況では転送するしかないが，診断が定かでない状況での転送はハードルが高いのも事実である．依頼したからといって必ずしもデブリドマンが行われるわけではなく，広域な抗菌薬の投与と全身管理のみでなんとか急性期を乗り切ってしまい，最終的に残った壊死部分のみをデブリドマンされる症例もないわけではない．しかしそのマネジメントは相当のリスクを背負っていると考えるべきである．

4. 治療

1 抗菌薬以外の支持療法

局所の炎症を解除するのに安静，挙上は重要である．特に下肢の浮腫を背景に蜂窩織炎を発症した症例では，患者が安静度を守れずに歩きまわって炎症が遷延することがよくある．

●ここがポイント

経過がすっきりしないときは抗菌薬変更の前に支持療法が不十分でないかを確認する．

2 黄色ブドウ球菌（MSSA），連鎖球菌がカバーされていれば十分なとき

市中で発症した蜂窩織炎で黄色ブドウ球菌（methicillin-senstive *Staphylococcus aureus*：MSSA），連鎖球菌さえカバーされていれば十分なとき第一世代セファロスポリンがもっともよい適応である．

●処方例

①点滴

・セファゾリン（セファメジン®）1回1 g　6時間ごと点滴静注

・アンピシリン・スルバクタム（ユナシンS®）　1回1.5～3 g　6時間ごと点滴静注

・クリンダマイシン（ダラシンS®）1回600 mg　8時間ごと点滴静注

②内服

・セファレキシン（ケフレックス®）1回500 mg　1日4回　内服

・アモキシシリン・クラブラン酸（オーグメンチン®）1回500 mg/250 mg　1日3回

・またはアモキシシリン・クラブラン酸（オーグメンチン®）1回250 mg/125mg　1日3回とアモキシシリン（サワシリン®）1回250 mg　1日3回の併用（クラブラン酸の副作用軽減の目的）

・クリンダマイシン（ダラシンカプセル®）　1回300 mg　1日3回内服

3 壊死性軟部組織感染症

壊死性軟部組織感染症と判断したら広域抗菌薬の投与は躊躇してはならない．外科的治療を必ず併用する．

原因不明の壊死性軟部組織感染症はカルバペネムを初期治療に用い，さらにGASのトキシン産生抑制目的にクリンダマイシンを併用する．なおGASの関与がないとわかればクリンダマイシンは中止してよい．

●処方例

・メロペネム（メロペン®）1回1 g　8時間ごと点滴静注＋
　クリンダマイシン（ダラシンS®）1回600 mg　8時間ごと点滴静注

MRSAの関与が疑われる場合は下記を追加

・バンコマイシン（バンコマイシン®）1回15～20 mg/kg　12時間ごと点滴静注

おわりに

軟部組織の感染症は軽症例から重症例までの幅が非常に広い疾患である．軽症例には早期治癒のための適切なケアが，重症例には救命のために原因微生物の究明と適切な処置が行えるようにしてほしい．

文献・参考文献

1）Falagas, M, E. & Vergidis, P. I.：Narrative review：diseases that masquerade as infectious cellulitis. Ann Intern Med, 142：47-55, 2005

↑蜂窩織炎と似たような兆候を示す疾患の解説である．鑑別を広げるために一読をお勧めする．

2）Nuwayhid, Z. B., et al.：Blunt trauma as a risk factor for group A streptococcal necrotizing fasciitis. Ann Epidemiol, 17：878-881, 2007

3）藤田崇宏：【知っておきたい，見落としやすい，危険な感染症】劇症型G群溶血性連鎖球菌感染症．救急医学，36：615-617, 2012

4）Goldstein, E. J. C., et al.：Necrotizing Soft-Tissue Infection：Diagnosis and Management. Clin Infect Dis, 44：705-710, 2007

プロフィール

藤田崇宏（Takahiro Fujita）

東京女子医科大学 感染症科／都立松沢病院　非常勤（感染症コンサルタント）

専門：一般感染症，感染症コンサルテーション

総合内科を出発点に感染症専門医の道に進みました．最近は高齢者施設や慢性期での現実に即した適切な感染症診療にも興味があります．どんな状況でも感染症診療の原則にかわりはありませんが，診断し，治療すると同時に適切な診療の場を設定できるバランスのとれた内科医でありたいと思っています．

14. 市中細菌性髄膜炎

関川喜之，成田　雅

Point

- 細菌性髄膜炎は，内科的救急疾患として認識し，疑うことから始まる．全身状態（general appearance）がすべてである
- ゲシュタルトは，急性に発症し進行性に増悪する神経学的巣症状を伴うことの少ない，意識変容を中心とした中枢神経感染症である
- 細菌性髄膜炎の周辺疾患を意識するには，解剖学的に考えると理解しやすい．頭頸部を注意深く診察しよう
- 全身性疾患でも病像が中枢神経に及ぶことがある．他システムの身体所見にも注意しよう
- 対応のすばやさがその患者さんの予後を決める．検査と治療を同時進行で行うべし！

髄膜炎（特に細菌性髄膜炎）は内科救急疾患である．治療の遅れにより予後が悪化することから，検査と治療をほぼ同時進行で行う流れを頭の中に入れておかなければならない．まずは，当院で経験した症例の経過をみてみよう．

1. 市中細菌性髄膜炎のゲシュタルト

■ 全身状態（general appearance）がすべてである

症例①

特に既往のない15歳男性．入院4日前に前頭部を中心とした頭痛と39℃の発熱を認めた．入院2日前40℃の発熱が続き，頭痛の増悪と嘔吐を認め，家族が声をかけても会話が噛み合わなかった．入院当日，母親に付き添われてA病院を受診した．会話の噛み合わない昏迷状態であり項部硬直を認めたことから，当院ERへ救急搬送された．バイタルサインは，体温39.9℃，心拍数96/分・整，血圧151/72 mmHg，呼吸数20/分，SpO_2 94％（room air）であった．身体所見では，意識障害（GCS-E3V1M5）があり，髄膜刺激症状（項部硬直，Kernig徴候，Brudzinski徴候，Jolt accentuation of headache）が陽性であった．

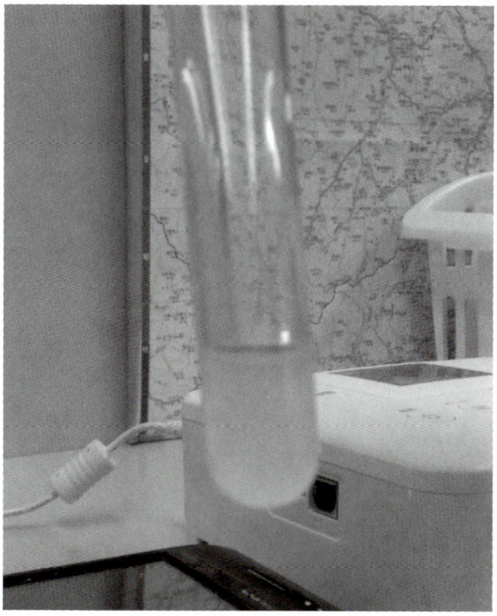

図1　髄液の外観
米のとぎ汁様に混濁している
（Color Atlas⑧参照）

症例①続き

臨床経過と身体所見から，細菌性髄膜炎が疑われ，血液培養2セット採取後，来院15分後にデキサメタゾン9.9 mg＋セフトリアキソン2 gを同時に投与した．来院30分後，頭部CTを施行したが，明らかな異常所見は認めなかった．来院45分後，腰椎穿刺を施行したところ，初圧はマノメーターを振りきる30cmH_2O以上であり，外観は米のとぎ汁様に混濁していた（図1）．すぐさま，初期研修医が髄液のグラム染色をERで施行したところ，グラム陽性双球菌と多核白血球が多数認められた（図2）．肺炎球菌性髄膜炎と考え，来院60分後バンコマイシン1.5 gを追加投与した．髄液所見は，細胞数43,600/μL，蛋白定量552 mg/dL，糖定量＜10 mg/dL（血糖277 mg/dL）であった．入院翌日に，血液培養2セットからグラム陽性双球菌が検出され，第3病日に髄液，血液培養ともに肺炎球菌であることが判明した．感受性結果からセフトリアキソンとバンコマイシンの投与を継続した．デキサメタゾンは第4病日に終了した．その後の臨床経過は良好で，第14病日に抗菌薬を終了し，後遺症なく独歩で退院した．

細菌性髄膜炎は，「急性発症し進行性に増悪する神経学的巣症状を伴うことの少ない，意識変容を中心とした中枢神経感染症」である．内科緊急疾患（medical emergency）であり，見た目（general appearance）がよくない．バイタルが保たれていることが多いが，患者さんを診たときの，「何か“ヘン”」，「ぐったりしている」印象や，また「いつもの頭痛と違う」という訴えを見逃さない．そして，まるでジェットコースターが落ちるかのように悪化していく．一度，細菌性髄膜炎を疑えば，そうでないとわかるまで（until proven otherwise），初診時から治療（経静脈的抗菌薬投与）と検査（血液培養採取と腰椎穿刺）をほぼ同時進行で進める準備をする．

細菌性髄膜炎の致死率は20～30％と高く，肺炎球菌による場合には後遺症が30％以上とされ[2)]，治療の遅れにより後遺症の可能性が高くなる．診察を開始し，細菌性髄膜炎を疑ってから30分以内に抗菌薬の投与を開始することが望ましい．

A　　　　B

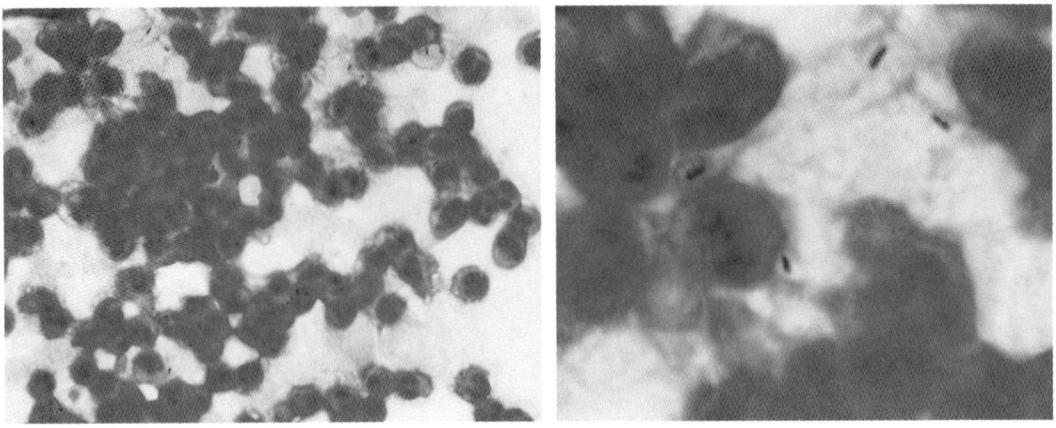

図2　髄液グラム染色
多核白血球と貪食されたグラム陽性双球菌が多数認められる（Bは拡大図）Color Atlas⑨参照

発熱，項部硬直，意識の変容が古典的三徴といわれているが，古典的三徴は感度（44％）が低い．95％の患者は頭痛・発熱・項部硬直・意識の変容（Glasgow Coma Scale 14点以下）の4項目のうち2項目を認める[3]．

細菌性髄膜炎の多数の患者は，罹患しやすい素因をもっている．肺炎球菌髄膜炎患者の40％に耳，鼻，肺の基礎疾患がある．また，敗血症性ショック（10～25％の患者）を呈することがある．

これら典型的症状を呈さない場合は，高齢者や免疫不全者（リステリア性），そして敗血症性ショックのときである．意識障害の原因が全身状態の悪化そのもの（循環血液量減少性ショックや敗血症性ショックなど）と考えられると，髄膜炎が見落とされやすい[4]．

細菌性髄膜炎のゲシュタルトの中心には，一刻を争うような重篤な状態になる肺炎球菌性髄膜炎，髄膜炎菌性髄膜炎，高齢者・免疫不全者・妊婦に多いリステリア性髄膜炎が存在する．

肺炎球菌性髄膜炎は，20歳以上の成人の細菌性髄膜炎の半数以上を占める．若年者に多い髄膜炎菌性髄膜炎は，冬に多く突然発症することが多い．皮膚にみられる点状出血と紫斑が診断の手がかりになる．エアロゾルにより伝播し，インフルエンザよりも激しい筋肉痛が特徴的でインフルエンザと誤診されることがある．初期症状はウイルス性感染症と似ているが，下肢の痛み，手足の冷感，蒼白な皮膚を認めたときは，早期の髄膜炎菌敗血症を示唆する[11]．DIC，全身状態の悪化を示す肺炎球菌性ならびに髄膜炎菌性髄膜炎の臨床像として，突然の皮膚の出血と壊死を起こす急性感染性電撃性紫斑病（acute infectious purpura fulminans：AIPF）やWaterhouse-Friderichsen症候群（敗血症性ショック，副腎出血，副腎不全，紫斑を呈する）がある．髄膜炎菌血症では，適切な抗菌薬治療にもかかわらず10～15％が死亡する[15]．リステリア性髄膜炎は，夏に多く亜急性にくることが多い．軽度の意識障害や発熱で発症し，非典型的症状のことがある．脳炎〔特に脳幹部脳炎（rhombencephalitis）〕を合併することがあり，非対称性の脳神経麻痺，運動失調，固縮，片麻痺，片側性感覚障害，呼吸不全が起きうる[12]．

「市中細菌性髄膜炎」から外れるが，脳神経外科手術後に細菌性髄膜炎を発症することがある．症状が発熱や慢性の頭痛のみといった主訴が多く，起因菌も黄色ブドウ球菌，表皮ブドウ球菌，緑膿菌が多く市中細菌性髄膜炎とは異なっている．

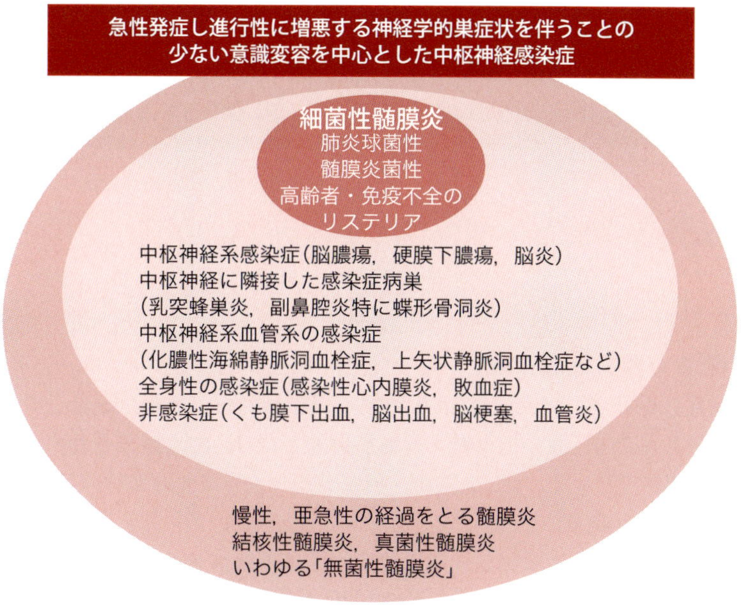

図3　細菌性髄膜炎とその周辺疾患のゲシュタルト

2. 市中細菌性髄膜炎のゲシュタルトの周辺

1 頭頸部をしっかりみよう！

症例②：中枢神経に隣接した疾患

アルコール依存症の67歳男性．入院10日前に前頭部に限局した頭痛を認め，入院7日前に左眼瞼下垂を認めた．頭痛と眼瞼下垂は増悪し，両側の眼瞼浮腫と38℃の発熱も出現したことから，当院を受診した．霧視，複視，眼痛を認めた．バイタルサインは，体温 37.6℃，血圧 137/83 mmHg，脈拍数 94/分，呼吸数 22/分，SpO_2 87％（room air）であった．身体所見では，口腔内不衛生であり，両側眼瞼浮腫と両側眼球突出，左眼瞼下垂，左眼球運動障害，両側中下肺野呼吸音の低下を認めた．心雑音，皮疹，髄膜刺激症状，その他の神経学的異常は認めなかった．胸部CTで両側多発結節影，頭部CTで眼窩静脈血栓症，頭部MRIで海綿静脈洞血栓症を認めた．腰椎穿刺を施行し，初圧18 cmH_2O，細胞数 2,900/μL，蛋白 161 mg/dL，糖 22 mg/dL（血糖132 mg/dL）であった．髄液グラム染色では，多核白血球を多数認めたが細菌は認められず，培養も陰性だった．しかし，入院時の血液培養から*Streptococcus constellatus*が検出された．感受性結果からセフォタキシムで加療した．口腔内不衛生から，菌血症に至り敗血症性塞栓による多発肺結節影，脳静脈洞血栓症をきたしたと考えられた．その後症状は軽快し，肺結節影も縮小した．

市中細菌性髄膜炎の病像の周辺に位置する疾患を考えよう．解剖学的に周辺疾患を考えるとわかりやすい（図3）．中枢神経系感染症（脳膿瘍・硬膜下膿瘍・硬膜外膿瘍）は，中耳炎，乳突蜂巣炎，副鼻腔炎，歯性感染症から直接波及する．これらは，短時間で劇的に悪化し致命的となり，細菌性髄膜炎と類似した病像をとる．

髄膜炎・脳膿瘍・硬膜外膿瘍に進展しうる中枢神経に隣接した感染症病巣には乳突蜂巣炎，副鼻腔炎がある．乳突蜂巣炎は，乳様突起周囲の疼痛・発赤・腫脹を呈し，稀に周囲に膿瘍を形成し脳静脈洞に敗血症性塞栓を形成する．上顎洞のみならず前頭洞，篩骨洞，蝶形骨洞にも及ぶ汎副鼻腔炎（pansinusitis）は髄膜炎，硬膜外膿瘍，脳膿瘍をきたしうる．症例②のように，中枢神経系の血管系の感染症（化膿性海綿静脈洞血栓症，上矢状静脈洞血栓症）は歯性感染症による敗血症性塞栓が原因となるほか，硬膜下膿瘍・硬膜外膿瘍からの波及や，副鼻腔炎（特に蝶形骨洞炎），中耳炎，乳突蜂巣炎の合併症としても起こりうる．

2 中枢神経系以外の身体所見にも注目しよう

症例③：全身性感染症

慢性C型肝炎，肝硬変の64歳男性．消化器内科の定期受診後，帰宅するために車を運転していたところ，脱力感を覚え運転不可能となり，救急搬送された．呼びかけには応じていたが，ぼーっとしていた．来院時，バイタルサインは体温39.0℃，血圧118/60 mmHg，脈拍74/分，呼吸数20/分，SpO_2 93 %（room air）だった．身体所見では，眼瞼結膜の点状出血があり，胸骨右縁第2肋間に駆出性収縮期雑音を聴取し，左上下肢の脱力を認めた．髄膜刺激症状（項部硬直，Kernig徴候，Brudzinski徴候）は陰性であった．眼底所見でRoth斑を認めた．腰椎穿刺を施行したところ，外観は混濁し，細胞数650/μL（多核球優位），蛋白124 mg/dL，糖66 mg/dL（血糖121 mg/dL），赤血球1,500/μLであった．髄液培養は陰性であったが，血液培養2セットと尿培養から*Staphylococcus aureus*（MSSA）が検出された．経胸壁心エコー検査で，僧房弁に疣贅を認めた．頭部CTでは，後頭葉に感染性脳動脈瘤破裂と思われる脳出血を認めた．中枢神経系への移行性を考慮して，アンピシリン・クロキサシリン（ビクシリンS®）で加療し，入院第5病日に血液培養の陰性化を確認した．その後，徐々に病状は改善し，合計6週間の抗菌薬治療後，退院した．

全身性感染症（感染性心内膜炎，敗血症）も市中細菌性髄膜炎の鑑別に入る．感染性心内膜炎は，さまざまな症状を呈し，病変は時に中枢神経にも及ぶ．敗血症（特に高齢者）は，細菌感染による全身性炎症反応症候群（SIRS）であるが，病状が進行すると臓器への血液灌流低下により意識障害をきたす．リケッチア症も高熱，頭痛，筋痛，嘔吐，皮疹と全身症状を認め細菌性髄膜炎と類似した症状を呈する．

非感染症としては，脳血管障害（くも膜下出血，脳出血，脳梗塞）があげられる．くも膜下出血は，頭痛，意識障害を伴い発熱することがあり，数時間で致命的になるため注意が必要である．中枢神経系の血管炎にも注意する．例えば巨細胞性動脈炎では50歳以上が多く顎跛行，視力・視野障害を呈する[1]．

さらにその周辺には，結核性・真菌性髄膜炎があり，いわゆる「無菌性髄膜炎」が存在する．「無菌性髄膜炎」に関しては，2章3で述べるのでそちらを参照していただきたい．

3. 診断へ導くKeyとなる病歴，身体所見，検査

1 Keyとなる病歴

発熱，頭痛，意識障害のいずれかが本疾患を疑うきっかけとなることが多い症状であろう．

発症が急性であれば，肺炎球菌や髄膜炎菌を，亜急性であればリステリア性髄膜炎を示唆する．

副鼻腔炎や中耳炎の病歴や免疫不全者では脳膿瘍・硬膜下膿瘍を，前傾姿勢で増悪する頭痛では副鼻腔炎を，今まで経験したことのない突然の頭痛ではくも膜下出血を考え，神経巣症状があれば脳膿瘍・脳出血・脳梗塞を鑑別に入れる．また，ウイルス性（無菌性）髄膜炎では，高度の意識障害（傾眠，昏睡），神経巣症状は稀にしかみられない[1]．

提示症例のように，発熱，頭痛，意識障害，項部硬直がすべて認められれば，見逃すことは少ないと思うが，症例②のような「発熱＋頭痛」や症例③のような「発熱＋意識障害」の場合，いかに疑うかが重要である．「発熱＋頭痛」のとき，咳，鼻汁，咽頭痛のない『風邪』はおかしいと考え，髄膜炎を鑑別の１つにあげなくてはならない．「発熱＋意識障害」のとき，高齢者の場合は，肺炎や尿路感染症による発熱でも意識障害を呈することから，髄膜炎との鑑別は困難になる．

2 身体所見

髄膜刺激症状は，教科書的に有名な項部硬直（感度31％，特異度71％），Kernig徴候（感度11％，特異度95％），Brudzinski徴候（感度９％，特異度95％）はいずれも感度が低く[4]，陰性だからといって否定はできない．Jolt accentuation of headache（１秒間に２～３回の早さで頭部を水平方向に回旋させたときに頭痛が増悪する現象）は，髄膜炎診断に対して感度97％，特異度60％である[5]．陰性であれば髄膜炎を除外しうる．ただし，意識障害があるときは，評価困難である．

頭頸部は，特に注意深く診察する．副鼻腔の圧痛，側頭動脈の圧痛，耳介後部の腫脹・圧痛・発赤，口腔内の衛生状態，眼瞼結膜や口蓋の点状出血がないか注意する．眼底鏡，鼻鏡，耳鏡による診察は自ら行う．他には心雑音，Osler結節，Janeway病変，爪下線状出血（感染性心内膜炎の５～８％[6]）がないかを診察する．局所神経所見（瞳孔不同，Barre徴候など）が認められるときは，脳膿瘍・硬膜下膿瘍・硬膜外膿瘍を考慮する．

髄膜炎菌性髄膜炎の皮膚所見は，ベルトやストッキングをしているような圧のかかる部分に直径１～２mmの点状出血がまず出現する．その後，体幹や下肢に多く認められ，癒合して紫色で斑状になる．そのうち15～25％は皮膚の出血と壊死を起こす電撃性紫斑病まで至る．罹患初期には，他疾患のDICによる点状出血と区別はつかないが，電撃性紫斑病まで至っていたとき典型的には髄膜炎菌性髄膜炎を考える（重症の肺炎球菌性髄膜炎でも起こりうる）．

3 検査

細菌性髄膜炎の確定診断には腰椎穿刺が必須である．腰椎穿刺の適応はそれを想起したとき，である．病歴・他の症状・身体所見からやはり髄膜炎が否定できないのであれば，腰椎穿刺を積極的に検討する．細菌性髄膜炎を疑う患者が来たら，図4のように手順を頭の中でイメージしながら，検査を進めていく．腰椎穿刺前に頭部画像検査の適応は，

> 新規発症のてんかん発作，免疫抑制患者（HIV/AIDS，免疫抑制剤投与，移植後），中枢神経疾患の既往（腫瘍，脳梗塞），頭蓋内占拠性病変（うっ血乳頭，神経局所症状，進行する脳シフトの症状）を疑うとき，中等度から重度の意識障害のあるとき

である．腰椎穿刺の禁忌は凝固異常，抗凝固薬の使用，化学療法や血液疾患による重篤な血小板減少患者である[4]．ただ，DICを示唆するような重症例であったとしても，ベネフィットがリスクを上回ると考えられた場合は，偶発症を可能なかぎり起こす確率を減らして（細い穿刺針を

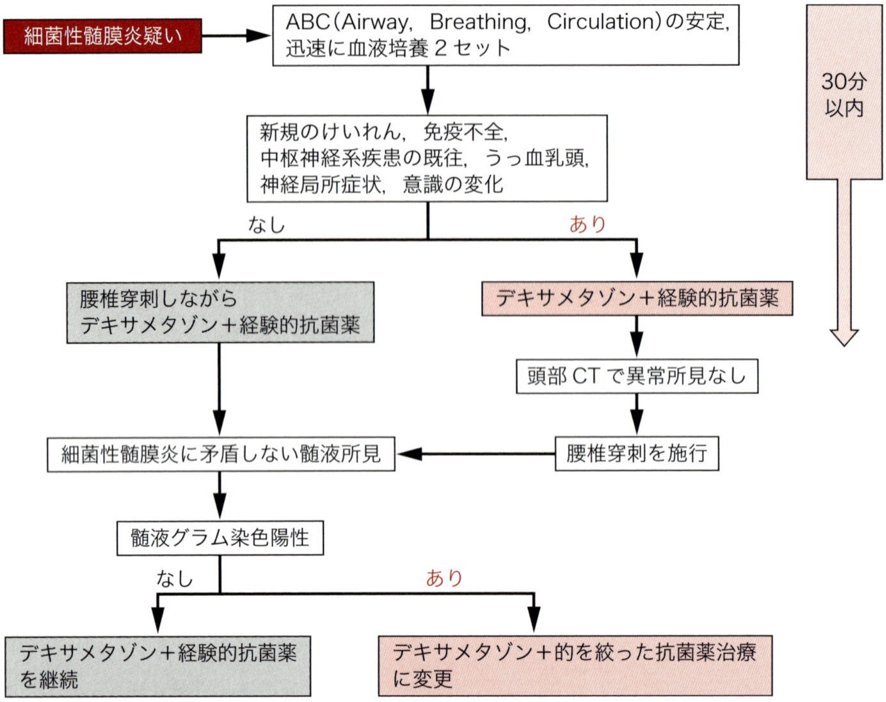

図4　細菌性髄膜炎疑い患者へのアルゴリズム
文献2を参考に作成

使用する，熟練者が施行するなど）腰椎穿刺を検討する．

たとえ腰椎穿刺する時間がなかったとしても，血液培養を行っていれば起因菌を類推できることから，血液培養は来院時に抗菌薬投与前に必ず行う．血液培養は小児と成人合わせて50～80％で起因菌を同定できる．抗菌薬投与後の血液培養の陽性率は，20％まで減少する．髄液中の細菌は抗菌薬投与後，４時間以内であれば髄液培養は73％で陽性である．４時間を超えると11％まで減少する．

腰椎穿刺前に抗菌薬が投与されていたときに起因菌を推定する一助として，髄液に尿中肺炎球菌抗原検査を用いる方法がある．小児を対象にした試験だが，急性細菌性髄膜炎を疑われた450人において，尿中肺炎球菌抗原検査は肺炎球菌性髄膜炎に対して100％の感度，特異度であった[16]．

髄液グラム染色は，起因菌の同定，抗菌薬の選択に重要な役割を有する．簡便，安価，迅速であり，市中細菌性髄膜炎患者における髄液グラム染色は感度60～90％，特異度は97％以上である[2]．髄液所見に関して，急性細菌性かウイルス性髄膜炎の422人の患者を分析したある研究では，髄液糖＜34 mg/dL，髄液糖/血糖比＜0.23，髄液蛋白濃度＞220 mg/dL，髄液白血球＞2,000/μL，髄液好中球＞1,180/μLのいずれかがあれば99％の確率でウイルス性ではなく細菌性髄膜炎であった[7]．

病歴と身体所見に加え，周辺疾患との鑑別には画像検査が役立つ．特に，脳膿瘍・硬膜下膿瘍・脳炎，化膿性静脈洞血栓症の診断では，頭部造影CT，MRIが有用である．造影CT・MRIで明確な診断ができなかったとしても，臨床的に脳静脈洞血栓症が濃厚の場合はカテーテル脳血管造影が役立つ[13]．頭蓋内感染だけではなく，副鼻腔や乳様突起にも所見がないか判読する．

4. 治療

一刻の猶予も許さない状況下での経験的（エンピリック）治療とグラム染色の所見を参考にしながら，主要な起因菌を外さない抗菌薬の選択が重要になる．

市中細菌性髄膜炎の原因菌は，患者の年齢と基礎疾患より頻度が決まっている．そのため，細菌性髄膜炎が否定できない場合は，血液培養採取後，腰椎穿刺をしながら年齢と基礎疾患によって経験的抗菌薬治療を開始する．既往のない若年成人や紫斑を認めた人であれば，肺炎球菌と髄膜炎菌を想定し，バンコマイシン＋第三世代セファロスポリン（セフトリアキソンもしくはセフォタキシム）を投与する．さらにリステリアが疑われるような50歳以上もしくは免疫不全者であれば，そこにアンピシリンを加える．また，髄液のグラム染色を施行し病原体が推測できれば，表1を参考に抗菌薬を選択し，菌名が判明後，最適の抗菌薬へ表2を参考に変更する．抗菌薬の投与量は，血液脳関門を通過させ正常腎機能であれば極量を使用する．

おわりに

市中細菌性髄膜炎のゲシュタルトには腰椎穿刺を思い立った瞬間から治療軸が重なる．ゲシュタルトは時間経過と解剖学的な広がりから，その核心から周辺を経て，疾患の全体像が浮かび上がる．結果としてそれは中枢神経系を侵す別の疾患のこともあるかもしれない．

細菌性髄膜炎は，数十分から数時間の遅れが患者さんの予後や後遺症を決める．Criticalな疾患であり，いかに疑うかが重要である．自分の頭の中で診療のフローチャートをしっかりとイメージし，すばやく行動し可能な限り早い段階で抗菌薬を投与することが肝要であろう．

表1　髄液グラム染色結果による抗菌薬の選択

グラム染色結果	想定される起因菌	最初に選択すべき抗菌薬
グラム陽性双球菌	*Streptococcus pneumoniae*	バンコマイシン+第三世代セファロスポリン（セフォタキシム　もしくは　セフトリアキソン）
グラム陽性桿菌	*Listeria monocytogenes*	アンピシリン　もしくは　ペニシリンG（アミノグリコシド追加を考慮）
グラム陰性双球菌	*Neisseria meningitidis*	第三世代セファロスポリン（セフォタキシムもしくはセフトリアキソン）
グラム陰性球桿菌	*Haemophilus influenzae*	第三世代セファロスポリン（セフォタキシムもしくはセフトリアキソン）

文献10を参考に作成

表2　起因菌ごとの抗菌薬と推奨投与量

起因菌		抗菌薬	投与量（正常腎機能のとき）
Streptococcus pneumonia			
ペニシリンG MIC≦0.06 μg/mL		ペニシリンG　もしくは　アンピシリン	ペニシリンG：400万単位　4時間ごと アンピシリン：1回2g　4時間ごと
ペニシリンG MIC≧0.12 μg/mL	第三世代セファロスポリン MIC＜1.0 μg/mL	第三世代セファロスポリン（セフォタキシムもしくはセフトリアキソン）	セフォタキシム：1回2g　4～6時間ごと セフトリアキソン：1回2g　12時間ごと
	第三世代セファロスポリン MIC≧1.0 μg/mL	バンコマイシン+第三世代セファロスポリン（セフォタキシムもしくはセフトリアキソン）	バンコマイシン：1回15 mg/kg　8時間ごと（トラフ1回15～20 μg/mLとなるよう調節） セフォタキシム：1回2g　4～6時間ごと セフトリアキソン：1回2g　12時間ごと
Neisseria meningitides			
ペニシリンG MIC≧0.12 μg/mL	＜0.1 μg/mL	ペニシリンG　もしくは　アンピシリンン	ペニシリンG：1回400万単位　4時間ごと アンピシリン：1回2g　4時間ごと
	0.1～1.0 μg/mL	第三世代セファロスポリン	セフォタキシム：1回2g　4～6時間ごと セフトリアキソン：1回2g　12時間ごと
Listeria monocytogenes		アンピシリン　もしくは　ペニシリンG	ペニシリンG：1回400万単位　4時間ごと アンピシリン：1回2g　4時間ごと
Haemophilus influenzae	βラクタマーゼ陰性	アンピシリン	アンピシリン：1回2g　4時間ごと
	βラクタマーゼ陽性	第三世代セファロスポリン（セフォタキシムもしくはセフトリアキソン）	セフォタキシム：1回2g　4～6時間ごと セフトリアキソン：1回2g　12時間ごと
	βラクタマーゼ陰性+アンピシリン耐性	第三世代セファロスポリン（セフォタキシムもしくはセフトリアキソン）もしくはメロペネム*	セフォタキシム：1回2g　4～6時間ごと セフトリアキソン：1回2g　12時間ごと メロペネム：1回2g　8時間ごと

*日本のBLNARがセフトリアキソン耐性であることが多いという報告[14]もあり，その地域の疫学により抗菌薬の選択は変わる
文献10を参考に作成

研修医のよくある疑問

ステロイドを使用するのはどのような場合か？

市中細菌性髄膜炎が疑われた場合である．最初の抗菌薬の投与前もしくは同時にデキサメタゾンの使用が勧められている．成人では，デキサメタゾン（デカドロン®）1回0.15 mg/kg 6時間ごと　4日間を投与する．

細菌性髄膜炎の合併症の多くは，細菌による組織の傷害よりむしろ浸潤した細菌に対する免疫反応と考えられている．抗菌薬投与により細菌の溶解や細胞壁成分の放出が炎症性サイトカインの放出を刺激し，髄膜に炎症を引き起こす[1]．それらが疾患の増悪と予後不良に関連すると言われている．そのため，デキサメタゾンを投与するとその炎症反応が抑えられ，予後改善につながると考えられている[8]．

欧州で行われた比較対象試験で，成人では肺炎球菌性髄膜炎においては，死亡率が34％から14％に減少した[10]．デキサメタゾン投与前に抗菌薬が投与されてしまった例には，使用しない[2]．リステリアや髄膜炎菌性髄膜炎など肺炎球菌性髄膜炎以外の細菌性髄膜炎では，死亡率に差が出なかったことから起因菌が判明した時点で，デキサメタゾンは中止する．デキサメタゾンの副作用・合併症が増加したこともなかったため，細菌性髄膜炎と疑われた場合は全例にデキサメタゾンを投与してよい．

ベテラン指導医のつぶやき

細胞数少しだけ上昇とか微妙例もあるが，どうするべきだろうか…

正常の髄液中細胞数は0～5/μLであり，細菌性髄膜炎であれば大抵1,000～10,000/μLまで上昇し，80％以上の多核球優位になる[9]．しかし，細胞数が100/μLくらいといった少しだけ上昇した例を経験する．このくらいの細胞数であった場合，いわゆる無菌性髄膜炎としての鑑別は多岐にわたる．ウイルス性，結核性，真菌性の可能性や，感染症以外（悪性腫瘍の髄膜播種，膠原病，薬剤性その他），細菌性であっても超急性期の場合，すでに抗菌薬が投与された場合がありうる．また稀ではあるが脊髄硬膜外膿瘍からの波及もありうる．

髄液所見だけでは，鑑別が困難であり，年齢，現病歴，免疫不全などの基礎疾患，結核曝露歴などの患者背景から，さまざまな検査（髄液抗酸菌染色，墨汁染色，抗酸菌培養，真菌培養，クリプトコッカス抗原，結核菌-PCR，HSV-PCR，ADAなど）を提出する．いずれも否定できないときは，それらの結果が出るまで，すべての治療（抗菌薬，抗真菌薬，抗ウイルス薬，抗結核薬）を考慮しなければいけない．

文献・参考文献

1）Harrison's Principles of Internal Medicine, 18th Edition（Dan, L. L., et al.）McGraw-Hill Professional, 2011
2）Tunkel, A. R., et al：Practice Guidelines for the Management of Bacterial Meningitis. Clin Infect Dis, 39：1267-1284, 2004
3）Diedrik, van de B., et al.：Community-Aquired Bacterial Meningitis in Adults. NEJM, 354：44-53, 2006
4）Matthijs, C B., et al.：Dilemmas in the diagnosis of acute community acquired bacterial meningitis. Lancet, 380：1684-1692, 2012
5）Uchihara, T. & Tsukagoshi, H.：Jolt accentuation of headache：the most sensitive sign of CSF pleocytosis. Headache, 31：167-171, 1991
6）Bruno, H. & Xavier, D.：Infective Endocarditis. N Engl J Med, 368：1425-1433, 2013
7）Spanos, A., et al.：Differential diagnosis of acute meningitis：an analysis of the predictive value of initial observations. JAMA, 262：2700-2707, 1989
8）de Gans, J. & van de Beek, D.：Dexamethasone in adults with bacterial meningitis. N Engl J Med, 347：1549-1556, 2002
9）Mandell, Douglas, and Bennett's Principles and Practice of Infectious Diseases 7th edition（Gerald L. M., et al.）, Churchill Livingstone, 2009
10）van de Beek, D., et al.：Advances in treatment of bacterial meningitis. Lancet, 380：1693-702, 2012
11）Thompson, M. J., et al.：Clinical recognition of meningococcal disease in children and adolescents. Lancet, 367：397-403, 2006
12）Mylonakis, E., et al.：Central nervous system infection with Listeria monocytogenes. 33 years' experience at a general hospital and review of 776 episodes from the literature. Medicine（Baltimore）, 77：313-336, 1998
13）Gustavo, S., et al.：Diagnosis and Management of Cerebral Venous Thrombosis：A Statement for Healthcare Professionals From the American Heart Association/American Stroke Association. Stroke, 42：1158-1192, 2011
14）Hirakata, Y., et al.：Antimicrobial activities of piperacillin tazobactam against Haemophilus influenzae isolates, including β lactamase-negative ampicillin-resistant and β lactamase-positive amoxicillin-clavulanate-resistant isolates, and mutations in their quinolone resistance-determining regions. Antimicrob Agents Chemother, 53：4225-4230, 2009
15）Heckenberg, S. G., et al.：Clinical features, outcome, and meningococcal genotype in 258 adults with meningococcal meningitis：a prospective cohort study. Medicine（Baltimore）, 87：185-192, 2008
16）Saha, S. K., et al.：Rapid diagnosis of pneumococcal meningitis：implications for treatment and measuring disease burden. Pediatr Infect Dis J, 24：1093-1098, 2005

プロフィール

関川喜之（Yoshiyuki Sekikawa）
太田西ノ内病院 内科（総合内科―感染症）

当院は福島県郡山市にある1～3次医療機関です．当科ではコモンからレアな疾患，市中感染症から院内感染症まで勉強でき，多数のプロブレムを抱えた患者さんのマネージメント，症候診断も学び臨床能力を培っていきます．臨床感染症や総合内科を学びたい方におすすめです．Facebookページがあるので参考にしてください（http://www.facebook.com/OhtaGIM）

成田　雅（Masashi Narita）
太田西ノ内病院 内科（総合内科―感染症）

奈良から始まった臨床医としての歩みは沖縄，北海道，米国を経て出身地に戻りました．さまざまな指導医，同僚や後輩医師に恵まれこのような執筆の機会を得たことに感謝申し上げます．地元での仕事で患者背景が手に取るようにわかる感覚は捨て難いものがあります．すべての症例がGreat caseと思えるそのコツの1つは，患者背景を掘り下げその面白さを知ることかもしれません．個々の臨床像はその背景は多様ですが，ゲシュタルトを認識し，その核心をつかみ診断できたときの手応えは何事にも代えがたいものです．病歴と身体所見，検査を吟味し診断に辿り付く臨床医としての基本は，生涯通用します．これからも多くの患者さんとの出会いを楽しみ，自らのゲシュタルトを涵養したいと思っております．

15. 前立腺炎，精巣上体炎

笠原　敬，青木勝也

Point

- 30歳以上の男性で膀胱炎や腎盂腎炎など尿路感染症を疑う場合，必ず急性前立腺炎を鑑別疾患として考える
- 最初に内科を受診する急性前立腺炎の症例は，典型的な症状を有さないことが多い
- 慢性前立腺炎のなかで急性前立腺炎の移行に伴うケースは少ない．漫然と抗菌薬だけで経過観察せず，泌尿器科医にコンサルトする
- 精巣上体炎を疑う場合，必ず精巣捻転などの他疾患の除外が必要で，泌尿器科医へのコンサルトが望ましい

はじめに

前立腺炎，精巣上体炎は合併症や他疾患の除外のために，経過中に泌尿器科医にコンサルトすることが望ましい．本稿では初療時の注意点と泌尿器科医へのコンサルトのタイミングについて重点をおいて解説する．

1. 急性前立腺炎

症例①

42歳の男性．数日前から排尿時不快感と会陰部の痛みを自覚していたため，近医を受診した．膀胱炎と診断され経口キノロン系薬を処方されていたが改善せず，昨日から38℃台の発熱と排尿時痛・排尿困難を認めるため本日来院した．一般検尿検査で白血球反応を認め，腎盂腎炎と診断し，尿路カテーテルを挿入のうえ，入院加療とした．

1 全体の臨床像

30歳以上の男性で膀胱炎・腎盂腎炎などの尿路感染症を疑う症状があれば，急性前立腺炎の可能性が高い．

2 他の疾患との区別

急性前立腺炎では，発熱，悪寒，倦怠感などの全身症状に加え，下腹部痛，排尿時痛，排尿困難，尿意切迫などの局所症状がみられる．稀にインフルエンザ様の病像をとることもあるが，通常は尿路症状を伴うため，尿路・生殖器に問題が存在することを疑うのは容易である．

しかし，しばしば初期対応において，本症例のように急性前立腺炎は膀胱炎あるいは腎盂腎炎などと誤診されることが多く，抗菌薬の用法・用量や投与期間が不十分なために慢性前立腺炎や前立腺膿瘍に移行したり，安易に尿路カテーテルを挿入することで前立腺炎の難治化を招くこともある．

基礎尿路疾患のない男性で膀胱炎・腎盂腎炎は稀であり，このような症例ではまず第1に急性前立腺炎を想定することが重要である．

また，排尿時痛を含めた局所症状が明かな「典型例」は，最初にまず泌尿器科を受診することが多いと考えられる．そのため，内科を受診する急性前立腺炎は，そもそも局所症状が明らかでない「非典型例」が多いことに注意しておく必要がある．内科医がイメージする急性前立腺炎と，泌尿器科医がイメージする急性前立腺炎の「ゲシュタルト」の違いは，こういった受診バイアスに起因するのかもしれない（Column参照）．

●ここがポイント！

・30歳以上の男性で排尿時痛や発熱などの尿路感染症状があれば，まず急性前立腺炎を疑う．
・最初に内科を受診する急性前立腺炎の症例は，典型的な症状を有さないことが多い．

Column

急性前立腺炎：内科医と泌尿器科医の「ズレ」はなぜ生じるか？

ある泌尿器科医と話をしていると「前立腺に圧痛のない急性前立腺炎など，そもそも前立腺炎とは呼ばない」と言う．また，ある内科医と話をしていると「前立腺の症状がない前立腺炎の患者って結構いる」と言う．たぶんどちらもそれぞれの経験に基づいて発言していて，どちらも正しいのだと思う．ただし，おそらく内科にやってくる急性前立腺炎の症例は患者が典型的な前立腺の症状を訴えないかもしれない，という認識で診療にあたるのが妥当なのであろう．特に敗血症に至り血圧低下や意識障害などバイタルサインが不安定になる症例，あるいは関節痛・筋肉痛などの全身症状が前面にでる症例ではしばしば前立腺は感染臓器として見過ごされがちであることに注意が必要である．

3 診断へ導くKeyとなる病歴，身体所見，検査

急性前立腺炎において，前立腺マッサージは敗血症を誘発するため禁忌であるが，前立腺の触診は必要である．したがって前立腺の触れ方に習熟していない場合は無理に行わず泌尿器科医に依頼する方がよい．触診では熱感・疼痛を伴う浮腫状の前立腺を触れる．

尿のグラム染色および培養検査は急性前立腺炎を疑うすべての患者で行う．または敗血症を疑う患者では血液培養もあわせて行う．

●ここがポイント！

前立腺マッサージは敗血症誘発の危険性があり，急性前立腺炎では禁忌である．

4 治療

急性前立腺炎の原因微生物としては大腸菌などの腸内細菌が約70％を占める[1]．その他には腸球菌などのグラム陽性球菌，さらには性行為感染症のリスクのある患者では*Neisseria gonorrhoeae*や*Chlamydia trachomatis*なども原因微生物となる．

腸内細菌では特に大腸菌を中心に基質拡張型βラクタマーゼ産生菌（extended spectrum β lactamase：ESBL）やキノロン耐性菌が増加している．さらにST合剤の耐性も増加傾向にある．

したがって，通常軽症の急性前立腺炎ではニューキノロン系薬またはST合剤が第一選択とされているが，地域の感受性の状況によって最適な抗菌薬を選択する．

内服困難，敗血症が疑われるなど重症例では第三世代セフェム系薬や場合によってはカルバペネム系などの静注抗菌薬を使用する．同定・感受性結果が判明したら，それに合わせたものに変更（de-escalation）する．標準的な治療期間は14日間であるが，それ以上（28日間）の治療を推奨する専門家もいる．

重症例では前立腺を経時的に評価する必要もあり，治療は専門家に任せる方がよいだろう．

性感染症では同時に梅毒やHIV，B型肝炎などの感染リスクもあるため，その評価も同時に行うとよい．

●ここがポイント！

性感染症は淋菌やクラミジアの尿道炎だけでなく，梅毒やHIV，B型肝炎などの評価もあわせて行う．

●処方例

レボフロキサシン（クラビット®）経口1回500 mg　1日1回　14日間

ST合剤（バクタ®）経口1回T160/S800 mg　1日2回　14日間

・経口困難の場合

セフォチアム（パンスポリン®）1回1 g　1日2～4回　3～7日間，その後可能ならば経口薬にスイッチして計14～28日間治療する．

・ESBL産生菌の可能性がある場合

メロペネム（メロペン®）点滴静注 1回1 g　1日3回　3～7日間（同定・感受性結果をみてde-escalationする），その後可能ならば経口薬にスイッチして計14～28日間治療する．

表　National Institutes of Health（NIH）による前立腺炎の分類

カテゴリーⅠ	急性細菌性前立腺炎 （acute bacterial prostatitis：ABP）
カテゴリーⅡ	慢性細菌性前立腺炎 （chronic bacterial prostatitis：CBP）
カテゴリーⅢ	前立腺関連疼痛症候群／慢性骨盤内疼痛症候群 （chronic prostatitis/chronic pelvic pain syndrome：CPPS）
カテゴリーⅢA	炎症性CPPS （inflammatory CPPS）
カテゴリーⅢB	非炎症性CPPS （noninflammatory CPPS）
カテゴリーⅣ	無症候性炎症性前立腺炎 （asymptomatic inflammatory prostatitis：AIP）

2. 慢性前立腺炎

症例②

36歳の男性．3カ月前から右鼠径部の痛みを自覚し，その後下腹部，肛門から精巣にも同様の痛みが出現した．2カ月前に残尿感が出現し近医を受診したところ，尿培養では何も検出されなかったが尿路感染症と診断された．第三世代セフェム系抗菌薬を4週間処方されたが改善を認めずST合剤に変更されたがそれでも改善していない．現在も会陰部痛，残尿感，尿意促迫，射精時痛などが続いており，集中力も低下し，不眠も出現している．日常生活にも支障をきたしており最近心療内科への通院を開始した．

1 全体の臨床像

慢性前立腺炎を急性前立腺炎のような臨床像で考えると間違う．実際にはそのごく一部が急性前立腺炎の慢性化によるものであり，大多数はさまざまな病態が混在しているものと考えられ，除外診断となることが多い．まずはNational Institutes of Healthによる前立腺炎の分類（表）を知っておく．

2 他の疾患との区別

現在臨床的に「慢性前立腺炎」と一括りにされている疾患には実際には表のカテゴリーⅡ，ⅢA，ⅢBの3病態が混在していると考えられる．このうち抗菌薬の長期投与で治癒が期待できるのは実際には一部の症例に過ぎない．急性前立腺炎の遷延から慢性細菌性前立腺炎に至るのはごく一部の症例で，なかには前立腺膿瘍などの合併症を想定しなければいけない場合もあるが，多くは「症例②」のように慢性で多彩な臨床症状を呈し，種々の治療に抵抗性である．またこれらの症例の一部には間質性膀胱炎や膀胱頸部硬化症なども含まれるという意見もあり，専門家の間でもその診断と治療については議論のわかれるところである．以上より，慢性前立腺炎を疑う場合は専門家に相談するのがよい．

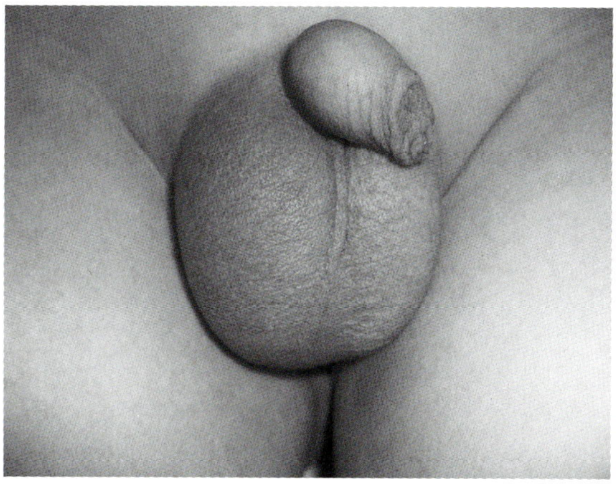

図　3歳児の精巣上体炎の肉眼所見
Color Atlas⑩参照

●ここがポイント！
慢性前立腺炎のなかで急性前立腺炎の移行に伴うケースは少ない．漫然と抗菌薬だけで経過観察せず，泌尿器科医にコンサルトする．

3. 精巣上体炎

症例③
28歳の男性．3日前から排尿時痛を自覚していた．本日未明から陰嚢部痛も出現し，様子を見ていたが改善せず来院した．

1 全体の臨床像

高齢者では尿路感染症に続発しての発症や，経尿道的内視鏡手術や前立腺生検など泌尿器科手技の後に発症することが多く，腸内細菌が原因微生物となることが多い．一方，青壮年では尿道炎に続発することが多く，原因微生物は*Chlamydia trachomatis*や*Neisseria gonorrhoeae*が多い．幼児期の発症もある．

2 他の疾患との区別

患者は精巣痛を訴えることが多いが，精巣捻転を除外することが何よりも重要である．鑑別診断としては精巣捻転，精巣膿瘍，精巣水腫，精液瘤，ヘルニア，外傷，精巣腫瘍，ムンプス精巣炎，Behçet病などがあげられる．マネジメントに関しては専門家への相談が必要である．

3 診断へ導くKeyとなる病歴，身体所見，検査

精巣上体の腫脹，硬結，圧痛がみられ，時に陰嚢皮膚の発赤や浮腫を伴う（図）．典型的な臨床症状を示す場合は病歴と身体所見から診断は容易であり，尿（培養）検査で原因微生物を診断する．

精巣捻転症の鑑別には超音波カラードプラ法などを行うが，鑑別が難しい場合は試験手術を行うこともある．

●ここがポイント！

精巣上体炎を疑う場合，必ず精巣捻転などの他疾患の除外が必要で，泌尿器科医へのコンサルトが望ましい．

ベテラン指導医のつぶやき

ある泌尿器科医の体験談

20歳代の男性で陰嚢部痛のため近医を受診．精巣上体炎と診断され，入院のうえ抗菌薬治療が開始されるも，疼痛が改善せず．入院3日目に試験手術を行ったところ精巣捻転であり，虚血性変化が進行していたため精巣摘除を余儀なくされた．

その後，訴訟となり損害賠償を支払った．このような事態を回避するためにも，急性陰嚢痛の鑑別診断は重要である．

4 治療

原因微生物によって異なる．性行為感染症に続発するものが疑われる場合は*Chlamydia trachomatis*や*Neisseria gonorrhoeae*を想定したレジメンを選択し，膀胱炎・前立腺炎に続発するものが疑われる場合は腸内細菌を想定したレジメンを選択する．

●処方例

・*Chlamydia trachomatis*が疑われる場合[2)]

重症例ではミノサイクリン（ミノマイシン®）1回100 mg　1日2回　14日間（最初の3～5日間は点滴静注，その後経口にスイッチ）

・*Neisseria gonorrhoeae*が疑われる場合[2)]

セフトリアキソン（ロセフィン®）点滴静注 1回1 g　1日1～2回　1～7日間（重症度による）

おわりに

教科書的・典型的な前立腺炎や精巣上体炎はまず泌尿器科医を受診する可能性が高いと思われる．内科医は「非典型的な」症例に備え，男性患者では感染臓器として前立腺や精巣上体の可能性を考えておかなければならない．特に30歳以上の男性で尿路感染症を疑う場合は，必ず急性前立腺炎を疑う必要がある．

文献・参考文献

1）出口　隆：前立腺炎　1．急性前立腺炎の診断と治療．Modern Physician，26：1007-1010，2006．
2）JAID/JSC感染症治療ガイド2011（JAID/JSC感染症治療ガイド委員会），ライフサイエンス出版，2012

プロフィール

笠原　敬（Kei Kasahara）
奈良県立医科大学 感染症センター

今回は，大学時代のクラブの大先輩である青木勝也先生に共同執筆をお願いしました．クラブなんてしても何にもならない，とも言われましたがそんなことはありません．人とのつながりは人生の財産です．

青木勝也（Katsuya Aoki）
奈良県立医科大学 泌尿器科

専門領域：小児泌尿器，低侵襲手術，尿路再建外科
尿路性器感染症は一般臨床においてもよく遭遇する疾患です．今回の内容が皆さんの日常診療にお役に立てば幸いです．

16. 化膿性関節炎

耒田善彦，金城光代

Point

- 急性単関節炎では頻度の高い結晶誘発性関節炎と診断するまえに，必ず化膿性関節炎を否定すること．関節穿刺を行い白血球数・グラム染色・培養検査は必須である
- 尿酸結晶やピロリン酸カルシウム結晶が偏光顕微鏡やグラム染色で確認できても化膿性関節炎は否定できない
- 関節リウマチや変形性関節症の患者であっても，悪寒・発熱・急な単関節腫脹みられた際は化膿性関節炎の併発を疑い関節穿刺を行うこと．現疾患の増悪と簡単に決めつけないことが重要

はじめに

急性単関節炎の症状は関節の腫脹・発赤・疼痛・可動域制限であり，まず除外すべきは化膿性関節炎と外傷である．救急診療では化膿性関節炎と頻度の高い結晶誘発性関節炎（痛風・偽痛風）との鑑別が問題になる．

症例

70代女性，糖尿病・慢性腎不全・偽痛風の既往あり．1日前からの悪寒を伴う発熱と左膝関節の腫脹あり．関節穿刺を行うと，関節液は混濁・粘稠性あり．関節液白血球は5万/μL以上で，グラム染色にて菌は見えず，ピロリン酸カルシウムらしき結晶あり，偏光顕微鏡でもピロリン酸カルシウム結晶確認された．研修医はピロリン酸結晶に伴う単関節炎と診断し，NSAIDで帰宅可能と考えた．

この症例で指導医はどのように判断するだろうか．

1. 見逃したくない重篤疾患VSよくある疾患

1 急性単関節炎をみたらまず外傷を除外し，化膿性関節炎を疑う．よくある疾患は痛風と偽痛風である

- 化膿性関節炎は緊急性が高く，急性単関節炎の鑑別では最初に否定すべき疾患である．結晶誘発性関節炎を疑っていても，化膿性関節炎を安易に除外してはならない．

表1　化膿性関節炎の関節炎分布のパターン

急性単関節炎	非淋菌性関節炎／淋菌性関節炎
急性多関節炎	細菌性心内膜炎などの血行性播種 播種性淋菌性関節炎
慢性単関節炎	結核性関節炎
慢性多関節炎の増悪	既存の関節炎に化膿性関節炎の併発

表2　急性単関節炎の主な鑑別

化膿性関節炎（非淋菌性／淋菌性関節炎）
結晶誘発性関節炎（偽痛風／痛風など）
出血性関節炎（外傷・色素性絨毛結節性滑膜炎・抗凝固薬服用）
急性または慢性多関節炎の初期（関節リウマチ，SLE，サルコイドなど）

- **化膿性関節炎は発症年齢とリスクによって原因菌が異なる**．若い健康な年齢層の患者では圧倒的に淋菌性関節炎の頻度が高いが，高齢者や免疫抑制患者では非淋菌性の化膿性関節炎を念頭におく．
- 化膿性関節炎は急性単関節炎以外のパターンをとることがあり，他の発症様式にも注意する（表1）．
- 上記の症例について，指導医とのディスカッションのうえ，基礎疾患と悪寒を伴う発熱ならびに関節液白血球5万/μL以上より培養提出を行い，抗菌薬療法開始した．後日関節液培養でブドウ球菌陽性になった．

2 他の疾患との区別

急性単関節炎で鑑別すべき疾患を表2に示す．病歴で大切なのは，外傷がないかをまず確認する．次に，化膿性関節炎を想起する．年齢，リスクの病歴を意識して確認し，ワーファリン使用など出血性関節炎にかかわる病歴も必ず聴取する．

3 診断へ導く病歴，身体所見，検査

- 化膿性関節炎（非淋菌性）を疑う症例では病歴でリスクの評価を行うこと．リスクとしては80歳以上の高齢者（尤度比LR 3.5），糖尿病（LR 2.7），関節リウマチ（LR 2.5），関節手術の既往（LR 6.9），人工関節（LR 3.1）皮膚の感染（LR 2.8），人工関節と皮膚感染（LR 15.0）ステロイド関節内注入，透析，皮膚感染，アルコール依存などがある[2)]．関節穿刺による医原性化膿性関節炎のリスクは1万回に4例と頻度は少ないが，病歴にて必ず確認する．淋菌性関節炎は性活動歴のある女性に多く，月経期・妊娠期に多いとされている．
- **身体所見では発熱（感度57％）や悪寒（19％）は感度が低く，発熱がないことで否定はできない**．関節の疼痛（85％），発赤浮腫（78％），可動制限域など局所の所見が非常に重要である．
- 淋菌性関節炎は急性単・小関節炎でくるパターンと移動性関節炎を呈するパターンがある．後者では関節外症状として，腱付着部炎・腱鞘炎や一過性にみられる四肢・体幹の丘疹が出ることがある．子宮頸部・尿道での無症候性の淋菌の定着でも発症する．

表3　関節液分類

	正常	非炎症性	炎症性	化膿性
関節液の量	少ない	多い	多い	多い
外観	透明	透明	混濁	混濁
粘稠性	高い	高い	低い	低い
白血球数	＜200	200～2,000	2,000～75,000	＞50,000
結晶	なし	なし	あり	どちらでもよい
培養	陰性	陰性	陰性	陽性

リウマチ・膠原病ウィンターセミナー2013，岸本暢将先生のレクチャーの資料を参考に作成

- 検査所見においては関節液白血球が最も重要な検査で10万/μL以上で特異度99％ 感度29％（尤度比LR 28）で，5万以上/μLで特異度92％ 感度62％（LR 7.7）である．逆に感度は低いので5万/μL以下で否定してはならない．関節液の糖や蛋白・LDHは診断には有用でない．
- 病歴と身体診察のみでは非特異的であり，化膿性関節炎の診断は難しい．リスクからの評価と関節液白血球を最も重視して治療開始すること．

●関節穿刺液の評価

- 関節液穿刺は診断の鍵であり，疑った際は必ず行う．
- 関節穿刺の禁忌は穿刺部位の皮膚感染と著明な凝固異常である．治療域のワーファリン服用は関節穿刺の禁忌とはならないが，できるだけ細い針で穿刺し，関節液が採取できないときは無理に穿刺をくり返さない（医原性関節内出血を防ぐ）こと．
- 関節液は関節液分析と関節液培養・グラム染色を行う（表3）．**1滴しか採取できなかったら，迷わず培養を提出する．**
- 関節液グラム染色と培養に関しては，グラム染色の感度は50％で，培養によって67％になる．また関節液培養が陰性でも血液培養は10％前後が陽性になるので血液培養は必ず行うこと．起因菌によっても感度は異なり，ブドウ球菌は80％以上陽性になるのに対して淋菌では培養陽性率は25％から50％と低い．**関節液培養，グラム染色が陰性でも臨床状況から化膿性関節炎疑われる場合は治療を完結させる．**

●ピットフォール

淋菌性関節炎を疑った際はすぐに関節液を検査室にもって行き淋菌培養であることを伝えること．淋菌は粘膜から離れると数時間で感染性を失い，乾燥や温度の変化などで死滅する．適切に培養されても陽性率は25～50％以下と低いので疑わしければ治療すること．播種性淋菌感染症では培養陰性であるので，子宮頸部・尿道・咽頭・直腸からの培養・PCRが必要になる．第三世代セフェム系抗菌薬の反応が良好で24時間以内に症状軽快するのも診断的治療になる．

4 起因菌と治療法

関節液穿刺の所見と臨床症状から化膿性関節炎を疑ったら，関節液培養（1滴でもいい）と血液培養を採取して，培養結果を待たずにすぐに治療を開始する．

起因菌で多くを占めるのはブドウ球菌と連鎖球菌である．さらに患者リスクから起因菌の想定を行う（表4）．

画像検査に関しては，骨髄炎の評価や股関節や仙腸関節の病変評価にMRIが有用である．

表4　化膿性関節炎の起因菌とリスク

起因菌	リスク
黄色ブドウ球菌	一般成人　関節リウマチ　人工関節 皮膚感染
連鎖球菌	一般成人　脾臓摘出後　糖尿病など
淋菌	若年成人（女性で月経期・妊娠で多い） 補体低下・欠損
グラム陰性桿菌	高齢者　免疫低下
真菌　マイコバクテリウム	免疫低下

文献1を参考に作成

5 抗菌薬の選択と投与期間

- 先に述べた起因菌の想定とグラム染色から抗菌薬の選択を行う．経験的治療においては，黄色ブドウ球菌と連鎖球菌は必ずカバーして，さらにリスクに応じて抗菌薬を選択する．
- 淋菌性関節炎に対しては第三世代セファロスポリン系抗菌薬の1週間投与が勧められている．その他に関してはコントロール研究がないのが現状であるが，通常は4週間から6週間の抗菌薬加療が必要とされる．最初の2週間は経静脈投与の抗菌薬を使用して経口抗菌薬への変更も可能とされている．しかし緑膿菌などのグラム陰性菌では3週間から4週間の経静脈抗菌薬での加療が必要である．

●ピットフォール

- 関節液で結晶成分が見えたからといって化膿性関節炎は否定できない．むしろ既存の関節炎に化膿性関節炎を発症することが多い．
- 関節液白血球が5万/μL以下であるから化膿性関節炎が否定されるわけではない．十分な病歴と身体所見から総合的に判断される疾患である．

2. よくある疾患は痛風と偽痛風

急性単関節炎は上記の通りであり，外傷と化膿性関節炎を見逃さないようにする．よくある疾患としては痛風・偽痛風の結晶誘発性関節炎がある．痛風は，男性に多く，第1中足趾関節に初発することが多い．また長期罹患患者では痛風結節がみられ耳介軟骨，足趾関節，肘関節などにみられる．閉経前の女性はほとんど発症しない．

偽痛風は，高齢者に多く，膝・手首・肩などの大関節が多く，腫脹している関節のX線写真で石灰化がみられる．またスクリーニングとして膝関節（左，右）三角靭帯（左，右）骨盤正面（恥骨結合および寛骨臼）のX線写真にて石灰化がみられる．

Advanced Lecture

■ 慢性単関節炎で抗酸菌染色も陰性ですが，結核性関節炎を疑うときどうしたらいいでしょうか？

結核性関節炎は慢性単関節炎の症状が多く，股関節や膝関節病変が多く過去の播種性結核病変の再活性とされている．また全身症状を伴わず他の活動性結核の症状がなく関節炎のみの症状やcold jointといわれるように痛みはあるが他の所見に乏しいこともある．**抗酸菌染色での陽性率は10～20％であるが，抗酸菌培養は80％で陽性になる．それでも診断できない場合は，滑膜生検の病理診断および培養の陽性率は90％以上で有用である**[5]

研修医のよくある疑問

外科医への紹介のタイミングは？

これには大きく2つのタイミングがある．最初のタイミングは化膿性関節炎を疑った時点である．関節穿刺が技術的に難しい関節（腰，股関節など）では整形外科医による外科的関節液採取が必要である．また人工関節などの人工物が挿入されている場合である．すみやかに整形外科にコンサルトする必要があり，救急室での関節穿刺は行わず手術室の清潔空間での穿刺を行う．

次に治療経過中に外科医へのコンサルトが必要になる場合である．股関節や仙腸関節・肩関節の化膿性関節炎や軟部組織にまで感染が波及している際は外科的介入が必要になる．また化膿性関節炎では抗菌薬治療に加え，穿刺排液が必要であるが，針吸引穿刺で5～7日後の治療反応が悪い際には外科的介入が必要になる．

ベテラン指導医のつぶやき

多発性の化膿性関節炎の臨床像もあるがどのような場合だろうか…

多関節炎を呈する化膿性関節炎は菌血症の存在が強く疑われ，感染性心内膜炎や膿瘍・椎体炎などを検索することが重要である．

またsexually activeな若い患者（特に女性が多い）の多発性関節炎に播種性淋菌感染を忘れないこと．

おわりに

急性単関節炎は日常診療のなかでcommon diseaseであるが，頻度の高い結晶誘発性関節炎と診断する前に必ず化膿性関節炎を否定すること．化膿性関節炎は救急疾患であり，早急な診断と適切な治療が要求される．臨床症状や検査から疑わしい場合は培養結果を待たずに治療を開始し，外科医へのコンサルトのタイミングも逃さないことが重要である．

文献・参考文献

1）Don, L. G. & Daniel, J. S.：Septic arthritis in adults. UpToDate, 2013
2）Margaretten, M. E., et al.：Does this patient have septic arthritis？ JAMA , 297：1478-1488, 2007
3）Mathews, C. J., et al.：Bacterial septic arthritis in adults. Lancet, 375：846-855, 2010
4）Ross, J. J.：Septic arthritis. Infect Dis Clin North Am, 19：799-817, 2005
5）Eric, M. & John, P. F.：Mycobacterial infection of bone and joints. In：Kelley's text book of rheumatology 9th ed.（Gary, S. F., et al.）, pp. 1829-1840, Saunders, 2012

プロフィール

来田善彦（Yoshihiko Raita）
沖縄県立中部病院 腎臓内科 腎臓・膠原病

早いもので沖縄に来て９年が経ちました．患者さんの主訴にしっかり対応できる医師を目指しています．

金城光代（Mitsuyo Kinjo）
沖縄県立中部病院 総合内科

専門は総合内科，膠原病です．研修医の先生たちと一緒に患者さんから日々学ばせていただいています．

17. 糖尿病の足感染症

岩田健太郎

Point

- 人をみたら，糖尿病を疑い，糖尿病患者を見たら足下をみる．そこに足があれば，感染症を疑え
- テンポ（時間）に気をつけて．糖尿病の足感染症は基本的にゆっくり型
- この感染症ではde-escalationではなく，むしろescalation

はじめに

糖尿病とは単に血糖値とヘモグロビンA1C（HbA1C）だけの病気ではない．眼，心臓，腎臓，脳…全身ありとあらゆる臓器に影響を及ぼす「全身疾患」である．

足もまた例外ではない．ニューロパシーのために糖尿病患者の多くは足の感覚鈍磨が起きている．小さな傷には気がつかない．そこから潰瘍が生じる．糖尿病による血行障害のため，壊死が起きる．外界とのバリアである皮膚が破綻し，そこから細菌が侵入する．感染が起き，それはしばしば骨にまで広がっていく（骨髄炎）．糖尿病患者はしばしば高血糖，インスリン耐性，アシドーシスなどのために全身の免疫機能も低下しているから，局所と全身のダブルパンチで感染症を起こしやすい[1]．

だから，糖尿病患者の検査値（血糖とHbA1C）だけみていては，だめだ．定期的に靴と靴下を脱がせ，足下を見る．患者自身にも足下を見るよう，促す．身体診察で皮膚に潰瘍がないか，血流は十分にあるか，感覚神経鈍磨が起きていないか，チェックをする．爪の切り方を教え，まっとうな履物を履くよう教える[2]．糖尿病足（diabetic foot）はまず予防が肝心である．

このように尽力しても，残念ながらそれでもときに，足感染（diabetic foot infection）は起きる．それは以下のようなゲシュタルトをもっている（図）．

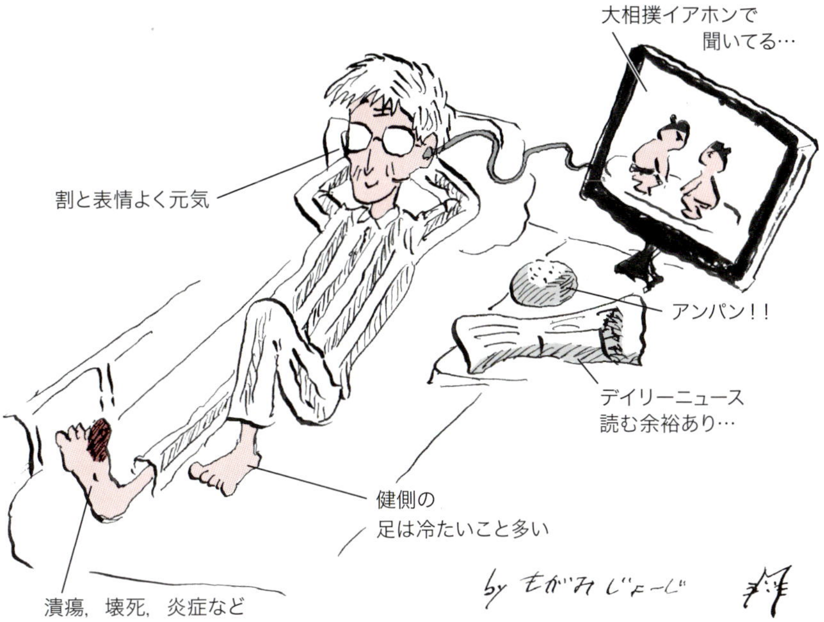
大相撲イアホンで
聞いてる…
割と表情よく元気
アンパン！！
デイリーニュース
読む余裕あり…
健側の
足は冷たいこと多い
潰瘍，壊死，炎症など

図　糖尿病の足感染症のゲシュタルト（あくまでイメージです）

症例

糖尿病性足病変のある72歳男性．微熱が持続している．診察時，体温37.8℃以外はバイタルサイン正常，意識も清明．膝窩動脈，足背動脈の拍動は乏しく，足趾には毛を認めず，触ると冷たい．が，第4趾と第5趾は黒色に壊死しており，小さな潰瘍があり，触ると熱感がある．腫脹や紅斑ははっきりしない．本人は疼痛を訴えていない．清潔ゾンデで潰瘍部を探索するとコツンと骨を触れる．皮下に膿瘍があり，膿汁を穿刺吸引するとグラム陽性球菌がクラスターで認められる．膿汁を嫌気ポーターも含めて培養に提出し，さらに血液培養2セットを採取，セファゾリン2g　1日3回点滴で治療を開始する（幸い腎機能は正常）．膿汁の培養ではMSSA（メチシリン感受性黄色ブドウ球菌）が検出される．整形外科コンサルトし，創部のデブリドマンを行ってもらう．患者は解熱し，2週間で点滴治療は終了し，セファレキシン500 mg　経口で1日4回の治療に変更する．合計4週間の治療を完遂する．治療最終週に出来心で出した血液検査ではCRPが1.25 mg/dLであったが，不安げな整形外科医をなだめつつ抗菌薬を終了する．その後定期的に外来フォローし，足感染再発がないことを確認した．

1. 全体の臨床像

ゲシュタルトとは要するに，時間と空間，テンポとトポロジーの2つのT（tempo & topology）のことだ．糖尿病の足感染症（diabetic foot infection, 以下DFI）の場合，そのテンポは「ゆっくり」であり，典型的には症例のようになんとな〜く，ゆっくりと発症することが多い．患者さんは足を痛がっていることもあるが，感覚障害のためにそうでないことも多い．微熱など漠然とした症状のことが多い．したがって，まずは足下を見る，というのが重要になる．後述するように，患者の全身状態は悪くないことが多い（だからゆっくりなのだが）．

2. 他の疾患との区別：診断へ導くKeyとなる病歴，身体所見，検査

まず大事なのは，「単なる糖尿病の足（diabetic foot）」なのか，感染を伴っているのか，の峻別である．炎症所見（熱い，赤い，腫れている，痛い）が他覚的に認められれば感染症の可能性は高まるが，感覚障害のために痛みは当てにならず，虚血のためにほかの所見も微妙なことは多い．潰瘍から膿が出ているかも教科書的なポイントだが[3]，膿が出ることは少ない．嫌気性菌の感染があれば悪臭も鑑別のポイントとなるといわれるが，一般的に人の足は臭い．

次に大事なのは感染が骨にまで達しているか否か，である．つまり２つのＴのトポロジーの方である．骨がすでに露出している場合は骨髄炎があると考えた方がよい．潰瘍部からゾンデを入れて骨に達したら骨髄炎の可能性は高い（positive probe-to-bone findings[4]）．関連痛（referred pain）がある場合は，骨髄炎の存在を疑う．膝をトントンと叩いたとき，足に痛みが響けば陽性だが，感度はムチャ低いと思う（学的な評価はなされていないようだが）[4]．

検査では赤沈70 mm/１時間以上が陽性，陰性尤度比がよい（陽性，陰性LRはそれぞれ11と0.34[4]）．CRPはまあまあ高いことが多く，陰性であればかなり可能性は下がるが，微妙に高いCRPに振り回されている医師も多いから，その点は要注意だ．

骨髄炎の画像診断ではMRIがもっともよいとされている．が，メタ分析によると感度90％，特異度82.5％ということで，10人に１人は見逃され，検査陽性中５人に１人は間違って骨髄炎のレッテルを貼られている．したがって，MRIの過信は禁物である[5]．

膿汁の穿刺吸引が可能であればこの培養とグラム染色を行う．スワブ（綿棒）には空気が入っており，嫌気性菌が死んでしまう．感度が低いので勧められない．また，潰瘍部表面のスワブ培養は当てにならないので，行ってはならない[2, 6]．

最終的には骨生検，骨培養が確実なので，治療薬選択のためにもこれを行う努力を惜しむべきではない．整形外科医との協力が重要になるが，CRPではなく，骨を診てくれる整形外科医はとても頼りになる存在だ．なお，内科系の医師は（膠原病が専門の場合は例外だが）一般に手足の診察が雑なことが多い．あなたが内科系医師の場合，この機会に丁寧／綿密な整形外科医の身体診察スキルを学ぶとよい．

3. 治療

DFIの診断は局所（足）に注目して行うが，治療は全身に注目して行う．すなわち，全身状態が治療方針を決定する．

バイタルサインが崩れ，全身状態が悪い患者であればエンピリックに広域抗菌薬を点滴にて最大量投与する．ただし，そういう患者はあまり多くない．バイタルが狂い，意識状態が悪い患者であれば，DFI以上の感染症（例えば壊死性筋膜炎）を疑う．

多くのDFI患者は熱以外のバイタルサインはそれほど乱れておらず，意識状態も悪くない（これがゲシュタルトだ）．こういう患者であればまずは生検，培養検査などをしっかり行った後に，

狭域抗菌薬から治療をスタートする．培養結果や治療効果によってはこれを広げることもある．de-escalation（広くから狭く）ではなく，escalation（狭くから広く），が原則だ．具体的には，

例1：膿汁のグラム染色でブドウ球菌が見えたらMSSAを想定してセファゾリンやセファレキシンで治療し，培養結果でMRSA（メチシリン耐性黄色ブドウ球菌）と判明したら「ヤレヤレ」と自身の不運と日頃の行いの悪さを悔やんだ後にバンコマイシンに変更する．

例2：グラム染色でグラム陰性菌やグラム陽性菌など複数菌がごちゃごちゃしていれば腸内細菌や嫌気性菌をカバーするためアンピシリン／スルバクタムで治療開始する．培養でESBL（基質拡張型βラクタマーゼ）産生大腸菌や緑膿菌が検出され，カルバペネムに変更．

などである．治療薬の選択については学的なコンセンサスはないが[5]，筆者は患者が安定していることを前提に，まずはMRSAと緑膿菌を**カバーしない**治療薬を選ぶことが多い．あとはアレルギー歴や腎機能など，患者個々の属性との相談である．

抗菌薬治療だけでは不十分なことが多く，骨壊死部分のデブリドマンや場合によっては足切断（amputation）が必要になることも多い．ここでも整形外科や形成外科など，外科医との連携が重要になる．

治療期間は，急性骨髄炎では4週間程度．全身状態が安定していれば点滴薬から経口薬への変更も可能．アンプテーションなど感染部位が完全に除去できたらその後3日くらいで抗菌薬は中止できる．慢性骨髄炎かつ外科的治療が十分でない場合は専門家コンサルトが望ましい．長期治療が必要になることが多い．なお，CRPを陰性化する必要はない．CRPの低空飛行（1～5くらいをウロウロ）を漫然と治療し，どんどん将来の治療薬の選択肢をなくしていくのは，長期的には患者にとって損な判断である．

●想起のポイント

糖尿病があり，足がある患者であれば想起すること．

おわりに

テンポとトポロジーに注意して，狭くから広く（escalation）を原則とするのが大切である．

DFIの診断治療に必要なのは，内科系医師と外科系医師が協力し合い，「同じ目標」に向かってそれぞれ専門性を発動させることである．糖尿病は多系統に病変をきたす全身疾患であり，さまざまな専門性が要請される疾患である．したがって，予防にも診断／治療にも多種多様な専門知識や経験を必要とし，真の意味でのチーム医療が重要なのだ．

文献・参考文献

1）岩田健太郎，土井朝子：糖尿病患者の発熱へのアプローチ．「病院内／免疫不全関連感染症診療の考え方と進め方」（IDATENセミナーテキスト編集委員会／編），136-141，医学書院，2011

2）Bakker, K., et al.：Board on behalf of the IWG on the DFE. Practical guidelines on the management and prevention of the diabetic foot 2011. Diabetes Metab Res Rev, 28：225-231, 2012

3）Lipsky, B. A., et al.：2012 Infectious Diseases Society of America clinical practice guideline for the diagnosis and treatment of diabetic foot infections. Clin Infect Dis, 54：e132-173, 2012

4）Butalia, S., et al.：Does this patient with diabetes have osteomyelitis of the lower extremity？ JAMA, 299：806-813, 2008
5）Kapoor, A., et al.：Magnetic resonance imaging for diagnosing foot osteomyelitis：a meta-analysis. Arch Intern Med, 167：125-132, 2007
6）Cavanagh, P. R., et al.：Treatment for diabetic foot ulcers. Lancet, 366：1725-1735, 2005

プロフィール

岩田健太郎（Kentaro Iwata）
神戸大学医学部附属病院 感染症内科
休みがほしい！ ほしくありませんか？

18. 女性の性感染症

土井朝子

Point

- 女性の腹痛をみたら，骨盤内炎症性疾患（pelvic inflammatory diseases：PID）を疑う
- 同時に複数の性感染症をワークアップする
- 早期の治療が将来の妊孕性温存に関連する．無症状～重症まで幅広く，簡単に否定してはならない
- 急性HIV症候群は男性に圧倒的に多いが，女性が発症する可能性もある．性的活動性のある女性の伝染性単核球症様症状に対して鑑別にあげること

はじめに

若い女性の腹痛には，いくつかの鑑別がある．上部生殖器の感染症であるPIDは具体的には，子宮内膜炎，卵管炎，卵管卵巣膿瘍，骨盤腹膜炎をさすが，多くは両側性である（図1）．わかりやすく下着の色でPIDらしさが語られることもあるが，現在ではそうとはかぎらないだろう．患者背景から明らかにPIDであることが推察される場合もあるが，病歴聴取でリスクをきいても語られない（リスクがなさそうな）場合もある．よほど重篤でないかぎり入院をしたがらない場合も多い．CRPが高くないから，という理由で簡単に仮説を棄却せずに，**そうでないとわかるまで，必ず産婦人科につなぎ，場合によっては治療することが重要である．**

症例

28歳日本人女性の帯下の増加，下腹部痛と発熱．

現病歴：約2週間前から帯下が増加，5日前から両側性に非間欠的な下腹部痛が出現し，38℃後半の発熱が持続している．食事はとれていて，嘔気・嘔吐，下痢はない．救急外来を受診した．

既往歴：なし（性感染症もなし）．

社会歴：パートナーはこれまで数人，1カ月前から付き合いはじめたばかりである．妊娠したことはない．

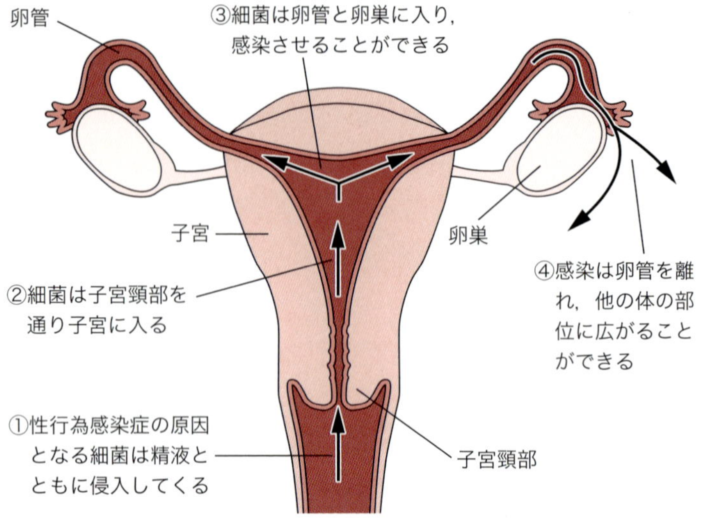

図1　PIDが発症する機序
文献6を参考に作成

1. PIDについて

1 全体の臨床像

性活動のある女性の緩徐発症の下腹部痛．発熱は伴ってなくてもよい（約半数でみられる）．月経後1週間以内に発症することが多い．性交渉歴や帯下の増加といった病歴から典型的な症例もあるが，病歴からはっきりしない無症候性の非典型例もある．

2 他の疾患との区別

時間単位の急性発症であれば，卵巣出血，卵巣腫瘍頸捻転，子宮外妊娠，日単位の発症であれば虫垂炎，憩室炎，PID，週単位であれば，潰瘍性大腸炎やクローン病などを鑑別に入れる．子宮内膜症との鑑別（合併している場合もある）はしばしば困難である．子宮内膜症は月経数日前から月経期間中の腹痛であるが，PIDは月経期間中に終了することはなく，子宮内膜症では，通常腹膜刺激症状はない．救急外来でしばしば問題となり，かつ重要なのは虫垂炎との鑑別である．痛みの移動がなく，両側性で，嘔気・嘔吐がなければPIDらしいとされる[1]．ある研究ではこれら3つを満たす場合には，虫垂炎の陰性尤度比は0.03であり，鑑別に有用である．

3 診断へ導くkeyとなる病歴，身体所見，検査

診断へ導くkeyとなる病歴は帯下の異常，不正出血，性交痛や性交後の出血，排尿時痛，性感染症の既往歴である．「帯下」は正常でもバリエーションがあるが，「普段と違いがあるのか」「おりもの自体の変化」について聞き出すとよいだろう．

身体所見としては，骨盤もしくは下腹部痛が必須であるが，子宮頸部の可動痛，子宮の圧痛，卵巣・卵管の圧痛のうち1つが認められればPIDの診断基準（表）を満たすことになり，なるべく早期に治療を開始するべきである．

表　PIDの診断基準

PIDの診断基準
・性活動のある女性，STDのリスクのある女性 ・骨盤痛または下腹部痛がある ・他に原因がない ・内診所見にて，子宮頸管の可動時痛，または子宮の圧痛，または付属器の圧痛
PIDとしての特異度をあげる所見（追加基準）
・体温＞38.3℃ ・異常帯下の存在 ・腟分泌物の生食塗抹で白血球が多数存在する ・ESRもしくはCRPが上昇 ・淋菌もしくはクラミジアによる子宮頸管炎があること
PIDとしての特異度をあげる所見（確定基準）
・病理組織診断 ・画像所見 ・PIDに合致する腹腔鏡検査での異常

文献2を参考に作成

検査では，顕微鏡下での腟分泌物の白血球数が多数みられ，みられない場合はむしろPIDの可能性は低下する．炎症反応の増多（表の追加基準参照）はPIDとしての特異度をあげる．

4 治療

重要な起炎菌は淋菌，クラミジア，細菌性腟症の原因菌となる嫌気性菌であるが，常に嫌気性菌が常に関与するのかははっきりしていない．クラミジアが原因の場合，より潜行性に進行している場合がある．その他の可能性のある起炎菌は，大腸菌，B群溶連菌，腸球菌といった通性好気性菌である．重症の場合は入院にて静注治療，軽症～中等症の場合は経口薬にて治療を行うことが可能である．静注，内服治療とも治療期間は基本的には14日間である．

なお，治療を入院か外来のどちらでするかという問題があり，これも基準が示されている[2]．外科的緊急性がある場合（虫垂炎なども除外しなければならない場合），妊婦，経口抗菌薬への反応が乏しい，嘔吐や発熱などで状態が悪い，卵管卵巣膿腫がある場合である．

●静注治療の場合

・アンピシリン・スルバクタム（ユナシン®）1回3 g　6時間ごと
　＋ドキシサイクリン（ビブラマイシン®）1回100 mg　12時間ごと
　症状が改善してから24～48時間経過すると内服に変更してもよい

●内服加療の場合

・セフトリアキソン（ロセフィン®）250 mg 筋注（1回のみ）
　＋ドキシサイクリン（ビブラマイシン®）1回100 mg　12時間ごと
　±メトロニダゾール（フラジール®）1回500 mg　1日2回

症例をみた研修医からの質問

①他の疾患がなさそうで，PIDを疑い産婦人科に診察を依頼したのですが，「後日の外来予約をして，抗生物質をはじめといて」，と言われました．こういう場合どうすればよいのでしょう？

医療機関によっては産婦人科の診察を当日に受けることができない場合もあるだろう．しかしPIDであった場合，2～3日の診断の遅れは不妊率の上昇（3倍以上）につながるといった報告があり[1)]，また受診の継続が困難なことも多い．したがって，一般化は難しいが，緊急で婦人科診察を受けることができず，前述の入院適応にも合致しない場合には，内服加療を開始する方がよいだろう．そして後日の産婦人科でフォローアップにつなげることが大事である．ただし，筆者は患者の状況が許せば，前述の基準に合致しなくても基本的には入院適応と考えている．

②セフトリアキソン250 mg筋注って本当にしているのですか？

ガイドライン上は推奨されているが，実際には静脈ラインを取ることに問題がなければ，簡便であることからセフトリアキソン1 g点滴静注を行うことが多い．

③内診には自信がありません．直腸診でのCMT（cervical motion tenderness）ってどの程度有用？

米国などでは家庭医が内診を行っているが，日本では医師の手技や患者側の問題があり，一般的ではない．直腸診は内診よりもCMTの感度は若干低くなると考えられるが，所見がないことで否定できるものではなく，ある場合には有用である．ただし，直腸診であれば受け入れられる，というものでもないため，他の状況から方針を変えないと判断される場合や翌日産婦人科受診が決まっている場合には，筆者はあえては行っていない．

文献1）：Hills, S. D., et al.：Delayed care of pelvic inflammatory disease as a risk factor for impaired fertility. Am J Obstet Gynecol, 168：1503-1509, 1993

●ここがピットフォール

典型的ゲシュタルトだけがPIDなのではない！ PIDの場合は不妊をはじめとした合併症を減らしたいため，治療閾値を低くする必要がある．

2. 急性HIVを疑う婦人科的臨床像について（他のSTDとの鑑別も含めて）

1 全体の臨床像

HIVの新規感染者における女性の割合は数%である．そのなかでも急性HIV感染症をきたすものを「acute retroviral syndrome」といい，伝染性単核球症様の症状をきたす（後述）．特に臨床像に男女差はないが，女性患者は稀ではある（が，ないことはない）．

他の病原体との鑑別としては，伝染性単球症をきたす一連の原因―EBV，CMV，肝炎ウイルス，トキソプラズマ，その他に梅毒や播種性淋菌症があげられよう．

2 診断へ導くkeyとなる病歴，身体所見，検査

潜伏期間が2～4週間であるため，感染の機会があったかどうかを確認することが何よりkeyとなる．ただし，初回受診時に聞き出せないこともあり，だからといって検査をしないという態度もややかたくなである．筆者は患者の状況に応じて「HIVというウイルスも原因となるのですが，検査しておきましょうか」という程度で検査を優先させることもある．病歴としては，発熱，倦怠感がともに70％前後，筋肉痛，皮疹，頭痛は約50％，頸部リンパ節腫脹は40％，関節痛，夜間の発汗，下痢が約30％と続く[3)]．身体所見で急性HIV感染症に特徴的であるのは，皮膚粘膜の多発潰瘍で，口腔内や食道，肛門部などにみられる．ただし合併する他の性感染症である可能性もある．また発疹はEBVやCMVには稀な所見である．

検査は第四世代のHIVスクリーニング検査が感染2～3週間から陽性になるため，検出感度は高くなったが，それでも逃すことはある．HIV-PCR検査を併用することが確実だ．

3 治療

HIV-PCR陽性で診断が確定した場合は，まだ議論の余地があるものの，周囲への感染の機会を減らすという意味から，抗ウイルス治療が開始する専門家が多い．HIV診療経験のある専門家に紹介するのが望ましいだろう．

●ここがポイント

皮膚粘膜の潰瘍はHIV自体でも認められる．他にはCMVやHSVも同様の病変をきたすことがある．

Advanced Lecture

PIDの10％が肝周囲炎（Fitz-Hugh-Curtis syndrome：FHCS）を合併する．PIDと異なり，内診所見に乏しく，付属器炎所見がない右上腹部痛のみで受診することもある[4)]．このような場合は婦人科診察でも否定的とされることもある．胆道系疾患との鑑別は身体所見から区別は困難で，かつ肝酵素も軽度の上昇がみられることもある．前述の性感染症のリスクと既往歴が重要であることはいうまでもないが，腹部エコーで鑑別を行う必要がある．またCT所見ではFHCSに比較的特徴的な，早期相での肝皮膜の濃染といった所見がとらえられる場合もある（図2，3）．

おわりに

PIDがなぜ重要かというと，くり返すほどに妊孕性が低下するからである（1回のエピソードで妊孕性が89％，2度で77％，3回で46％に低下[5)]．その他にも，PIDの再燃や卵管水腫，慢

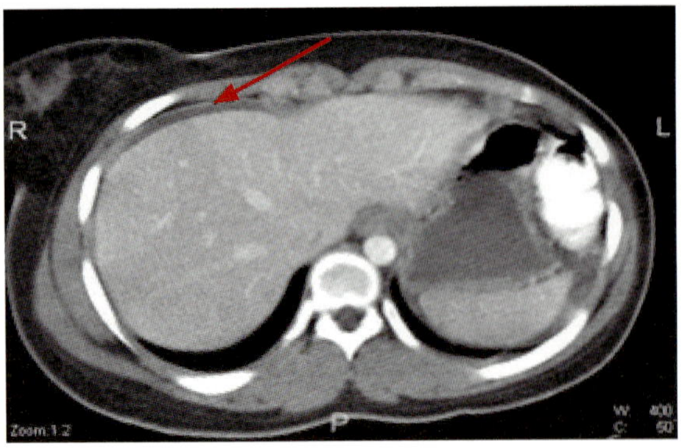

図2　FHCSの造影CT所見
→は肝皮膜を示す

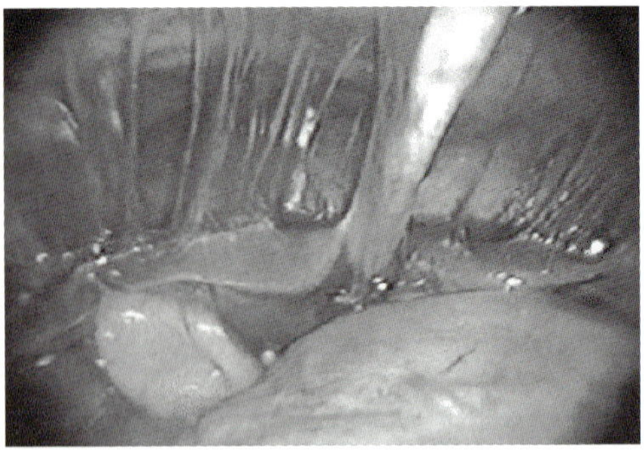

図3　FHCSの腹腔鏡所見（violin string sign）
文献8より転載（Color Atlas ⑪参照）

性骨盤痛，子宮外妊娠といった重篤な合併症の原因となる．前述したように重症度にも幅があり，典型的なゲシュタルトのみを診断しようとすると，比較的軽症なものは未治療となり，不妊を予防できるチャンスをみすみす逃してしまうことになる．したがって，**他の診断がつき否定できるまでは仮説を棄却しない態度で臨むことが大切だ．**

文献・参考文献

1）Koji, M., et al.：Clinical prediction rule to distinguish pelvic inflammatory disease from acute appendicitis in women of childbearing age. Am J Emerg Med, 25：152-157, 2007
2）STD Treatment Guidelines, 2010：MMWR, 59（RR12）：1-110, 2010
3）Paul, E. S.：Acute and early HIV infection：Clinical manifestation and diagnosis. UpToDate, 2013
4）池田裕美枝 ほか：Fitz-Hugh-Curtis症候群24例の検討：第62回産婦人科学会学術講演会
5）Weström, L.：Incidence, prevalence, and trends of acute pelvic inflammatory disease and its consequences in industrialized countries. Am J Obstet Gynecol, 138：880-892, 1980
6）3D Urology and Prostatitis Treatment Clinic：http://prostatitiscure3d.com/Pelvic-Inflammatory-Disease/about-Pelvic-Inflammatory-Disease.html（2014年2月閲覧）
7）Je Sung You., et al.：Clinical Features of Fitz-Hugh-Curtis Syndrome in the Emergency Department. Yonsei Med J, 53：753-758, 2012
8）Suk, K., et al.：The Perihepatic Space: Comprehensive Anatomy and CT Features of Pathologic Conditions. Radiographics.：27, 129-143, 2007

プロフィール

土井朝子（Asako Doi）
神戸市立医療センター中央市民病院 総合診療科・感染症科　副医長

19. インフルエンザ

小松真成

Point

- 流行期でインフルエンザを示唆する症状が急に出現すれば，それはインフルエンザである
- 流行状況と照らし，迅速検査が必要か決める
- 抗ウイルス薬の処方は，合併症のリスクで決める

1. 全体の臨床像（ゲシュタルト）

「インフルエンザ」は16世紀ごろにイタリアで名付けられた．占星術師が外から体内へ流れ込む何らかの影響で生じると考え，「影響」を意味するイタリア語*influenza*（英語influence）から名付けたとされる[1)]．in（中へ）とflow（流れ込む）である．このころすでに流行疾患ととらえられており，現在でもその診断に「流行状況」は最重要で，欠かすことはできない．

一文でいうなら「**インフルエンザ流行期で，インフルエンザ様症状（発熱，咳嗽，咽頭痛，頭痛など）が急激に出現し，基本すみやかに自然軽快（self-limiting）する疾患**」である．

Arnoldらは流行期で典型的症状があれば約80％がインフルエンザであると報告している[2)]．事前確率80％，つまり10名のうち8名が病歴のみでインフルエンザとほぼ診断できる．ここにインフルエンザウイルス抗原迅速検査（以下，迅速検査）が寄与するものは少ない．

一般的には悪寒，発熱，関節痛，筋肉痛といった“**全身症状**”が先行し，その後咽頭痛，咳嗽などの“**気道症状**”が続く．これはかぜとやや異なるプレゼンテーションで，対比させるとイメージをつかみやすい（表1）．あくまで典型例の一般化なので例外も多いが，この全体像の違いを意識しておくと診療上役立つ．

インフルエンザは**発症時刻を特定できるくらい**急に，きつい症状が出るのが典型である．また他の呼吸器系ウイルスよりも比較的早く発症24時間以内に高熱（38～40℃）をきたしやすい．緩やかに症状が出る場合もあり，高齢者は微熱のことも多い．特に患者は頭痛と筋肉痛に苦しみ，筋肉痛は四肢や背腰部，小児はふくらはぎに多い．また眼筋の強い痛みが側方注視で生じ，関節痛もコモンである．症状は全般的にかぜよりもきつく，学校や仕事を休みたくなる．症状は3日程度続くがすみやかに改善し1週間以内に全快する[3)]．

後述する合併症のリスクを見積り，治療内容を決める．つまり抗ウイルス薬が真に必要なケースかそうでないかだが，後者が実に多い．

経過は，発症から約1週間以内でself-limitingする場合が多い．これは感染力の目安となるウ

表1　インフルエンザとかぜの比較

	インフルエンザ	かぜ
原因	インフルエンザウイルス	主にライノウイルス
流行	冬期に多い	通年
発症	急激（時間も特定可能）	急性だがゆっくり
発熱	しばしば高熱（38～40℃）	せいぜい微熱（37℃台）
随伴症状	全身性（寒気，関節痛，筋肉痛など）が先行	上気道（せき，はな，のど）が主
合併症	肺炎，脳症など	稀
ワクチン	あり	なし

イルス排泄期間（約5日間）ともほぼ一致し，この間は登校・通勤・外出といった接触の機会を極力減らさねばならない．学校法の登校基準「発熱後5日かつ解熱後2日」と合致することも知っておく．

2. 他の疾患との区別

日常よく遭遇する“かぜ”は，急性上気道炎や感冒とも呼ばれ，インフルエンザと区別される（表1）．両者ともウイルスが原因で，抗菌薬は不要である．インフルエンザは検査と治療薬があり，感染可能なあいだ（通常は発症前日から発症後7日間）は自宅療養など拡大防止策が必要である点からも，両者の判別は意義が大きい．

かぜ以外では，咽頭扁桃炎，気管支炎，副鼻腔炎，肺炎，髄膜炎，伝染性単核球症などが鑑別疾患にあがる．特定の部位に局在化した所見があれば，そこが感染臓器である可能性が高い．詳しくは他稿を参照されたい．

●ここがピットフォール

「気道症状のないインフルエンザ」をみたら別の疾患も考えよう．それは全身徴候が前面に出やすい敗血症（心内膜炎，胆管炎，腎盂腎炎など）かもしれない．特に高齢者や免疫不全者で，比較的早期のケースでしばしばだまされる．多忙をきわめるインフルエンザ流行時ほど，慎重に鑑別を振り返ろう．さらに詳しくは良書[4)]をご覧いただきたい．

3. 診断へ導くKeyとなる病歴，身体所見，検査

1 病歴

どの症状がどの程度インフルエンザっぽいのか，つまり尤度比（likelihood ratio：LR）を知っておくことが望ましい（表2）．残念ながら単一でインフルエンザと確定もしくは除外できる症状はない．発熱・咳嗽・鼻閉がないとインフルエンザの疑いはやや下がる．ワクチン接種歴の診断特性もよいとはいえず，接種しているからといってインフルエンザは否定できない．

表2　インフルエンザの症状と尤度比

症状	全年齢		60歳以上	
	LR＋	LR－	LR＋	LR－
発熱	1.8	0.40	3.8	0.72
咳嗽	1.1	0.42	2.0	0.57
頭痛	1.0	0.75	1.9	0.70
咽頭痛	1.0	0.96	1.4	0.77
筋肉痛	0.93	1.2	2.4	0.68
鼻閉	1.1	0.49	0.95	1.0
くしゃみ	1.2	0.87	0.47	2.1
悪寒	1.1	0.68	2.6	0.66
倦怠感	0.98	1.1	2.6	0.55
ワクチン接種歴	0.63	1.1	－	－
発熱＋咳嗽＋急性発症	2.0	0.54	5.4	0.77
予測ルール	6.5	0.3	－	－

予測ルール：下記2つを満たせばインフルエンザと診断
・流行期の発熱（37.8℃以上）
・咳嗽，頭痛，咽頭痛，筋肉痛，発症から48時間以内のうち少なくとも2つ
文献5，6を参考に作成

60歳以上に限定するとその有用性が高まるのは面白い．筋肉痛，悪寒，倦怠感の診断的意義はやや上がり，くしゃみはインフルエンザの疑いをやや下げる．症状を組合わせた“合わせ技”では，急性の発熱＋咳嗽があればインフルエンザの疑いが高まる[5]．

予測ルールは，流行期の発熱（37.8℃以上）に加え，咳嗽，頭痛，咽頭痛，筋肉痛，発症から48時間以内のうち少なくとも2つを満たせばインフルエンザらしいとする[6]．が，この報告を含めた系統的レビュー[7]では確たるルールは見出せなかった．

●ここがポイント

症状とあわせて考えるべきは，やはり「**流行状況**」である．流行時に上記症状があればインフルエンザを強く示唆し，非流行時ならインフルエンザの疑いは下がる．一般診療で流行状況がここまで重要となる感染症もそうない．診察開始時に「どう，インフルエンザ多い？」と周囲のスタッフにちょっと尋ねるだけで事前確率を上げ下げする医師も多い．

管轄保健所からの直接の情報，感染症情報センター[8]，また薬局処方箋サーベイランス[9]などのデータもぜひ活用したい．「感染症に国境はない」といわれるが，インフルエンザもしかり，県境で隔てられるものではない．よりマクロな視野で動向を把握しよう．

多忙な現場，とりわけ真冬の混雑期だとそうそう生活歴聴取に時間を割いてもいられない．流行状況以外に，インフルエンザ診療できわめて大きな意味をもつ**有病者との接触**（sick contact），**渡航歴**，この2つの情報も欠かさず聴取する．

家族・施設・職場などでsick contactがあれば，潜伏期1～4日（平均2日）を経て発症するおそれがある．もちろん接触がないからといって否定はできない．

渡航歴は，季節性よりも死亡率が高い高病原性インフルエンザを疑う情報源となる．2013年春，中国上海を中心に流行したインフルエンザA（H7N9）型が記憶に新しい．また渡航地，曝露などに応じたその他の熱帯感染症を想起することにもつながる．

2 身体所見

咽頭後壁のリンパ濾胞がインフルエンザ診断に有用かもしれない．これはイクラ様の構造物で，インフルエンザ（H1N1）2009（以下，H1N1/09）に対して感度100％，特異度97％，2003～2009年の季節性インフルエンザでは感度95％，特異度98％であった[10]．さらなる検証が必要だが，インフルエンザを疑う者には周辺の扁桃とあわせて，より詳しく丁寧に咽頭の奥を覗き視るのも一考である．

心不全，二次性の細菌性肺炎でもcracklesを指摘できることがあり，合併症把握の点からも胸部聴診は注意して行う．

3 検査

迅速検査（H1N1/09を含む）の診断特性は感度62.3％，特異度98.2％であった[11]．これは**迅速検査が陰性でもインフルエンザの除外はできない**ことを意味する．例えば，ある患者で流行期に典型的症状がありインフルエンザの事前確率を80％と見積もる．迅速検査が陽性だと事後確率は99.3％でインフルエンザと確定できるが，迅速検査陰性では事後確率60.6％と下がりかえって混乱することになる．流行期で事前確率が70％程度あれば迅速検査の意義は乏しく，検査なしで診断してもよいと考える．迅速検査が有効な状況は，流行前の早発例診断，非典型例での診断確認など，適応はかぎられる．

4. 治療と予防など

インフルエンザはそもそもself-limitingなウイルス疾患である．それに対しあえて抗ウイルス薬を用いるということは，それなりの十分なアウトカムが得られなければならない．またどのような場合に薬を用いるか，リスクを見積ったうえで**高リスク者**に使用する．薬に求めるアウトカムは，死亡率低下，予後改善，合併症予防，症状軽快などがある．

表３　インフルエンザの合併症と重症例

・肺炎，低酸素血症などの下気道障害
・脳症，脳炎などの中枢神経障害
・心筋炎，心外膜炎
・筋炎，横紋筋融解症
・腎障害
・基礎疾患の増悪

研修医のよくある疑問

抗ウイルス薬は本当に必要？ また使用時の注意点は？

季節性インフルエンザ患者に対してオセルタミビル（タミフル®）やザナミビル（リレンザ®）を用いると症状寛解までが約半日短くなるという報告がある[12]．漢方薬の麻杏甘石湯と銀翹散を用いると，H1N1インフルエンザ患者の解熱が約10時間早く，タミフル®と同等の効果である[13]．高リスク患者の死亡率，入院，合併症を減らすかもしれないとの報告[14]もある．今のところ，抗ウイルス薬は**重症例や進行例**（表３），**また合併症の高リスク患者**（表４）に対して用いるのが妥当と考える（図）．

抗ウイルス薬使用時の注意点は，リレンザ®は気管支攣縮のリスクがあり，気管支拡張吸入薬を前投与のうえ用いることもできるが，喘息や慢性肺疾患の患者では避けた方が無難である．またタミフル®処方の有無にかかわらず，小児・未成年の患者は異常行動をとらないか，保護者などが最低２日間見守る．

新しい抗ウイルス薬でわかってきたことは，成人インフルエンザ患者でラニナミビル（イナビル®）はタミフル®と症状消失までの時間がほぼ同等[16]というくらいで，今のところ従来のタミフル®やリレンザ®より優先して使うべき理由は見当たらない．あえて使いわけをするなら，吸入可能だが服薬アドヒアランスが難しい場合はイナビル®，重症で経口投与が難しいケースでペラミビル（ラピアクタ®）となるが，条件はきわめて限定される．

以上をふまえ，薬のコストや副作用，ウイルス耐性化なども考慮し患者と相談しつつ実際の処方を決める．筆者は合併症リスクのない軽症例，改善しているケースでは抗ウイルス薬を処方しない場合が多い．

安静，水分補給とあわせて，アセトアミノフェンといった解熱薬を用いることがある．メフェナム酸（ポンタール®）やジクロフェナク（ボルタレン®）は脳症，またアスピリン含有薬はReye症候群との関連が示唆され，特に小児や思春期のケースでは避ける．

日本の潤沢な受診アクセスを活かし慎重に経過観察を行うのも重要である．表３にあるような合併症・重症化をきたす前に，わずかでもその徴候が現れたら直ちに受診するようあらかじめ伝えておく．そうすることで，一律に抗ウイルス薬をばらまくのではなく，当初抗ウイルス薬を使うか悩むようなケースでもきめ細かなフォローと必要に応じた処方が可能となる．これに関連して，重症例や増悪例では発症48時間以降でも抗ウイルス薬は勧められることは知っておきたい[17]．

家族のひとりがインフルエンザに感染した場合，その家族全員が手洗いやマスクをすると家族間でのインフルエンザ発症が少ない傾向にある[18]ことは，拡大防止の一策として伝える．

表4　インフルエンザ合併症の高リスク者

・5歳未満（特に2歳未満）
・65歳以上
・喘息，慢性閉塞性肺疾患などの呼吸器疾患
・心血管疾患（高血圧のみは除く）
・腎・肝疾患
・鎌状赤血球症などの血液疾患
・糖尿病などの代謝疾患
・痙攣，脳卒中，筋ジス，脊髄損傷などの神経疾患
・免疫抑制剤投与中やHIV感染者
・妊婦，産後2週間以内
・19歳以下でアスピリン長期内服中
・病的肥満（BMI≧40）
・療養施設などの入所者

文献15を参考に作成

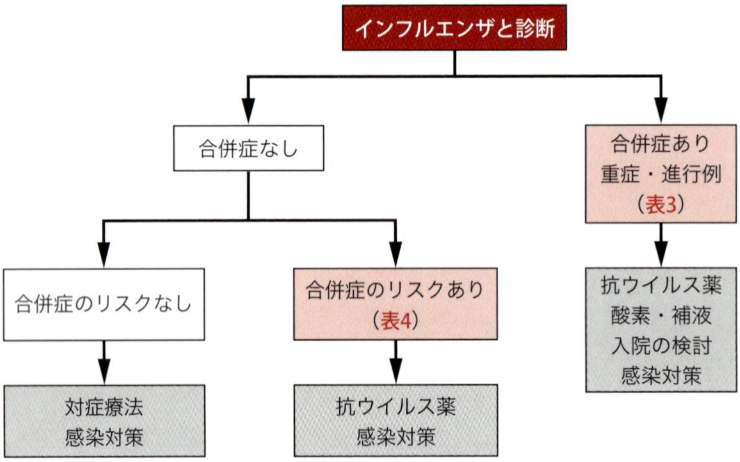

図　インフルエンザ治療のフローチャート

ベテラン指導医のつぶやき

ワクチンの臨床的効果は？ また接種対象者は？

インフルエンザワクチンは重要な予防手段の1つである．2009年にパンデミックを起こし，今や季節性となったH1N1/09もワクチンに含まれている．16～65歳の健康成人へワクチンを接種すると，インフルエンザ発症は少なく，入院や肺炎は少ない傾向にある[19]．65歳以上の高齢者と健康小児へのワクチン接種もインフルエンザ発症は少なくなる[20, 21]．しかもその効果は接種した個人に留まらず，家族や施設内にもおよび，集団免疫を司る．接種対象は，**合併症の高リスク者（表4）はもちろんのこと，生後6カ月以上の全員**へ幅広く勧めたい[22]．

文献・参考文献

1）加藤茂孝（著）：第8章 インフルエンザ．「人類と感染症の歴史 －未知なる恐怖を超えて－」，pp.125-151，丸善出版，2013
2）Monto, A. S., et al.：Clinical signs and symptoms predicting influenza infection. Arch Intern Med, 160：3243-3247, 2000
3）Treanor, J. J.：Influenza viruses, Including avian influenza and swine influenza. In：Mandell, Douglas, and Bennett' s Principles and Practice of Infectious Diseases, 7th ed.（Gerald, L. M. et al.）, Churchill Livingstone, 2009
4）『誰も教えてくれなかった「風邪」の診かた 重篤な疾患を見極める！』（岸田直樹/著），医学書院，2012
5）Call, S. A., et al.：Does this patient have influenza? JAMA, 293：987-997, 2005
6）Stein J., et al.：Performance characteristics of clinical diagnosis, a clinical decision rule, and a rapid influenza test in the detection of influenza infection in a community sample of adults. Ann Emerg Med, 46：412-419, 2005
7）Ebell, M. H. & Afonso, A.：A systematic review of clinical decision rules for the diagnosis of influenza. Ann Fam Med, 9：69-77, 2011
8）国立感染症研究所 感染症情報センター インフルエンザ：http://idsc.nih.go.jp/disease/influenza/（2014年1月閲覧）
9）国立感染症研究所 感染症情報センター 抗インフルエンザ薬によるインフルエンザ推定患者数：http://syndromic-surveillance.net/yakkyoku/yakkyoku_nippou/index.html（2014年2月閲覧）
10）Akihiko, M. & Watanabe, S.：Posterior pharyngeal wall follicles as early diagnostic marker for seasonal and novel influenza. Gen Med, 12：51-60, 2011
11）Chartrand, C., et al.：Accuracy of rapid influenza diagnostic tests: a meta-analysis. Ann Intern Med, 156：500-511, 2012
12）Burch, J., et al.：Prescription of anti-influenza drugs for healthy adults: a systematic review and meta-analysis. Lancet Infect Dis, 9：537-545, 2009
13）Wang, C., et al.：Oseltamivir compared with the Chinese traditional therapy maxingshigan-yinqiaosan in the treatment of H1N1 influenza: a randomized trial. Ann Intern Med, 155：217-225, 2011
14）Hsu, J., et al.：Antivirals for treatment of influenza：a systematic review and meta-analysis of observational studies. Ann Intern Med, 156：512-524, 2012
15）Fiore, A. E., et al.：Antiviral agents for the treatment and chemoprophylaxis of influenza --- recommendations of the Advisory Committee on Immunization Practices（ACIP）. MMWR Recomm Rep, 60：1-24, 2011
16）Watanabe, A., et al.：Long-acting neuraminidase inhibitor laninamivir octanoate versus oseltamivir for treatment of influenza: A double-blind, randomized, noninferiority clinical trial. Clin Infect Dis, 51：1167-1175, 2010
17）Bautista, E., et al.：Clinical aspects of pandemic 2009 influenza A（H1N1）virus infection. N Engl J Med, 362：1708-1719, 2010
18）Cowling, B. J., et al.：Facemasks and hand hygiene to prevent influenza transmission in households: a cluster randomized trial. Ann Intern Med, 151：437-446, 2009
19）Jefferson, T., et al.：Vaccines for preventing influenza in healthy adults. Cochrane Database Syst Rev：CD001269, 2010
20）Jefferson T, et al.：Vaccines for preventing influenza in the elderly. Cochrane Database Syst Rev, CD004876, 2010
21）Jefferson, T., et al.：Vaccines for preventing influenza in healthy children. Cochrane Database Syst Rev：CD004879, 2012
22）Centers for Disease Control and Prevention（CDC）：Prevention and control of influenza with vaccines：Recommendations of the Advisory Committee on Immunization Practices（ACIP）--United states, 2013-2014. MMWR Recomm Rep, 62：1-43, 2013

プロフィール

小松真成（Masanari Komatsu）
鹿児島生協病院 総合内科（感染症）

地方中規模病院でID&GIM，研鑽の日々です．総合内科をともに学ぶ「かごんまGIM塾」を立ち上げました．
読者の皆さん，一緒に精進しましょう！

1. 不明熱
～層（layer），軸（axis），次元（dimension）を意識した診療

萩野　昇

Point

- 「自称・不明熱」はあまりにも多い．まずは自分が「自称・不明熱」をつくらないことを目標にしよう
- 診断の過程１つ１つは「４ステップ（疑う・迫る・除外する・フォローする）」のくり返しである
- 「くり返し（repetitiveness）」と「徹底すること（thoroughness）」が重要であり，日常臨床では一番難しい

●プロローグ

「ところで今回の腫瘍は，喩えて言えば，そのご夫婦の真ん中に時子さんが居座って仲を裂こうとしているんですね」
おまえは突然，胸を熱くする．
これは，物語だ．
主治医は語ることのできる人だったのだ．

糸山秋子：作家の超然．「妻の超然（新潮文庫）」，p.190：新潮社，2013より引用

1. はじめに：不明熱の定義

不明熱はPetersdorfとBeesonによって1961年に「３週間以上持続する発熱で，何度かは38.3℃（101F）よりも高い体温を示し，１週間の入院精査によっても原因が明らかにならないもの」と定義された．後半部分は後にDurackとStreetによって「３回の外来診療，あるいは３日間の入院精査」と書き直され，彼らはこれを「古典的不明熱」と呼称した．彼らは同時に「院内発症の不明熱」「HIVに関連した不明熱」「好中球減少時の不明熱」の３分類を追加することを提案した[1]．DurackとStreetによるこれら４つの分類は原典に沿って訳出されることが少ないので，表１に訳出する．

本稿は，主に内科初診外来，あるいは救急外来を「遷延する発熱」を主訴として受診された成人患者さんについて，すなわち「古典的不明熱」に近いカテゴリーについて，「診療のゲシュタル

表1　Durack と Street による不明熱の新定義

古典的不明熱（Classical FUO）
・38.3℃（101F）以上への体温上昇がそのうち数回で認められる ・3週間以上発熱が持続する ・適切な診断的努力にもかかわらず，3回の外来診療，あるいは3日間の入院精査によっても診断が定まらない
院内発症不明熱（Nosocomial FUO）
・急性期ケア病棟の患者で，38.3℃以上への体温上昇が数回で認められる ・入院時には感染症は認められない，もしくは培養検査中である ・適切な診断的努力にもかかわらず，（2日間の培養結果待ち期間を含んだ）3日間の精査で診断が定まらない
好中球減少時の不明熱（Neutropenic FUO）
・38.3℃以上への体温上昇が数回で認められる ・好中球数が500/mm³未満，あるいは1～2日以内に500/mm³未満に低下すると予想される ・適切な診断的努力にもかかわらず，（2日間の培養結果待ち期間を含んだ）3日間の精査で診断が定まらない
HIV関連の不明熱（HIV-associated FUO）
・38.3℃以上への体温上昇が数回で認められる ・HIV感染が血清学的検査で示されている ・発熱が外来で4週間以上，あるいは院内で3日間以上持続する ・適切な診断的努力にもかかわらず，（2日間の培養結果待ち期間を含んだ）3日間の精査で診断が定まらない

文献1より引用
古典的不明熱以外の3者の「定義を満たすまでの発熱期間」は古典的不明熱とは全く異なることに留意．採用すべき思考法・アプローチも当然異なる（FUO：fever of unknown origin）

ト」を素描することを目的とする．「院内発症の不明熱」「好中球減少時の不明熱」に対しては全く別のアプローチ〔empirical（経験的な）な，場合によってはpre-emptive（予防的な）な治療が優先されることもある〕が採用されるべきであるし，HIVに関連した不明熱の疫学は今日の抗レトロウイルス療法の進歩によって（原著に記されたものから）大きく変遷している．また，「海外渡航後の不明熱」や「透析患者における不明熱」，あるいは「小児の不明熱」「高齢者の不明熱」はそれぞれ考慮すべきサブカテゴリーであるが，本稿の守備範囲を超える．以下で特に断りなく「不明熱」と書いている場合には，古典的不明熱をさす．

2. 古典的不明熱は存在するか ～Listen to the patient～

実際の臨床では3週間という有熱期間や，38.3℃という体温にこだわりすぎる必要はない．医療へのアクセスのよい本邦で，「3週間以上持続する発熱」を主訴に外来を受診される場合には，すでに「前医」による検査や治療介入が行われている場合がほとんどであろう．

どのような不明熱の定義を採用するにしても，

- ある程度の期間，体温の上昇が遷延し
- 最低限行っておくべき聴取・診察，ならびにスクリーニング的な検査を行ったが，体温上昇の原因が同定されない

ことがエッセンスであることに留意しよう．

ここから直ちに「不明熱が『不明化』する」理由が推測される．

a．不明熱を疑う患者さんに対する「最低限行っておくべき聴取事項」「最低限行っておくべき診

A）皮膚所見

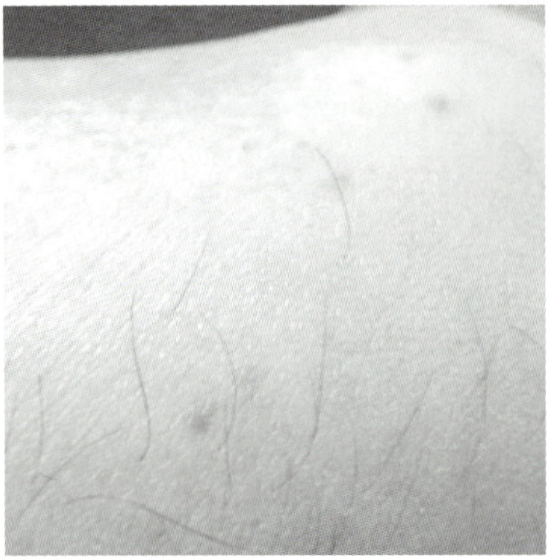

B）下眼瞼結膜出血

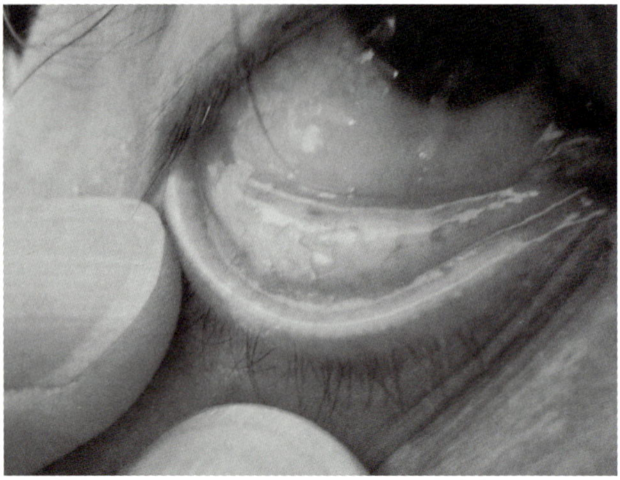

図1　Listen to the patient―しかしその声はかすかである①
A）ANCA関連血管炎の患者で認められた，皮膚表層の紅斑．同部位の皮膚生検によって血管炎が証明された．B）別の「血管炎疑い」の患者で認められた下眼瞼結膜の出血．最終的に感染性心内膜炎と診断された．（写真Aは聖路加国際病院 岸本暢将先生のご厚意による）Color Atlas⑫参照

察」は定義されていない．改めて聴取されるまで，自分の病歴（海外渡航歴，食事の嗜好など）が現在の病状と関連しているとは，普通の患者さんは考えないものである．若年者における頸部の聴診（高安動脈炎），直腸診や睾丸の触診を含めた陰部の診察（結節性多発動脈炎による睾丸痛，炎症性腸疾患の初期徴候としての肛門周囲膿瘍など），皮膚病変の診察が診断の要となる疾患（成人Still病，Sweet病など）は，内科医の盲点となる（図1）．

b. また「スクリーニング検査」が何をさすのかについても一致した意見はない．抗菌薬が投与されない状態での血液培養複数セット採取は，発熱ワークアップに際して「行われていない」検査の代表格であり，膠原病に関連した特異的自己抗体や感染症に関連した血清学的検査のいくつかは，診断的価値が低い「行われすぎている」検査の代表格である．検査前確率の低いときに，後者の検査を行って「陽性」の結果が得られた場合，可能性として一番高いのは「偽陽性」である．
（表2A，Bに，スクリーニング検査として提唱されている検査セットの例，ならびに高齢者が「不明熱」と診断されたときに行うべき検査のセットとして提唱されているものの例を示す．表3に，特に膠原病領域から「血液検査で診断困難なもの」の例を示す．図2は「ある大学病院で実際に行われていた検査の例」である）．

c. いくつかの疾患は「ある時点ではその疾患の徴候をとらえられるが，ある時点では全く徴候を見出せない」ことがあり，そうした疾患こそが「不明熱のメインプレイヤー」である．結核感染症は抗結核薬投与の有無にかかわらず改善することがある．悪性リンパ腫のリンパ節腫大は一時的に自然退縮することがある（図3）．

理想的な医師であれば，注意深い病歴聴取と身体診察，適切な検査によって，「古典的不明熱」とされる疾患の多くを「不明熱の定義を満たす前に」診断することが可能だろう．筆者の尊敬する，ある医師が（食事の席で冗談混じりに）「**不明熱なんて存在しない**よね．少なくとも僕は不明

表２A 「不明熱と診断する前に」行うべき検査セットの例

不明熱と診断する前に
・網羅的な病歴聴取
・身体診察
・血算（分画）
・血液内科医による血液塗抹標本の目視
・生化学検査（肝逸脱酵素，LDH，ビリルビンを含む）
・尿定性・沈渣
・血液培養×３セット
・尿培養検査
・リウマトイド因子・抗核抗体
・抗サイトメガロウイルスIgM抗体
・（EBウイルス感染が疑われるとき）異好性抗体
・Q熱の血清学的検査（曝露歴のある場合）
・胸部単純X線写真
・肝炎ウイルスの血清学的検査（肝酵素の上昇がある場合）

文献9より引用
異好性抗体は本邦ではほとんど行われないEBウイルス感染の参考検査.
Q熱の血清学的検査も行われていない

表２B 「不明熱と診断された後に」行うべき検査セットの例

不明熱と診断された後に（高齢者の場合）	
・経時的な体温上昇の確認	・心エコー検査（経胸壁，経食道）
・きめ細かな病歴聴取	・ESR 40 mm/時以上の場合：側頭動脈生検を考慮
・身体所見を全部とる	・（特に臥床がちの患者）肺塞栓症の除外
・血液検査（血算，ESR，生化学検査）	・結核の診断
・尿検査	・胸腹部CT
・各種培養（血液，尿）	・GaシンチグラフィやFDG-PETなどの核医学診断
・甲状腺機能	・肝生検，骨髄生検
・HIV，EBV，CMV	・腹腔鏡検査
・抗核抗体	
・胸部X線写真	
・可能な薬剤はすべて中止	

文献10を参考に作成
上記検査セットには含まれていないが，もし細小血管炎の臨床的証拠があれば，抗好中球細胞質抗体（Anti-neutrophilic cytoplasmic antibody: ANCA）が有用なこともある．日本の臨床現場では先にANCAが測定されてから，陽性であった場合にリウマチ・膠原病科にコンサルトされる場合の方が多い

表３ 「血液検査だけでは診断できない」不明熱

・血管炎 ―結節性多発動脈炎 ―高安動脈炎 ―巨細胞性動脈炎 ―ANCA関連血管炎の一部
・リウマチ性多発筋痛症
・成人Still病
・サルコイドーシス
・再発性多発軟骨炎
・Behçet病
・周期性発熱症候群
・炎症性腸疾患

萩野　昇：関節リウマチと鑑別が必要な疾患とその特徴【どのような年齢でも起こる疾患】不明熱．medicina, 48（2）：249-256, 2011より改変して転載

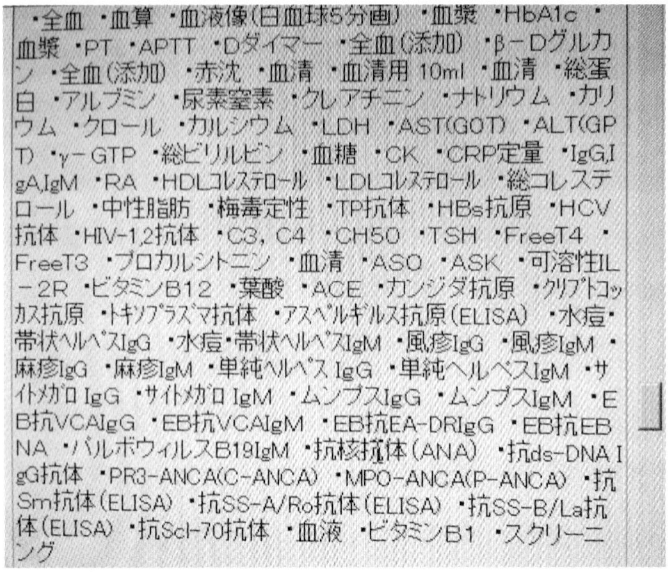
・全血 ・血算 ・血液像(白血球5分画) ・血漿 ・HbA1c ・血漿 ・PT ・APTT ・Dダイマー ・全血(添加) ・β－Dグルカン ・全血(添加) ・赤沈 ・血清 ・血清用 10ml ・血清 ・総蛋白 ・アルブミン ・尿素窒素 ・クレアチニン ・ナトリウム ・カリウム ・クロール ・カルシウム ・LDH ・AST(GOT) ・ALT(GPT) ・γ－GTP ・総ビリルビン ・血糖 ・CK ・CRP定量 ・IgG,IgA,IgM ・RA ・HDLコレステロール ・LDLコレステロール ・総コレステロール ・中性脂肪 ・梅毒定性 ・TP抗体 ・HBs抗原 ・HCV抗体 ・HIV-1,2抗体 ・C3, C4 ・CH50 ・TSH ・FreeT4 ・FreeT3 ・プロカルシトニン ・血清 ・ASO ・ASK ・可溶性IL－2R ・ビタミンB12 ・葉酸 ・ACE ・カンジダ抗原 ・クリプトコッカス抗原 ・トキソプラズマ抗体 ・アスペルギルス抗原(ELISA) ・水痘・帯状ヘルペスIgG ・水痘・帯状ヘルペスIgM ・風疹IgG ・風疹IgM ・麻疹IgG ・麻疹IgM ・単純ヘルペス IgG ・単純ヘルペスIgM ・サイトメガロ IgG ・サイトメガロ IgM ・ムンプスIgG ・ムンプスIgM ・EB抗VCAIgG ・EB抗VCAIgM ・EB抗EA-DRIgG ・EB抗EBNA ・パルボウィルスB19IgM ・抗核抗体(ANA) ・抗ds-DNA IgG抗体 ・PR3-ANCA(C-ANCA) ・MPO-ANCA(P-ANCA) ・抗Sm抗体(ELISA) ・抗SS-A/Ro抗体(ELISA) ・抗SS-B/La抗体(ELISA) ・抗Scl-70抗体 ・血液 ・ビタミンB1 ・スクリーニング

図2　ある大学病院で１名の発熱患者さんに行われていた検査の１例
検査前確率を意識せずに行った膨大な検査は，実地臨床においてはシグナル・ノイズ比を下げ，真に有用な情報を見えづらくする．発熱診療に慣れた医師の提出する血液検査の項目は，意外なほどあっさりしているものである

A　B

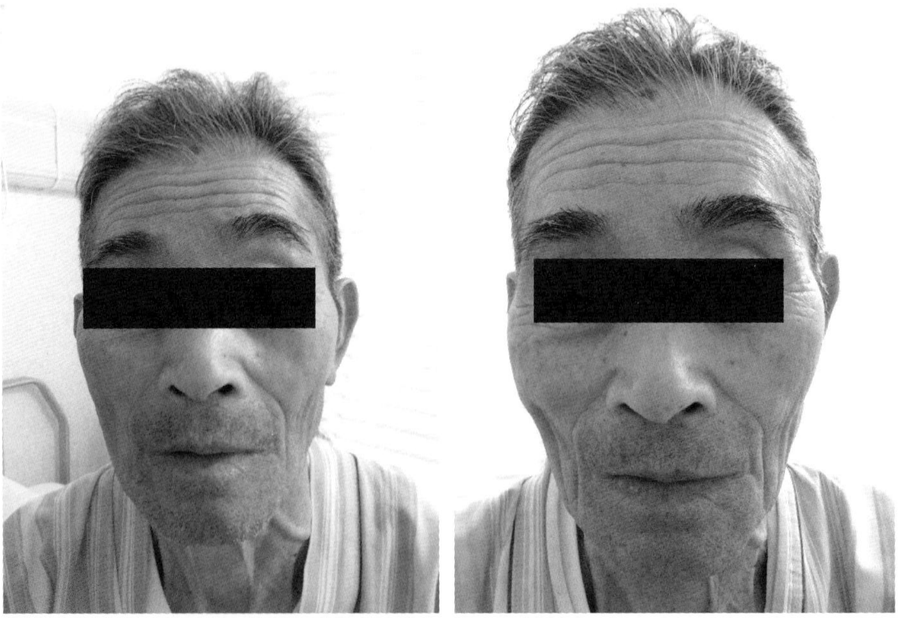

図3　Listen to the patient一しかしその声はかすれがちである②
A）不明熱，汎血球減少症で入院中の70代男性．ある日「痛くて眼鏡をかけられない」という訴えがあり，診察上明らかな鼻梁軟骨の腫脹・圧痛を認める．B）生検の手配をしていたところ，３日後には腫脹は完全に退縮した．最終診断：骨髄異形成症候群（myelodysplastic syndrome：MDS）に合併した再発性多発軟骨炎

表4　不明熱の層（layer）

1.「自称・不明熱」 別名：担当医が不明を恥じる不明熱
2. 難しい不明熱 ・2-1 よくある疾患の稀なプレゼンテーション ・2-2 稀な疾患のよくあるプレゼンテーション
3. 運命的な不明熱 ・3-1 稀な疾患の稀なプレゼンテーション ・3-2 その他

第1層については着実に「診断」し，自分が「自称・不明熱」をつくらないように努力しなければならない．第2層に属する疾患群へのアプローチの熟達度合いが「不明熱診療の習熟度」と言って差し支えない．第3層は，ある種の「運命（幸運，あるいは不運）」に左右されるが，この場合でも幸運を掴むのは“prepared mind”である

熱なんて診たことがない」と言っていたのは，初期評価が不十分（あるいは初期評価を不十分にさせる，初診医の場当たり的対応・処方）なためにつくり出された「自称・不明熱」があまりにも多いという事情を踏まえてのことと思う．

「不明熱をつくり出さない」「自称・不明熱を見破る」のが最初の一歩である．このことを銘記しよう[2)]．

3. そうはいっても不明熱は存在する ～不明熱の層（layer）～

つくり出された「自称・不明熱」を除くと，ほんとうの意味での「古典的不明熱」の患者さんを診療する機会は意外と少ないことに気づかされるが，一方で「不明熱について，原因がただ1つ同定され，その治療によって解熱が得られる」というシチュエーションは，とりわけ院内発症の不明熱（nosocomial FUO）においては稀な僥倖となりつつある[3)]．これまでの報告で不明熱の原因とされてきた疾患の一部は，医師の技量の進歩というよりも検査技術（血清学的検査，画像診断）の改善によって不明熱の原因であることをやめ，かわりに「注意深いフォローの末に，ある種の幸運が作用して」診断に至るしかない疾患群が不明熱のメインプレイヤーとなりつつある．

第9版のハリソン内科学の記載と今日の記載を比較してみると，不明熱の原因となりうる病原体の種類は増大し，悪性腫瘍の顔ぶれは大きく変化していない[4, 5)]．自己免疫性ならびに自己炎症性疾患についての理解が進み，記載が増えている．

「不明熱をつくらない」「自称・不明熱を見破る」段階の次には「不明熱のメインプレイヤーを識る」段階があり，その奥には「医師と患者の協力のもとにある種の幸運が訪れて診断できる『運命的』不明熱がある」ことを認めざるをえない．

これらは不明熱の「層（layer）」として理解することが可能である（表4）[6)]．

4. 運命のまえでわたしたちにできることは何か 〜不明熱の軸（axis）〜

あまりにも当然のことだが，発熱している患者さんは「生きている」．その生存を発熱という形で証している．つまり，遷延する発熱の患者を診療するにあたっては，「生きている」患者の生存を直ちに脅かす諸疾患を診断・除外することにプライオリティが置かれる．

不明熱の原因となりうる疾患のうち，とりわけ「急変」の可能性があるもの，足をすくわれがちなものを表5に示す．

逸話的症例①

50代男性，ここ3週間ほど「熱が出たり，収まったり」するという主訴で救急外来を受診．病歴聴取上，発熱のたびに会社付属の健康相談室で「風邪薬をもらって」内服していたとのこと．ぱっと見は「元気」で，体温38.2℃以外に呼吸回数を含めたバイタルサインに異常なし．救急外来での身体診察では大きな異常を指摘できなかったが，胸部単純X線写真で，両側にごくわずかな胸水貯留を認めた．血液検査上は白血球の軽度上昇（9,800/μL，分画なし），炎症反応の上昇（CRP 3.8 mg/dL）以外に電解質・肝酵素・腎機能の異常は認めなかった．当直研修医（それは十数年前の筆者であったかもしれない：余談）は，アモキシシリンカプセルとアセトアミノフェンを処方し，2日後の内科外来受診を指示した．

2日後の内科外来では，肝逸脱酵素の上昇傾向とともに，胸水（主に右側）の増大を指摘され，肝炎（疑）の精査目的で同日入院となった．入院日の夜間にショックバイタルとなり，挿管・人工呼吸管理が開始された．心エコー検査では著明な大動脈弁逆流が認められ，準緊急の弁置換手術が行われた．血液培養は救急外来でも内科入院時にも採取されておらず，大動脈弁の病理学的検討で感染性心内膜炎と診断されたものの，起因菌は不明のままであった．

逸話的症例②

60代男性，遷延する発熱と腎機能悪化の精査目的で入院．入院後も38℃を超える発熱が遷延したが，血液培養その他各種培養検査から有意な菌の生育を認めなかった．いわゆる「自己抗体」はリウマトイド因子・抗核抗体・ANCAなどすべて陰性であったが，腎機能は引き続き悪化傾向をきたした．右腎から腎生検を施行した日の夜，左腰部に強い疼痛を自覚．鎮痛薬投与後にショックバイタルになった．腹部CTで腹腔内出血（左腎の血腫）が確認された．止血目的で施行された緊急腹部血管造影検査で，腹腔動脈ならびに上腸間膜動脈に多数の動脈瘤が確認され，結節性多発性動脈炎による発熱・腎機能低下・腹腔内出血と診断した．

不明熱は大きく「4つのカテゴリー」に分類して鑑別を進めていくのが定石とされる．すなわち，感染症，悪性腫瘍，リウマチ性疾患・膠原病（non-infectious inflammatory diseasesと表記されることも多い），その他（甲状腺機能亢進症などの内分泌疾患，薬剤熱など）である．これら「カテゴリーに沿って，1つ1つ鑑別診断を検討していく」思考法（**網羅的検討**）を1つの軸（axis）とすると，「**最悪シナリオを除外する**」思考の軸，ならびに「**パターン認識・ヒューリスティック**による思考（の節約）」の軸がある[6]．実際の不明熱診療医の思考は，初診時問診票を見たときから，あるいは「不明熱：精査よろしくお願いします」と書かれた紹介状を見たときから，上記の3軸＋**経時的変化**の軸に沿って動きだす．不明熱診療で「くり返し（repetitiveness）」と

表5　特に注意を要する「不明熱の原因疾患」

疾患	解説
感染性心内膜炎	・見落とされる可能性が非常に高い．「遷延する発熱」の患者に何らかの抗菌薬が処方されていない状態で診療する機会は，本邦ではほぼない．Duke's criteriaは参考になるが，当然全例が満たすわけではない．経「胸壁」心エコー検査が正常とされた翌日に急性の弁不全が起きる症例も時折みかける．
結核	・「感染症はcrescendoもしくはde-crescendoな経過を辿る」という原則を裏切る感染症であり，常に足をすくわれる可能性がある．
骨髄炎・椎体炎	・長期臥床の患者さんの背部をきちんと診察しなければ，あっけなく見落とす．
感染性大動脈瘤	・急速に増大する可能性がある
深部静脈血栓症・肺血栓塞栓症	・静脈血栓症で「高熱が出るわけがない」という思い込みから見逃されている症例が多い
側頭動脈炎	・欧米ではリウマチ性多発筋痛症との合併が有名だが，本邦では必ずしも合併しない．視力は急性～亜急性（day の order）で低下する．
結節性多発性動脈炎	・リウマチ科医にとっての結核．診断のためには腹部血管造影を行わなければならないこともあり，どうしてもハードルが高くなる．腹部のCT angioで多発する瘤や動脈の狭窄が同定できることもある．
サルコイドーシス	・両側肺門リンパ節腫脹が認められるのは，初診の時点で約50%に過ぎない．本邦では心サルコイドーシスの報告が多く，要注意．
炎症性腸疾患	・当初は腹痛などの症状なく，精査の過程で便潜血検査が陽性になって診断がつく場合もある．一部は劇症型の臨床経過を辿る．
成人Still病	・発熱＋フェリチンの上昇＝成人Still病「ではない」，診断のためには感染症の可能性，悪性腫瘍の可能性（特にリンパ腫）を注意深く除外すること．
リンパ腫	・リンパ腫の一部は炎症細胞浸潤が主体のため，1回のリンパ節生検では腫瘍細胞が同定できないこともある
心臓粘液腫	・経胸壁心エコー検査で見逃されることもある．感染性心内膜炎と同じく，塞栓症を契機に診断されることもある．

他にも多数あるが，とりわけ問題になりうる疾患をピックアップした

「徹底（thoroughness）」が強調されるのは，「経時的変化」の軸での見落としを防ぐためである．（しかし，実臨床では「徹底してくり返すこと」はしばしば難しく，筆者自身が自戒するところである）．

5. 不明熱診断の4ステップ～不明熱の次元（dimension）～

個々の診断の可能性を検討するにあたって，筆者は研修医に以下のようなステップで考えることを推奨している．

1. 「疑う」：患者さんの症状・徴候が，ある特定の疾患（血管炎，肺外結核など）の可能性を示唆していることを認識する
2. 「迫る」：その疾患に特異的な検査所見の有無を探し，培養・病理検体を採取する
3. 「除外する」：その疾患に似た病状を呈する諸疾患の可能性を検索・除外する
4. 「フォローする」：治療経過がその疾患の臨床経過として矛盾はないか，観察する

ごく当たり前の手順を書き下しただけにみえるかもしれないが，「不明熱のメインプレイヤー」となる疾患の頻度からは，まず「疑う」ことが困難なことも多い．両側肺門リンパ節が腫脹しないサルコイドーシス，小腸限局性のCrohn病，大動脈弓部やその分岐部に炎症所見のない高安動

脈炎などは，「決してcommonではないが，不明熱診療ではしばしば問題になる頻度」の疾患が，非典型的な病像を示したものである．

次に「迫る」「除外する」のステップがある．感染症は，多くの場合「感染した臓器」から「病原微生物を証明」することや，血清学的検査によって診断される．悪性腫瘍は特殊な例外を除いて，腫瘍細胞を証明することによって診断される．そして，膠原病・リウマチ性疾患は，特徴的な臨床像・血液検査異常とともに「感染症ではない」「悪性腫瘍ではない」ことが確認されたうえで診断される．つまり，これらの3つのカテゴリーに属する疾患は，診断へのアプローチが独立ではなく，特に膠原病においては「感染症ではない」「悪性腫瘍ではない」ことを確かめるプロセスが必須となる．悪性腫瘍がベースにあることが知られている患者における膠原病の診断は，時として困難である．

そして「フォローする」ステップがある．いくら慎重に診断・除外のステップを進めても，不明熱は「後から顔を出す」疾患群がメインプレイヤーであることを再度思い出していただきたい．治療経過がその疾患の臨床経過として矛盾ないことまで確かめて，ようやく「診断」としてよい．

1人の患者についてこのような個々のステップによる診断プロセスを並行して思考することができると，不明熱診療が三次元的に「立体化」してみえてくるだろう「不明熱の次元（dimension）」．さらに熟練した医師においては，上記のステップがほぼ無意識的に・瞬時に試行された結果として，「診断が四次元ポケットから取り出されてきた」かのようにみえることもある．

発熱を診断するためには発熱以外の症状（随伴症状）からアプローチするのが近道である．特に眼の症状，皮膚粘膜の症状，筋骨格症状などは「内科で系統的に診察方法を習わない」ため，診察されず，フォローもされない，ということが多い．本稿では字数の制限からこれらの診察方法を詳述しない．優れた教科書・モノグラフを参照のこと[7]．

研修医のよくある疑問

不明熱診療が上手になるためにはどうすればよいですか？

- 不明熱診療が「上手である」というのは，以下の3つの意味があると思います．
  1. 不明熱の原因となる稀な疾患を診断できる
  2. 不明熱の患者について，初診から確定診断に至るまでの期間が短い
  3. 不明熱（上掲4カテゴリー：古典的・院内発症・HIV関連・好中球減少時）を含めた遷延する発熱の患者さんのmorbidity/mortalityを防ぐ
- 実際問題として，研修医が「不明熱診療の達人」とイメージするのは1．の意味ではないでしょうか．
- しかし「稀な疾患」について一番知識量が多いのは，実は医学部卒業後間もない研修医の先生方である可能性が高いのです．
- まずは基本通り，可能性のある疾患を1つ1つ丁寧に，網羅的に検討していくことです．本稿の「4ステップ：疑う，迫る，除外する，フォローする」を参考にしていただけると幸甚です．
- そのうちに，徐々に「網羅的検討」とは別の思考軸が育っていくことが実感されると思います．複数の思考軸を手に入れると，臨床的判断がより早く・正確になります．
- ただし，人間である以上，「経験に基づく思考のバイアス」は避けられません．「自分の思考過程を開陳し，フィードバックを受ける」機会をもちましょう．

Advanced Lecture

■ Beyond Evidence～教科書には書いていない方法～

古典的不明熱においては，治療を診断に先立たせてはならないのが大原則である．一方で，特徴的な病歴から診断する疾患において，「鍵となるべき病歴」が「聴取できない」ということもある．例えばリウマチ性多発筋痛症であれば，典型的には70歳以上の患者さんに生じる，約1週間以内に症状の完成する全身（「くび・かた・こし・あし」）の痛みで，寝返りをうつと痛い，というのが特徴的な病歴で，後は「全身の痛みをきたす諸疾患」を慎重に除外することと，ステロイド（多くの文献でプレドニゾロン 15 mg/日相当）が奏功することを確認して診断する．古典的不明熱の定義を満たすことは多くない．しかし，必ずしも文献的な裏付けはないが，リウマチ性多発筋痛症を契機に認知機能低下をきたす症例を散見し，結果的に「診断困難な，遷延する発熱」として診療に難渋することがある．「認知機能低下」と「発熱・炎症反応の上昇」より，腫瘍随伴症候群として悪性腫瘍の網羅的検索が行われる場合（あるいは，精査もなく「認知症」として対応される場合）もある．

このような症例に対し，筆者は，感染症と腫瘍の可能性が「ある程度」否定された時点で，ステロイド使用の禁忌（コントロール不良の糖尿病など）がなければ，デポ・メドロール® (methylprednisolone）の筋肉注射による治療的診断（40～80 mg 単回投与し，1週間後に評価）を試みることがある．リウマチ性多発筋痛症の診断・治療推奨は複数あるが，英国リウマチ学会のものはステロイド筋肉注射による治療についても言及がある[8)]．

おわりに

「不明熱の原因となる個々の疾患」にはなるべく踏み込まず，「遷延する発熱患者」に対峙するときの思考過程を「ゲシュタルトとして」祖述するように試みた．読者の心に残る一行・一文があれば，本稿の目的は達せられたことになる．

●エピローグ

「いたいよとうちゃん」
「はずしてこれ，いたいよ」
「いたいなあ」
「はやく，はやく」
「たすけて，よう，よう」
誰も一言も発しない．
おまえは思う．
かわいそうかもしれないけど，彼女は手術をしたのではなく，尿道にカテーテルが一本入っているだけなのだ．
「よう，よう，おう．とうちゃん」
これは歌だ，とおまえは思う．
医者は物語をする．そして患者は歌を歌うのだ．

（絲山秋子 前掲書p. 244より引用）

文献・参考文献

1）Durack, D. T. & Street, A. C.：Fever of Unknown Origin-Reexamined and Redefined. In：Current Clinical Topics in Infectious Diseases No. 11.（Remington, J. S. & Swartz, M. N. eds.）pp 35-51, Blackwell Scientific Publications, 1991

↑「正確に引用されにくい」理由は，総説シリーズとして出版された単著の1章であるためで，PDFとして入手困難ということも関係しているかもしれません．筆者はAmazon. co. ukより古書で購入しましたが，裏表紙に”PROPERTY OF US AIR FORCE-DISCARDED”との押印があります．

2）清田雅智：症状別診療ガイド 不明を解明！不明熱のココを診る 第1回 不明熱を語る前に—そもそも体温の異常と正常の区別はできていますか？日本医事新報，4618：38-41，2012

↑全6回のシリーズで「不明熱」を概観する連載です．正常体温とは何か，不明熱概念の歴史的経緯と変遷，など，相当突っ込んで記載された，総合内科のcutting edgeといえます．

3）Horowitz, H. W.：Fever of unknown origin or fever of too many origins? N Engl J Med, 368：197-199, 2013

↑“Although some physicians sing CRP's praises”からの一文に，太平洋のあちらでもこちらでも事情は同じなのだな，と感じます．Full lengthの論文ではない，短いessay（Perspective欄に掲載）ですので，ご一読ください．

4）Petersdorf, R. G.：10. 慄えと発熱.「ハリソン内科書1 第9版」（吉利 和/監訳）pp. 96-101，廣川書店，1981

5）Gelfand, J. A. & Cllahan, M. V.：18. 不明熱.「ハリソン内科学 第4版」（福井次矢，黒川清/監訳）pp. 135-140，メディカル・サイエンス・インターナショナル，2013

↑Petersdorfは1968年から1990年まで「ハリソン内科学」の編集に従事していました．新版のハリソン冒頭には彼のobituaryが掲載されています．「Petersdorf博士は患者の声に耳を傾けるよう医学生をたえず指導し，『目の前の患者は常に正しい』と言い続けていたことを同僚の1人が回想している」．

なお，旧版のハリソンには「結核疑いの発熱患者に対するINHの試験的投与」の記載があります．青木眞先生（感染症コンサルタント）が以前「こんなこと誰が考えたんだろうねぇ」と言っておられましたが，Petersdorfが考えたのではないにしてもハリソンに書いていました（今日的にはもちろんそのような「治療的診断」を行ってはいけません）．

6）萩野 昇：診断困難な膠原病不明熱症例へのアプローチ．JIM，23：498-506，2013

↑膠原病の不明熱を診断するにあたっては，どのような思考法が必要で，どこに落とし穴があるのかを書きました．

7）「すぐに使えるリウマチ・膠原病診療マニュアル—目で見てわかる，関節痛・不明熱の鑑別，治療，専門科へのコンサルト」（岸本暢将/編），羊土社，2009

8）Dasgupta B., et al.：BSR and BHPR guidelines for the management of polymyalgia rheumatica. Rheumatology (Oxford), 49：186-190, 2010

9）Mourad, O., et al.：A comprehensive evidence-based approach to fever of unknown origin. Arch Intern Med, 163：545-551, 2003

↑しばしば引用されるFUO研究であるが，今日の画像診断の進歩を踏まえて再度systematic reviewが行われるべきだろうと思います．

10）Tal, S., et al.：Fever of unknown origin in older adults. Clin Geriatr Med, 23：649-668, viii, 2007

11）萩野　昇：関節リウマチと鑑別が必要な疾患とその特徴【どのような年齢でも起こる疾患】不明熱．medicina, 48（2）：249-256, 2011

付記：絲山秋子「作家の超然」からの引用は，妻の超然（新潮文庫）絲山秋子（ISBN978-4-10-130454-0）を用いた

プロフィール

萩野　昇（Noboru Hagino）
帝京大学ちば総合医療センター 血液・リウマチ内科　講師

以下は本稿を依頼されたときに，走り書きのように作成したメモです．本文に活かせませんでしたが，棄却するのも惜しく，余白に記しておきます．

・人は状況認識において，どういう仕組みかわからないけれど，「一挙に全体像を把握する」能力がある．
・しかし，把握した「全体像」を全体として意識すると，途端に「見落とし」が生じる．
・要素還元主義の西洋科学を借りて医療をやっている．
・スナップだけでは非常に危険，しかし「各要素の足し算」で症例を把握しているわけではない．
・スナップは，ある大きな「方向性」（医師＝患者のinteraction）を決める．方向性を決める力は各要素には宿らない．
・History listeningではなく，History takingである．要素に能動性を授与するものは包括的な知の作業である．
・要素の積み重ねによって，対象の精緻な描出が可能となった．診療している患者の予後も改善した．もっとも「予後」という概念自体がすぐれて要素還元的な基盤を有する．

cf. typhoidmalaria

・予診票の文字や救急隊からの連絡電話（その息吹き）から，あるストーリーが始まっている．

2. 寄生虫疾患を考えるとき

中村（内山）ふくみ

Point

- 寄生虫の居場所＝標的臓器を知ろう
- 症状，患者背景，画像から標的臓器がわかれば寄生虫は絞り込める
- 診断は寄生虫の検出と免疫診断を上手く活かそう

はじめに

「どんなときに寄生虫疾患を疑うのか？」と感染症科で研修するレジデントから聞かれるが，その理由は治療経験のある先輩医師が少ないことや，教科書から答えを見つけることが難しいからだろう．寄生虫疾患の臨床的アプローチに必要な知識はヒト体内での寄生虫の居場所＝標的臓器を知ること，症状は標的臓器に依存するが「寄生虫疾患を疑いやすい症状」と「疑いにくい症状」があること，さらに「疑いにくい症状」であっても疑うきっかけは何かを知ることである．

1. 最近の日本における寄生虫疾患

感染症法で届出が義務づけられている寄生虫疾患は５つ，食中毒の原因寄生虫は12種があげられている（表１）．それらを別の視点で見てみると輸入感染症，人獣共通感染症，性行為感染症，食品・水系媒介寄生虫症という捉え方もできる．この他，回虫，鉤虫，鞭虫といった古典的な土壌媒介性寄生虫症，あるいは免疫不全に関連した寄生虫症でトキソプラズマ症や糞線虫症の症例報告が散見される．日本の寄生虫症の様相は時代とともに変化し複雑化している[1)]が，ここでパニックになってはいけない．**感染症診療の原則どおり，現病歴，基礎疾患，社会歴（出生地，居住地，職業，食歴，ペット・動物への暴露，渡航歴，性活動歴）をきちんと聴取すればよい．**もちろん寄生虫疾患に特有の事項もあるので，うまく答えを引き出せるよう知識を整理しておく必要がある．

2. 寄生虫の居場所＝標的臓器を知る

他の感染症と同様，標的臓器がわかれば原因寄生虫をいくつか列挙することができる．寄生虫

表１　届出が義務づけられている寄生虫症・寄生虫

関連法規	寄生虫症・原因寄生虫	
感染症法４類	マラリア	輸入感染症
	エキノコッカス症	人獣共通感染症
感染症法５類	赤痢アメーバ症	性行為感染症
	ジアルジア症 クリプトスポリジウム症	食品・水系媒介感染症 輸入感染症
食品衛生法	アニサキス，旋尾線虫，顎口虫，旋毛虫，肺吸虫，横川吸虫，裂頭条虫，大複殖門条虫，マンソン孤虫，有鉤嚢虫，ナナホシクドア，フェイヤー住肉胞子虫	食品媒介性寄生虫症

はヒト体内で複雑に移行し，通過する臓器が複数に及ぶものがある．本来は個々の寄生虫について生活環を知っておく必要があるが，ここでは寄生虫疾患のアプローチに最低限必要な知識ということで表２にまとめた．

3. 症状，標的臓器からのアプローチ

表３①，②は表２をもとにさらに症状，患者背景，聴取事項，検査所見をまとめたものである．症状から寄生虫疾患とすぐにわかるものは，虫体が体から出てきた場合と皮膚病変がある場合である．

1 虫体が体から出てきた場合

腸管を標的臓器とする大型の寄生虫が該当する．患者が出てきた虫体をもって受診し，それが寄生虫と同定されれば確定診断である．驚いた患者が虫体を捨ててしまい受診することもあるが，虫体が出てきた状況をうまく聞き出すことで虫種の推定が可能である．「排便後に肛門からきしめん状のものがぶら下がっていた」「数十cmの長さで，引っ張ったら途中で切れた」という訴えは，日本海裂頭条虫のことがほとんどである．また無鉤条虫症，有鉤条虫症では，「長さ４～5cmのうどんのようなものが便器内で動いていた」，「肛門部に不快感があり見ると下着に虫体が付着していた」という訴えが典型的である．ミミズのような虫体を吐き出した，排便時に出てきたなどの場合には回虫を考える．

2 皮膚病変がある場合

原因となる寄生虫は表３②に示す通り．線状爬行疹か皮下腫瘤か，皮下腫瘤であれば移動性があるかないか，数が増えているかという点に注目する．病変の性状は寄生虫の大きさや存在する深さに依存するため，線状爬行疹＝顎口虫症と単純に診断することはできない．虫種の推定には病変の特徴に加え，食歴，海外渡航歴の聴取が必要である．

3 すぐに寄生虫疾患が鑑別にあがらない場合

非特異的症状を示し，他疾患との鑑別が必要な寄生虫疾患も多い．**発熱の鑑別は感染性疾患・非感染性疾患の多岐にわたるが，絶対に見逃してはならない寄生虫疾患はマラリアである．**遷延する下痢，血便では寄生虫疾患も鑑別にあげてほしい．それ以外の症状ではすぐに寄生虫疾患を

表２　寄生虫とその標的臓器

標的臓器	寄生虫	
胃	線虫類	アニサキス
小腸	原虫類	ジアルジア，クリプトスポリジウム サイクロスポーラ，イソスポーラ
	線虫類	回虫，鉤虫，糞線虫，アニサキス，旋尾線虫
	条虫類	日本海裂頭条虫，無鉤条虫，有鉤条虫
	吸虫類	横川吸虫
大腸	原虫類	赤痢アメーバ
	線虫類	鞭虫
	吸虫類	日本住血吸虫
肝・胆道	原虫類	赤痢アメーバ
	線虫類	イヌ・ネコ回虫
	条虫類	エキノコッカス
	吸虫類	肝蛭，肝吸虫，日本住血吸虫
肺	線虫類	イヌ糸状虫，イヌ・ネコ回虫 回虫，鉤虫，糞線虫 リンパ系糸状虫
	吸虫類	肺吸虫
皮膚／筋肉	線虫類	顎口虫，旋尾線虫，旋毛虫，動物由来の鉤虫，回旋糸状虫，ロア糸状虫
	条虫類	マンソン孤虫
	吸虫類	肺吸虫
中枢神経系（眼を含む）	原虫類	トキソプラズマ原虫
	線虫類	広東住血線虫，イヌ・ネコ回虫，東洋眼虫
	条虫類	有鉤嚢虫
	吸虫類	肺吸虫
尿路系	吸虫類	ビルハルツ住血吸虫
リンパ管	線虫類	リンパ系糸状虫

鑑別にあげるのは難しいが，末梢血の好酸球数に注目しよう．**末梢血好酸球増多は寄生虫のなかでも蠕虫（多細胞の寄生虫）疾患を考える所見である**．症状から，あるいは症状がなくても画像所見（胸部X線，腹部エコー）の異常と末梢血好酸球増多から標的臓器を絞り，寄生虫疾患の検索を進めてほしい．

1）発熱

くり返しになるが発熱を主訴に受診する患者で，見逃してはならないのはマラリアである．詳細は2章12に譲るが，年間1,800万人もの日本人が出国している昨今，海外渡航歴の聴取は必須事項である．

2）消化管を標的臓器とする寄生虫疾患

寄生虫疾患でも急性腹症を起こすことがある．消化管穿孔や急性虫垂炎，膵炎，絞扼性イレウスなどを優先的に鑑別する必要はあるが，国籍，職業，食歴をもれなく聴取し寄生虫疾患を忘れずに鑑別してほしい．発症してすぐの血液検査では好酸球増多がみられないことも多い．

１週間以上続く下痢や血便の場合には，「炎症性腸疾患を考えて下部消化管内視鏡検査を予定する」と同時に検便を行い寄生虫疾患の検索をしなければならない．特に糞線虫には注意する必要

表3① 症状と標的臓器からみた寄生虫症のまとめ

標的臓器・症状	寄生虫症	患者背景・聴取事項
消化管		
急性腹症（急激な腹痛）	胃アニサキス症	食歴（サバ，イカ，タラ）
	回虫症（異所迷入）	流行地からの移住者，食歴（有機野菜）
急性腹症（腸閉塞）	旋尾線虫症	食歴（ホタルイカ） 季節性：3月～8月（特に4・5月）
	小腸アニサキス症	食歴（サバ，イカ，タラ）
虫体排出	回虫症	流行地からの移住者，食歴（有機野菜）
	日本海裂頭条虫症	食歴（サケ，マス）
	無鉤条虫症	渡航歴，食歴（調理不十分な牛肉）
	有鉤条虫症	渡航歴，食歴（調理不十分な豚肉）
無症状	回虫症，鉤虫症，鞭虫症	感染虫数が少ないと無症状のことがある 人間ドックで偶然見つかる
	横川吸虫症，糞線虫症	
	腸管原虫症	
肝・胆道系		
発熱，上腹部痛（肝膿瘍）	赤痢アメーバ肝膿瘍	男性同性愛者，HIV感染者， 流行地からの移住者，渡航歴
	肝蛭症	食歴（ミョウガ，セリ，牛レバー） 流行地からの移住者 末梢血好酸球増多
黄疸	肝吸虫症	流行地からの移住者，国内流行地の居住歴，食歴（淡水魚） 無症状で他疾患検索中に偶然見つかることがある
肺		
咳，痰，胸痛など	肺吸虫症	食歴（モクズガニ，上海ガニ，イノシシ）， 流行地からの移住者 症状がなく検診で胸部異常陰影を指摘されて見つかることもある
喘息様発作[a]	回虫症 鉤虫症	流行地からの移住者 食歴（有機野菜）
	糞線虫症	南西諸島出身・居住歴，免疫不全， 流行地からの移住者，渡航歴

症状	寄生虫症	患者背景・聴取事項
消化管		
遷延する下痢	ジアルジア症	渡航歴，流行地からの移住者
	クリプトスポリジウム症	渡航歴，流行地からの移住者， 免疫不全
	サイクロスポーラ症	
	イソスポーラ症	
	赤痢アメーバ症	男性同性愛者，HIV感染者， 流行地からの移住者，渡航歴
	糞線虫症	南西諸島出身・居住歴，免疫不全， 流行地からの移住者，渡航歴
	横川吸虫症	食歴（あゆ）
血便	赤痢アメーバ症	男性同性愛者，HIV感染者， 流行地からの移住者，渡航歴
	日本住血吸虫症	渡航歴，流行地からの移住者， 淡水暴露
肝・胆道系		
腹水貯留 食道静脈瘤（肝硬変）	日本住血吸虫症	流行地からの移住者 国内流行地居住歴
無症状	エキノコッカス症	検診の腹部エコーや他疾患検索中に偶然見つかる 流行地からの移住者 国内流行地居住歴
	イヌ・ネコ回虫症	好酸球増多で見つかることが多い 食歴（牛・鶏レバー，調理不十分な鶏肉），ペット飼育歴
肺		
咳，呼吸困難， 夜間増悪する喘鳴[b]	リンパ管フィラリア症	一過性の胸部異常陰影，好酸球増多，流行地からの移住者，渡航歴
無症状	イヌ・ネコ回虫症	好酸球増多で見つかることが多い 食歴（牛・鶏レバー，調理不十分な鶏肉），ペット飼育歴
	イヌ糸状虫症	検診で胸部異常陰影を指摘されて見つかることが多い

a：単純性肺好酸球増多症，b：熱帯性肺好酸球増多症

表3② 症状と標的臓器からみた寄生虫症のまとめ

標的臓器・症状	寄生虫症	患者背景・聴取事項
皮膚・筋肉		
線状爬行疹	動物由来の鉤虫感染症	渡航歴 流行地からの移住者（東南アジア，中南米）
線状爬行疹または移動性皮下腫瘤	旋尾線虫症	食歴（ホタルイカ） 季節性：3月～8月（特に4・5月）
	顎口虫症	食歴（ヤマメ，ドジョウ，マムシ，ライギョ，テラピア） 渡航歴 流行地からの移住者（アジア，中南米）
非移動性皮下腫瘤	イヌ糸状虫症	虫さされ（蚊）ペット飼育歴
	有鉤嚢虫症	渡航歴，移住者（アジア，中南米，アフリカ），虫卵の経口摂取，有鉤条虫の保有
中枢神経系・眼		
発熱，痙攣 神経巣症状	トキソプラズマ脳炎	免疫不全（HIV/AIDS，臓器移植など）
	脳肺吸虫症	食歴（モクズガニ，上海ガニ，イノシシ），流行地からの移住者
	脳有鉤嚢虫症	渡航歴，移住者（アジア，中南米，アフリカ），虫卵の経口摂取，有鉤条虫の保有
発熱，頭痛， 吐気・嘔吐	肺吸虫症	食歴（モクズガニ，上海ガニ，イノシシ），流行地からの移住者
	広東住血線虫症	流行地への旅行歴（沖縄，海外） 食歴（アフリカマイマイなど巻貝，ナメクジ）
泌尿器系		
血尿	ビルハルツ住血吸虫症	流行地への渡航歴，淡水暴露 無症状のこともある

症状	寄生虫症	患者背景・聴取事項
皮膚・筋肉		
移動性皮下腫瘤	マンソン孤虫症	食歴（トリ，カエル，マムシ） 渡航歴，流行地からの移住者（アジア）
	肺吸虫症	食歴（モクズガニ，上海ガニ，イノシシ），流行地からの移住者
	ロア糸状虫症	渡航歴 流行地からの移住者（中央アフリカ）
発熱・筋肉痛	旋毛虫症	食歴（調理不十分な豚肉，イノシシ肉，クマ肉），渡航歴，流行地からの移住者
中枢神経系・眼		
感覚障害（脊髄炎）	イヌ・ネコ回虫症	食歴（牛・鶏レバー，調理不十分な鶏肉），ペット飼育歴
霧視，飛蚊症 視野欠損など	眼トキソプラズマ症	免疫不全（HIV/AIDS，臓器移植など）
	イヌ・ネコ回虫症	食歴（牛・鶏レバー，調理不十分な鶏肉），ペット飼育歴
異物感	東洋眼虫症	職業（農林業従事） 野外活動歴
全身性		
発熱，頭痛など	マラリア	流行地への渡航歴

がある．細胞性免疫が低下して，糞線虫の自家感染に拍車がかかると過剰感染や播種性糞線虫症となり消化器症状のほか呼吸器症状（単純性肺好酸球増多症）が出現し，さらに細菌性髄膜炎や敗血症を合併して死に至ることがある[2)]．マラリアと並んで見逃してはならない寄生虫疾患である．日本では沖縄・奄美が糞線虫の分布地で，若年者の新規感染はほとんどないが高齢者の感染率が高い[3)]．世界の熱帯・亜熱帯地域に流行がみられ，日本人渡航者と流行地からの外国人患者に注意が必要である．

無症状の場合にはそもそも医療機関を受診しないので，検診や人間ドックで見つかり紹介されてくるだろう．すでに診断はついているので慌てず治療法を調べ対処すればよい．

3）肝・胆道系を標的臓器とする寄生虫疾患

肝膿瘍の原因には細菌性と赤痢アメーバ性の２つがあることは知っていると思う．もう１つ肝蛭症という寄生虫疾患も知っておいてほしい．肝蛭症の場合には末梢血好酸球増多を伴うことが多い．

エキノコッカス症は北海道で患者が発生している寄生虫疾患である．北海道では患者の早期発見・早期治療のため住民検診が行われている．

イヌ・ネコ回虫症（トキソカラ症）は日本で比較的患者が多い疾患である．症状はほとんどなく，腹部エコーや胸部X線写真の小結節影と末梢血好酸球増多がきっかけで発見され，食歴，血清診断で診断に至る．

肝吸虫症と日本住血吸虫症は日本人の新規感染者を診ることはほとんどない．検診や他疾患の検査で偶然見つかる陳旧性の症例である．ただし流行地からの外国人患者を診ることがあるかもしれない．

4）肺を標的臓器とする寄生虫疾患

肺吸虫症とトキソカラ症が比較的多い疾患である．肺吸虫症は1990年ごろから再度患者数が増加しはじめた再興感染症である[4)]．日本人だけでなく，タイ，中国など流行地出身の在日外国人患者も毎年のように症例が報告されている[5)]．東南アジア出身の移民で呼吸器症状や胸部X線画像の異常があると真っ先に肺結核が鑑別にあがるが，肺結核と思っていたら実は肺吸虫症だったという事例もある．

回虫症，鉤虫症，糞線虫症でみられる呼吸器症状は，古くはLöffler症状群と呼ばれていたもので，最近はPIE症状群（pulmonary infiltration with eosinophilia syndrome）のなかの単純性肺好酸球増多症に分類されている[2)]．糞線虫による呼吸器症状を見逃してはならないのは前述の通りである．

リンパ管フィラリア症の呼吸器症状はミクロフィラリアに対するアレルギー反応と考えられている．世界で１億3,000万人が感染しているが，熱帯性肺好酸球増多症を起こすのは0.5％未満である[2)]．渡航者のリスクは明らかではなく，患者の多くは流行地からの外国人である．

5）中枢神経系を標的臓器とする寄生虫疾患

原因となる寄生虫種は表３②の通り．寄生虫によって脳膿瘍，脳腫瘍，髄膜炎，脊髄炎の症状を示す．この症状から寄生虫疾患を鑑別にあげるのは難しいが，例えば脳肺吸虫症や肺吸虫の髄膜炎では呼吸器症状や皮膚症状を伴っていることもある．目立つ所見だけにとらわれず，もれなく情報を集めて寄生虫疾患の診断にたどり着いてほしい．

6）泌尿器系を標的臓器とする寄生虫疾患

ビルハルツ住血吸虫症である．観光あるいは国際協力でアフリカを訪れ，マラウィ湖などで泳いで感染する日本人が多い．

表4　寄生虫症検査のまとめ

検査法	寄生虫疾患
直接観察[a]	回虫症 アニサキス症 東洋眼虫症 日本海裂頭条虫症 無鉤条虫症[b] 有鉤条虫症[b]
直接検鏡	ジアルジア症 クリプトスポリジウム症 サイクロスポーラ症 イソスポーラ症 赤痢アメーバ症 回虫症 鉤虫症 鞭虫症 糞線虫症 日本海裂頭条虫症 無鉤条虫症[c] 有鉤条虫症[c] 横川吸虫症 日本住血吸虫症 ビルハルツ住血吸虫症 肝吸虫症
迅速診断キット[d]	マラリア リンパ管フィラリア症
遺伝子検査[e]	マラリア 赤痢アメーバ症 トキソプラズマ症 無鉤条虫症 有鉤条虫症 日本海裂頭条虫症
組織検査（病理診断）	動物由来の鉤虫感染症 旋尾線虫症 顎口虫症 イヌ糸状虫症 ロア糸状虫症 旋毛虫症 有鉤嚢虫症 マンソン孤虫症 肺吸虫症 日本住血吸虫症 ビルハルツ住血吸虫症
免疫診断	イヌ糸状虫症[f] イヌ回虫症[f] ネコ回虫症 ブタ回虫症[f] アニサキス症[f] 顎口虫症[f] 糞線虫症[f] ウエステルマン肺吸虫症[f] 宮崎肺吸虫症[f] 肝蛭症[f] 肝吸虫症[f] マンソン孤虫症[f] 有鉤嚢虫症[f] 赤痢アメーバ症[g] 日本住血吸虫症 ビルハルツ住血吸虫症 旋毛虫症 エキノコッカス症 旋尾線虫症 広東住血線虫症

[a] 肉眼的観察だけでなく，実体顕微鏡や光学顕微鏡での観察も含む．[b] 子宮に墨汁を注入しその分岐数で鑑別するが，実際には難しい．[c] 虫卵の形態で両者を鑑別することは困難．[d] 診断用ではなく研究試薬として入手可能．[e] 寄生虫を専門とする大学の研究室や施設に依頼する．[f] 抗寄生虫抗体スクリーニング検査に含まれる寄生虫症．[g] 保険適用検査

4. 診断に必要な検査

寄生虫の検査＝検便というのは間違いではなく，標的臓器と原因寄生虫種が絞り込まれていれば簡単に確定診断にたどり着ける検査である．決してバカにはできない．ただし必ずしも検便だけでは診断できないところが難しさを感じる点だろう．寄生虫疾患の検査法は大きくわけて２つ，１つ目は寄生虫そのものを検出する方法，２つ目は免疫診断である[1)]．表４に検査法とそれを用いる寄生虫疾患を，表５①，②には標的臓器別の寄生虫症，診断に用いる検体・検査法をまとめた．それぞれの検査の強み，弱点を知って適切に診断に活かしてほしい．

1 直接観察

虫体が得られた場合にホルマリンで固定して病理へ提出されることが多いが，これは必ずしも虫体同定には賢明ではない．そのままの虫体を観察した方が簡単に同定できることもある．また最近では形態学的同定だけでなく遺伝子学的な同定が可能になっている．両方の検査が可能であるので，ホルマリンで固定するよりは70％エタノールに虫体を浸漬するほうがよい．

表5① 標的臓器からみた寄生虫症診断のまとめ

標的臓器・症状	寄生虫症	検体	検査法	症状	寄生虫症	検体	検査法
消化管							
急性腹症（急激な腹痛）	胃アニサキス症	虫体	形態学的・遺伝子学的同定	遷延する下痢	ジアルジア症	便	検便（栄養体・シスト）
	回虫症（異所迷入）		形態学的同定		クリプトスポリジウム症		検便（オーシスト）
急性腹症（腸閉塞）	旋尾線虫症[a]	血清	免疫診断		サイクロスポーラ症		検便（オーシスト）
	小腸アニサキス症				イソスポーラ症		検便（オーシスト）
虫体排出	回虫症	虫体	形態学的同定		赤痢アメーバ症[c]		検便（栄養体・シスト）
		便	検便（虫卵）		糞線虫症[c]		検便（幼虫）
	日本海裂頭条虫症	片節便	形態学的・遺伝子学的同定 虫卵同定		横川吸虫症		検便（虫卵）
	無鉤条虫症[b]			血便	赤痢アメーバ症[c, d]		検便（栄養体）
	有鉤条虫症[b]				日本住血吸虫症		検便（虫卵）
a：肉眼では見えず内視鏡では摘出できない．b：治療法が異なるため治療前に虫種を同定しておく．c：血清を用いた免疫診断も可能．d：温めた生理食塩水で便を溶き保温しながら観察する．							
肝・胆道系							
発熱，上腹部痛（肝膿瘍）	赤痢アメーバ肝膿瘍	血清	免疫診断	肝硬変	日本住血吸虫症	血清	（免疫診断）
	肝蛭症					肝生検，直腸生検（虫卵）	
黄疸	肝吸虫症	血清	免疫診断	無症状	エキノコッカス症	血清	免疫診断
		便，胆汁	虫卵検出		イヌ・ネコ回虫症	血清	免疫診断
肺							
咳，痰，胸痛など	肺吸虫症	血清	免疫診断	熱帯性肺好酸球増多症	リンパ管フィラリア症	血清	免疫診断
		便，喀痰	（虫卵検出）検出率は低い			血液	塗抹標本（ミクロフィラリア） 迅速診断キット
単純性肺好酸球増多症	回虫症 鉤虫症	喀痰	幼虫検出				
		便	虫卵検出	無症状	イヌ・ネコ回虫症	血清	免疫診断
	糞線虫症	喀痰，便	幼虫検出		イヌ糸状虫症	血清	免疫診断

表5② 標的臓器からみた寄生虫症診断のまとめ

標的臓器・症状	寄生虫症	検体	検査法
皮膚・筋肉			
線状爬行疹	動物由来の鉤虫感染症	皮膚生検（虫体，虫道）	
線状爬行疹 または移動性皮下腫瘤	旋尾線虫症	皮膚生検 血清を用いた免疫診断	
	顎口虫症		
非移動性皮下腫瘤	イヌ糸状虫症		
	有鉤嚢虫症		
中枢神経系・眼			
発熱，痙攣 神経巣症状	トキソプラズマ脳炎	髄液	原虫遺伝子検出
	脳肺吸虫症 脳有鉤嚢虫症	髄液，血清	免疫診断
		脳生検（虫体）	
発熱，頭痛， 吐気・嘔吐	肺吸虫症	髄液，血清	免疫診断
	広東住血線虫症	髄液，血清	免疫診断
		髄液	虫体検出
泌尿器系			
血尿	ビルハルツ住血吸虫症	尿	虫卵検出
		血清	免疫診断

症状	寄生虫症	検体	検査法
皮膚・筋肉			
移動性皮下腫瘤	マンソン孤虫症	皮膚生検 血清を用いた免疫診断	
	肺吸虫症		
	ロア糸状虫症	皮膚生検，skin snip 法	
発熱・筋肉痛	旋毛虫症	血清を用いた免疫診断	
		筋生検（幼虫）	
中枢神経系・眼			
感覚障害（脊髄炎）	イヌ・ネコ回虫症	髄液，血清	免疫診断
霧視， 飛蚊症 視野欠損 など	眼トキソプラズマ症	血清 硝子体液 前房水	免疫診断
	イヌ・ネコ回虫症		
異物感	東洋眼虫症	虫体	形態学的同定
全身性			
発熱，頭痛 など	マラリア	血液	塗抹標本（原虫） 迅速診断キット，PCR

2 直接検鏡

院内で検便が可能な施設はそれほど多くはないかもしれない．検査会社に依頼できるが，最低限，赤痢アメーバと糞線虫は院内で検査できる体制を整えておくのが望ましいと考える．**赤痢アメーバの栄養体は採便して，保温しながらすみやかに観察しなければならないし，糞線虫の過剰感染・播種性糞線虫症は一刻も早く診断をつけなければならない**からである．その他の寄生虫は採便から時間が経過していても検査結果に大きな影響は出ない．ただし検便の方法には直接法，ホルマリン-エーテル法，ショ糖浮遊法，蛍光抗体法などがある．**寄生虫に応じた方法を選択しなければならないため，目的とする寄生虫種を検査側へ伝えておくことが重要である**．また便だけでなく，ビルハルツ住血吸虫症では尿が，肺吸虫症，播種性糞線虫症などでは喀痰が検査材料になる．

3 迅速診断キット

寄生虫疾患にも迅速診断キットが入手可能である．いずれも保険適用はない．実臨床ではマラリア患者を診る可能性のある病院が研究費で購入しているのが実情であろう．

4 遺伝子検査

一般病院，検査会社で検査することはできず，寄生虫を専門とする大学の教室や研究施設に依頼することになる．どの施設でどの寄生虫の検査が可能かは寄生虫学会ホームページの医療関係者向けコンサルテーションフォームより問い合わせが可能である．筆者にご相談していただいても構わない（mail：idfukumi@naramed-u.ac.jp）．

5 組織検査（病理診断）

主に皮膚病変がみられる寄生虫疾患に用いる検査である．虫体が検出されれば確定診断と同時に治療完了となる．陳旧性の日本住血吸虫症では肝生検・直腸生検で組織学的に虫卵を証明して診断が可能である．他疾患，特に悪性腫瘍が疑われて切除された臓器から寄生虫症と診断されることもある．

6 免疫診断

表4，5①，②を見てわかるように，免疫診断が寄生虫疾患の診断に果たす役割は大きい．抗寄生虫抗体スクリーニング検査（保険適用外）は，寄生虫疾患のことをよく理解していればそれだけで診断がつくこともあるが，寄生虫種ごとに感度・特異度のばらつきがあるので注意しなければならない．また検査結果から，さらに専門機関への依頼は可能であるが，結果の解釈に困ったり，除外診断に用いたりしている医師が多いのではないだろうか．免疫診断はあくまでも補助診断であり限界を知っておくことが重要である．例えば，抗体が陽性であっても過去の既往や非特異的反応を示しているかもしれない．また抗体が陰性の場合には検査時期が適切か（抗体価が検出感度以下の感染早期あるいは活動性がない）考えなければならないし，寄生虫の存在部位や大きさによっては免疫応答が惹起されないこともある．免疫診断も1つの方法だけでなく複数の検査を組合わせて判断する必要がある．抗寄生虫抗体スクリーニング検査に含まれる寄生虫以外は，大学の教室や研究施設に依頼することになる．

おわりに

寄生虫疾患の臨床的アプローチに必要な知識を中心に概説した．寄生虫疾患の患者数が把握できているのはごく一部であり，臨床現場に必要な疫学データは不足している．また寄生虫疾患は病態が不明なもの，治療法が確立されていないものがまだまだある．筆者は現在の職場で「寄生虫疾患も診れる医師の育成」に努力している．本稿をきっかけに寄生虫・寄生虫症に興味をもっていただければ幸いであるし，将来，一緒に仕事をしてくれる医師が育ってくれることを願っている．

文献・参考文献

1）吉川正英，中村（内山）ふくみ：寄生虫症－症候から診断へ．Medical Practice，29：375-381，2012

2）Kunst, H., et al.：Parasitic infections of the lung：a guide for the respiratory physician. Thorax, 66：528-536, 2011

3）Asato R., et al.：Current status of Strongyloides infection in Okinawa, Japan. Jpn J Trop Med Hyg, 20：169-173, 1992

4）Nakamura-Uchiyama, F. & Nawa, Y.：Paragonimiasis. In：Tropical Lung Disease 2nd Edition（Om P.Sharma ed.）pp. 295-326, CRC Press, 2006

5）Obara, A., et al.：Paragonimiasis cases recently found among immigrants in Japan. Intern Med 43：388-392, 2004

プロフィール

中村（内山）ふくみ（Fukumi Nakamura-Uchiyama）

奈良県立医科大学 病原体・感染防御医学講座／感染症センター

専門：感染症全般，熱帯医学，臨床寄生虫学

“Bed side-to-bench, Bench-to-bed side.” 奈良県立医科大学寄生虫学講座は，今は病原体・感染防御医学講座という名称です．つまりあらゆる病原体が研究対象です．臨床現場で見つけた疑問（clinical question）を研究室へ持ち込んで解決し，また臨床へフィードバックできたらと思っています．

3. 無菌性髄膜炎をみてしまったとき ～特に結核性髄膜炎

後藤道彦

Point

- 神経診察と画像検査で，本当に髄膜炎か（脳炎・脊髄炎でないか）を確認する
- 時間経過はきわめて重要！ 発症の時間経過だけでなく，病状が進行性なのか，自然軽快しているのかの判断も欠かせない
- 鑑別診断は非常に広い．急性の場合はウイルス性が多いが，真菌・結核・自己免疫疾患なども鑑別に入る
- 急性HIV感染症・梅毒性髄膜炎・結核性髄膜炎の可能性も常に考える

はじめに

無菌性髄膜炎は，臨床現場で比較的よく遭遇する疾患であるにもかかわらず診断と治療に難渋することも多い．また，結核性髄膜炎はいわゆる「無菌性髄膜炎」の重要な原因の1つであるにもかかわらず，「非典型的であることが典型的」な疾患でもあり，常にその可能性を疑い続けることが欠かせない．本書の趣旨と多少矛盾するようだが，疾患に対するイメージや経験に頼らず，常に理論的・系統的にアプローチをすることが重要である．

1. 無菌性髄膜炎とは？

「無菌性髄膜炎」という診断は，髄膜に炎症があることが臨床所見と髄液所見から明らかであるにもかかわらず一般細菌培養が陰性である場合をさす．また，髄膜腔に炎症があり，かつ中枢神経自体の異常が機能的・画像的にみられる場合には脳炎・脊髄炎または髄膜脳炎となり，髄膜炎とは区別される．したがって，**丁寧な神経診察と画像検査（少なくとも頭部単純CT，神経所見が疑わしい場合には頭部・脊髄の単純・造影MRIも）は必須である．**

これと対をなす診断が，細菌性髄膜炎である．これは内科的緊急疾患であり，1分1秒を争う初期診療を要求される．**無菌性髄膜炎とは，一般的な起炎菌による細菌性髄膜炎がほぼ否定された状態であり，まずこの判断が重要になる**（1章14．市中細菌性髄膜炎を参照）．

また，無菌性髄膜炎は非常に多くの原因を含んだおおまかな疾患概念であり，原因により時間経過・重症度などは大きく変わってくる．このなかには，培養できない起炎菌（梅毒など）や培養で検出されにくい起炎菌（結核など）も含まれる．

表１　急性無菌性髄膜炎の鑑別診断

原因	比較的高頻度	比較的稀	非常に稀
ウイルス性	エンテロウイルス属 （コックサッキーウイルス，エコーウイルス，エンテロウイルス71など） アルボウイルス属 ムンプス ヒト免疫不全ウイルス（HIV） 単純ヘルペスウイルス２型（HSV-2）	サイトメガロウイルス（CMV） EBウイルス（EBV） 水痘帯状疱疹ウイルス（VZV） 単純ヘルペスウイルス１型（HSV-1） アデノウイルス 麻疹 風疹	ロタウイルス インフルエンザウイルス パラインフルエンザウイルス リンパ球性脈絡髄膜炎ウイルス（LCMV）
細菌性	硬膜外膿瘍 治療開始後の細菌性髄膜炎 髄液検体の不適切な取り扱い レプトスピラ症 リケッチア感染症（つつが虫病・日本紅斑熱など） 結核性髄膜炎* 敗血症	梅毒性髄膜炎 マイコプラズマ ブルセラ症 ライム病	回帰熱ボレリア 鼠咬症スピロヘータ症 ノカルジア症** アクチノミセス症** クラミジア
真菌性	クリプトコッカス症*	コクシジオイデス症 ヒストプラズマ症	カンジダ症** アスペルギルス症** ブラストミセス症 ペニシリウム症**
寄生虫性	糞線虫症**	広東住血線虫症 トキソプラズマ症*	有鉤条虫 アメーバ症
薬剤性	NSAIDs	サルファ剤 ガンマグロブリン製剤 アザチオプリン 抗てんかん薬	
腫瘍性	リンパ腫 白血病 転移性腫瘍		
自己免疫性	全身性エリテマトーデス Behçet病	血管炎症候群 サルコイドーシス	Vogt-小柳-原田病
その他		類上皮嚢胞	

*免疫抑制患者では頻度が上がるもの
**免疫抑制患者以外では極めて稀なもの
HSV（herpes simplex virus），CMV（cytomegalovirus），EBV（Epstein-Barr virus），VZV（varicella-zoster virus），LCMV（lymphocytic choriomeningitis virus）

2. 鑑別診断

症状の時間経過は非常に重要であり，鑑別診断の方向付けをしてくれる（表１，表２）．一般に，緩徐に進行する病歴が２～４週間以上続くものが慢性髄膜炎とされ，それより短く急速に進行するものが急性髄膜炎である．

各疾患の詳細については成書に譲るが，いくつかの重要なポイントを列記する．

・エンテロウイルスなどの予後良好な疾患は比較的急性であり，検査結果が判明するころには病状が改善していることが多い．問題は，初期検査で診断を確定できずに病状も改善しない場合である．

・**患者の免疫能はどうか？** 無菌性髄膜炎の原因の多くは免疫抑制患者でその頻度が高くなり，**鑑別診断に大きく影響する．HIV検査も積極的に施行する．**

・**全身疾患に合併して髄膜炎の症状を示すことも少なくない．敗血症，自己免疫疾患やリケッチア感染症など，中枢神経以外の症状・検査から診断がつくことも稀ではないので，病歴と身体**

表２　慢性無菌性髄膜炎の鑑別診断

原因	比較的高頻度	比較的稀	非常に稀
ウイルス性	ヒト免疫不全ウイルス（HIV）		エンテロウイルス属慢性髄膜脳炎**
細菌性	結核性髄膜炎 梅毒性髄膜炎 硬膜外膿瘍		ライム病 ブルセラ症
寄生虫性			中枢神経嚢虫症
真菌性	クリプトコッカス症	コクシジオイデス症 ヒストプラズマ症	
薬剤性	NSAIDs	サルファ剤 γグロブリン製剤 アザチオプリン 抗てんかん薬	
腫瘍性	リンパ腫 グリオーマ 転移性腫瘍	頭蓋咽頭腫 類上皮嚢胞	
自己免疫性	サルコイドーシス Behçet病	Vogt-小柳-原田病 全身性エリテマトーデス	自己免疫性硬膜炎
その他	脳外科手術後 頭部外傷後 回復期の頭蓋内出血		

*免疫抑制患者では頻度が上がるもの
**免疫抑制患者以外では極めて稀なもの

所見には細心の注意を払う．海外渡航歴・過去の居住歴なども必ず聴取する．

- ヒト単純ヘルペスウイルス２型（HSV-2）は，ウイルス性髄膜炎でほぼ唯一治療法が確立していることと，適切な診断と治療がなされないと再発性髄膜炎（Mollaret髄膜炎）に移行する可能性があるという点で重要である．
- 急性ウイルス性髄膜炎をみた場合，（年齢・患者背景に関係なく）**必ず急性HIV感染症の可能性も考慮して積極的に検査を行う（HIV抗体検査だけでなくHIVウイルス定量も必要となる）**．
- 髄膜炎症状以外に，背部痛や体幹部の痛みなど，**硬膜外膿瘍を疑わせる病歴・所見はないか**確認する．無菌性髄膜炎と誤診されることが多い病態である．
- 高齢者や免疫抑制患者，曝露歴や家族歴のある患者では**結核性髄膜炎**も疑う必要がある．
- このように，無菌性髄膜炎の鑑別診断はきわめて広く，臨床像がきわめて多彩な疾患が多い．常に結核とHIVを常に頭の片隅におき，「何らかの確定診断をつけることが，他の疾患をかなりの確率で除外できる唯一の方法」であることを忘れてはいけない．経験のなかの「イメージ」に頼ると痛い目に遭うことが多い疾患である．

3. 髄液検査

進行性の無菌性髄膜炎では検査に必要な髄液量も多くなるため，複数回の腰椎穿刺を要することも珍しくない．他の全身疾患がないかの評価も重要であることも再度強調しておきたい．

1 一般髄液検査

- 一般髄液検査をくり返すことも，鑑別に有用であることもある．例えば，結核性髄膜炎やムンプスなどの場合，急性期には好中球優位になることも珍しくなく，数日後からリンパ球優位に変化してくる．
- **必ず髄液圧も測定する**（クリプトコッカス髄膜炎や結核性髄膜炎では予後に直結する）．

2 髄液グラム染色・抗酸菌染色・真菌染色

- 「無菌性」髄膜炎なので基本的にグラム染色は役に立たない．
- 結核性髄膜炎は菌量が非常に少ないことが多く，抗酸菌染色で診断されることは少ない．
- クリプトコッカス髄膜炎の場合，インディアインク染色で容易に診断がつくこともある（特にHIV合併例）．

3 髄液細菌培養

- 検体の取り扱いにも注意してすみやかに細菌検査を開始してもらう．例えば，髄膜炎菌は低温ですみやかに死滅するため冷蔵庫に入れてはならない．検体の誤った取り扱いは，「無菌性髄膜炎」という誤診を生む1つの大きな要因でもある．

4 髄液抗酸菌培養

- 抗酸菌培養は必須検査であるが，感度は残念ながら低く，それを少しでも上げるためには採取量を多くする必要がある．

5 髄液真菌培養

- 真菌培養も必須検査であるが，クリプトコッカス髄膜炎を除いて残念ながら感度は低いことが多い．

6 髄液細胞診

- 進行性の慢性髄膜炎の場合，**腫瘍性の原因を探るために必須**である．髄液細胞数が多い場合には比較的少量でも診断に有用なことも多いが，髄液細胞数が少ないときにはこれも多めの検体を必要とする．

7 髄液遺伝子検査

- HSVのPCR検査は感度・特異度ともにきわめて優れた検査で，**PCRが陰性ならHSVの可能性はほぼ否定できたと考えて差し支えない**．
- 結核菌のPCRに関しては残念ながら感度は比較的低く，陽性であれば診断に有用であるが陰性の結果は結核の可能性を除外しない．

8 髄液特殊生化学検査

- 髄液の梅毒検査（VDRLなど），特異度は非常に高いものの感度は劣るため血清のトレポネーマ特異的・非トレポネーマ特異的抗体検査の結果も併せて判断する．
- アデノシンデアミナーゼ（ADA）もよく測定されるが，リンパ球性炎症がある病態なら上昇する非特異的な酵素のため，基本的に不要な検査である．

- 髄液クリプトコッカス抗原は非常に感度・特異度の高い有用な検査である．**陰性なら，クリプトコッカス髄膜炎の可能性は非常に低いと判断して構わない．**

9 その他

- 通常の検査で診断がつかず，それでも症状が進行してくる場合には，脳神経外科に依頼して髄膜生検も検討する必要がある．

4. 結核性髄膜炎はどうやって否定する？

- **結核性髄膜炎を確実に否定できる検査は残念ながら存在しない**ため，これは「臨床判断」としかいえない．髄液の結核菌培養検査は感度が比較的低く，数週間かかることも珍しくないため，臨床判断はそれを待てないことがほとんどである．
- 微熱・体重減少・寝汗などの全身症状は，50～75％の患者でしか現れない．典型的な結核の病歴がないことは，結核性髄膜炎を否定する根拠にはならない．
- 結核性髄膜炎の臨床像は非常に幅広い．最も多いのは数週間かけて増悪する亜急性・慢性の経過であるが，急性の経過をとる症例も珍しくはない．また，播種性結核の一部として発症することも多く（特にHIV・ステロイドなどの免疫不全状態にある患者），その場合には中枢神経以外の病巣から診断がつくことも多い．
- 髄液の結核菌PCRの感度は30～70％前後であり結核性髄膜炎の否定には使えない．
- ツベルクリン反応やインターフェロンγ反応検査は，結核性髄膜炎の多い高齢者や免疫抑制患者では偽陰性になることも多い．
- **もし他の診断がつけられず，病状が進行していて結核性髄膜炎の可能性も否定できないなら，髄膜生検や抗結核薬の開始を躊躇するべきではない．**

おわりに

非常に多くの原因を含む「症候群」のため，治療はそれぞれの原因による．もし患者の全身状態が良好なら，慎重な経過観察も適切な治療といえる．ウイルス性髄膜炎のほとんどは比較的全身状態は良好であり，HSV-2を除いて特別な治療を必要としない．

症状が進行性の場合，常に診断を確定させることに全力をあげる．「よくわからないからステロイド」などというアプローチは絶対に避ける．

研修医のよくある疑問

確定診断以前の初期治療で，考えられる病原体（細菌・HSV・真菌など）をすべて治療するのは妥当でしょうか？

妥当かどうかは患者の全身状態と病歴・髄液所見によります．急性髄膜炎の多くは細菌性かウイルス性のため，細菌性髄膜炎とHSV-2髄膜炎を対象に治療を行うことは理にかなっていると思いますが，これも髄液所見と培養・HSV-PCRで否定できれば中止すべきでしょう．無菌性髄膜炎を起こす真菌で最も多いのはクリプトコッカス症ですが，進行したHIV感染症など特殊な場合を除いて急性髄膜炎として発症することは稀です．クリプトコッカス抗原という信頼性の高い検査が通常は１～２日以内に結果が出ることも考えると，診断を確定させずにアムホテリシンＢとフルシトシンという副作用の非常に多い治療を正当化することは難しいと思います．ただ，初期検査で診断を確定できない進行性髄膜炎であれば，結核性髄膜炎として治療しながら検査を継続します．

ベテラン指導医のつぶやき

ウイルス性と思われるが２週間経っても臨床像も髄液も改善しない場合，ステロイドを使用するのは妥当か…

まず，２週間経っても臨床像も髄液も改善しない場合，ウイルス性である可能性が非常に低いと思います．この場合であれば，ウイルス性以外の原因を確定させることが必要であり，全身疾患の検索や髄膜生検の検討を含めさらに検査が必要であるということでしかありません．ステロイドを盲目的に使用することは正当化できないと思います．

文献・参考文献

1）Kupila, L., et al.：Etiology of aseptic meningitis and encephalitis in an adult population. Neurology, 66：75-80, 2006

2）Connolly, K. J. & Hammer, S. M.：The acute aseptic meningitis syndrome. Infect Dis Clin North Am, 4：599-622, 1990

3）Mandell, Douglas, and Bennett’ s Principles and Practice of Infectious Diseases 7th ed（Gerald, L. M., et al.）, Churchill-Livingstone, 2009

プロフィール

後藤道彦（Michihiko Goto）

アイオワ大学医学部内科感染症部門

鹿児島大学医学部卒業後，沖縄県立中部病院，鹿児島大学第３内科，ケンタッキー大学内科レジデントを経て現職．米国内科専門医，米国感染症専門医・米国内科専門医，日本内科学会認定内科医．

4. 膠原病と迷う疾患群としての感染症

陶山恭博，岸本暢将

Point

- 膠原病の診断時，治療時には感染症の除外を心がけよう
- 膠原病を疑う前に結核を疑おう

発熱へのアプローチとして感染性心内膜炎と結核は常に鑑別に入れ続けるべき“感染症の王様”のような疾患だが，この2疾患は膠原病と迷う疾患としてもやはり“王様”である．そこで，まずはこの2疾患からスタートし，次に「○○と診断する前に除外したい感染症シリーズ」，「生物学的製剤使用中の感染症」へと続きたい．

1. 細菌による膠原病類似症候の起こる機序

感染症により膠原病類似症候がでることはよく知られている．これにはおおまかに2つの機序が考えられ，1つは病原菌自体による影響，例えば，細菌の塊が小血管に詰まりあたかも血管炎のような症状を呈したりする．もう1つは，抗原抗体反応である．これは，膠原病では代表的な全身性エリテマトーデス（SLE）を例にとるとわかりやすい．SLEでは自己を抗原とした抗原抗体反応により免疫複合体反応が生じ，高γグロブリン血症および低補体血症を引き起こす．これと同様に，感染性心内膜炎や結核では病原菌が，抗原となり抗原抗体反応がすすむことで，例えば感染性心内膜炎での糸球体腎炎や結核での反応性関節炎などのような症候が出てしまう．それでは代表的は感染性心内膜炎と結核による膠原病類似症候についてもう少し詳しくみてみよう．

1 感染性心内膜炎

感染性心内膜炎のDukeの分類基準には発熱，糸球体腎炎，リウマトイド因子陽性など，膠原病を連想させるキーワードが含まれている．そのため，いくつかの条件が加わると，感染性心内膜炎は膠原病との区別が実に困難になってしまう．例えば，“ANCA陽性”の感染性心内膜炎はどうだろう．発熱＋ANCA陽性，発熱＋糸球体腎炎＋ANCA陽性は，ANCA関連血管炎を疑ってしまうには十分に誘惑的な組合わせだ．109例の感染性心内膜炎を対象とした研究では，表1のようにANCA（C-/P-ANCA）は18％で陽性とも報告されている．実際，いくつかのcase reportが報告されており，肺野の敗血症性塞栓（septic emboli）を生検すると，毛細血管の断裂像やフィブリン沈着を認めた例などもある[2〜4]．ANCA陽性の感染性心内膜炎とANCA関連血管炎を

表1　109名の感染性心内膜炎における下記検査項目の陽性率

cytoplasmic and/or perinuclear ANCA（C-/P-ANCA）	18％
PR3-ANCA or MPO-ANCA	6％
リウマトイド因子	35％
抗核抗体	16％
抗カルジオリピン抗体	23％

anti-PR3/anti-MPO-positive感染性心内膜炎は，若年者（p＝0.022），修正Duke's分類基準を満たす（p＝0.021）心エコーで指摘される疣贅あり（p＝0.043），IgG値上昇例（p＝0.017）で多い（文献1を参考に作成）

区別する指標として，脾腫，補体低下，リウマトイド因子陽性，クリオグロブリン陽性，抗核抗体陽性，抗カルジオリピン抗体陽性は，血管炎〔多発血管炎性肉芽腫症（granulomatosis with polyangiitis：GPA）〕よりも感染性心内膜炎を示唆するという意見[4]もある．しかし，血液培養が陽性とならないかぎり，臨床家にとってはチャレンジングなケースになってしまう．さらには，培養が陽性となりにくい条件，すなわち，診断がつく前に抗菌薬が投与された場合や，培養が陽性となりにくい細菌［*Bartonella species*, *Brucella species*, *Coxiella burnetii*（Q熱）HACEK group〔*Haemophilus*, *Aggregatibacter*（以前の*Actinobacillus*），*Cardiobacterium*, *Eikinella*, *Kingella*〕，*Tropheryma whipplei*（Whipple's病）］が起因菌である場合が重なると[5]，それは，難問中の難問となる．

また，Dukeの分類基準には含まれないが，**関節炎も感染性心内膜炎の症状の1つ**として押さえたい．しばしば関節痛を主訴とする感染性心内膜炎にも遭遇し，文献的にも感染性心内膜炎の15％は関節病変を合併するとされる[6]．血流感染を示唆するような所見，すなわち複数の関節に疼痛の訴えがある場合や内頸静脈と鎖骨下静脈の合流点に位置する胸鎖関節に関節炎を認める場合には，感染性心内膜炎を疑いたい．そのほか，リウマチ性多発筋痛症のような分布での関節痛＋筋肉痛を訴える場合などもある．感染性心内膜炎による関節炎を示唆する所見としての，**"発熱が関節炎に先行する"**，**"疼痛の程度と比較して関節腫脹が目立つ"**はNEJMで紹介されたrule of thumbとして，周知のとおりである[7]．

2 結核

結核も不明熱，関節炎（Poncet病），結節性紅斑，後腹膜線維症，強膜炎，ぶどう膜炎，心嚢水貯留，動脈炎など，あたかも膠原病疾患と錯覚させうる症状を呈する．「**膠原病を疑う前に結核を疑おう**」といっても過言ではない．特に動脈炎は，画像所見のインパクトが強いため，熱源精査目的に施行した造影CTで動脈の炎症像を発見した際など，ついつい画像一発診断で動脈炎＝膠原病と誘導されかねない．しかし，表2のようにさまざまな感染症は血管を炎症の主座とすることがあり，そのなかでも結核は梅毒，細菌感染によるmycotic（infected）aneurysmsと並んで大血管を好発部位とする．結核の曝露歴，既往などがあればより積極的に結核による血管炎を疑い精査を進めたい．

結核以外でも，感染症が血管をfocusとして生じることで，血管が「破れる」「詰まる」ことになり，あたかも血管炎のような症状となることがある．代表的な起炎菌としては表2のような感染症が知られている．細菌感染症による血管炎はmycotic（infected）aneurysmとも呼ばれ，細菌感染症による感染性心内膜炎に合併した感染性動脈瘤ではブドウ球菌をはじめとしたグラム陽性球菌が多く，既存の動脈硬化病変による動脈瘤に細菌感染を生じた場合ではグラム陽性球菌に

表2　血管炎と感染症

		大型血管	中型血管	小型血管
細菌	*Staphylococcus*	○		
	Salmonella	○		
	Streptococcus	○	○	
	Group A *streptococcus*		○	
	mycobacteria	○	○	
	tuberculosis	◎		
	leprosy			
スピロヘータ	梅毒	◎		
真菌	コクシジオイデス	○		
ウイルス	HBV		◎	○
	HCV		○	○
	パルボウイルスB19		○	
	HIV	○	○	○
	サイトメガロウイルス		○	○
	ヘルペスウイルス		○	○

文献10，11を参考に作成

加えてサルモネラなどのグラム陰性桿菌も起炎菌となることが知られている．表2の疾患以外にも，リケッチア（orientia tsutsugamushi），レプトスピラ，クラミジアニューモニア感染後の血管炎などの報告もある[8]．また，HCV，HBV，HIV，サイトメガロウイルス，パルボウイルスB19などについては，クリオグロブリン血症との関連も示唆されているため[9]，ウイルス感染による血管炎では小型血管が中心となる．HBVは結節性多発性動脈炎と関連し，米国リウマチ学会の分類基準では項目の1つに含まれる．

2. ○○と診断する前に除外したい感染症

1 SLEと診断する前に除外しておきたい感染症

全身性エリテマトーデスと診断する前に除外したい感染症，それはパルボウイルスだ．発熱，皮疹，対称性の多関節炎と血球減少をまねくことや，時として，抗核抗体や抗dsDNA抗体が一過性に陽性となり，補体も低下するため，SLEとの区別が困難となってしまう[12]．小児とのsick contactを聴取し，文献的Tipsである「心病変，腎病変，溶血性貧血を呈することはパルボウイルスでは少なくSLEで多い」を念頭に[13]，慎重に経過をfollowしたい．パルボウイルスであれば一過性に終わることが大半である．

また，SLEは若年者に多い疾患＝子育て世代に多い疾患でもある．そのため，sick contactの確認は非常に重要になる．パルボウイルス以外のウイルス感染症，例えば，“小児科の疾患”とついつい思いこみがちな手足口病は成人では39℃を超すこともあるため，あたかもSLEのflareに

表3　成人スチルと類似する比較的commonな感染症

頸部リンパ節腫脹＋咽頭痛＋肝機能異常	・EBウイルス，サイトメガロウイルス，パルボB19 ・伝染性単核球症，その鑑別としてHIV
発熱＋肝機能異常＋α	α＝東南アジア旅行歴⇒マラリア，チキングンニャ α＝マウス（職歴で研究職や古い家屋に居住）⇒レプトスピラ α＝草むら⇒リケッチア（つつが虫病）
発熱＋リンパ節腫脹	2期梅毒
常に忘れてはいけない疾患	感染性心内膜炎，結核
発熱＋皮疹＋肝機能異常±関節痛	A型肝炎，B型肝炎，C型肝炎，E型肝炎

思えてしまう．子供が手足口病，幼稚園で手足口病が流行しているという情報を手に入れることができていれば，比較的安心して，発熱後の咽頭痛や手足の水泡の出現を予測することができるかもしれない．

2 成人スチル病と診断する前に除外しておきたい感染症

成人スチル病の診断は**基本的には除外診断**で，発熱，咽頭痛，リンパ節腫脹などの症状を伴うことから，その中心は感染症との鑑別になる．Google scholarで「○○ mimicking adult onset still disease」と入力すると，A型肝炎[14]，バルトネラによる感染性心内膜炎[15]，ブルセラ症[16]，マイコプラズマ肺炎[18]などが次々とヒットする．そこで，鑑別疾患についてルーチーンとして最低限の評価項目を決めておくと見逃しを減らすことができることもある．例えば，成人スチル病と類似する比較的commonな疾患については表3のような感染症が想起される．

この表3のなかで，E型肝炎は盲点となりやすい疾患かもしれない．E型肝炎＝シカ，イノシシというイメージが先行しがちだが，豚肉レバーなどの豚肉からの報告もあり，「焼き肉に行きました」という病歴が診断の手がかりになることもある．

3. 生物学的製剤使用中の感染症

1 早期発見・早期加療：日和見感染症と細胞内寄生菌

ニューモシスチス肺炎，肺結核，帯状疱疹などの日和見感染症が健常者と比較して増加する．より，生物学的製剤使用中の発熱，労作時の呼吸苦では結核やニューモシスチス肺炎についても慎重に評価する．これらは開始から28週，約半年までの期間が特に発症率が高いことが知られている[19]．両者は初期では画像所見として異常を認めないこともあるため，1回の検査で異常がないからといって安心せずくり返し評価する．また，足がしびれる，胸が痛い，などの訴えがあれば帯状疱疹を疑い，皮膚を直接観察し，所見がなくとも2，3日以内に皮疹が出現したらばすぐに医療機関を受診することを伝えたい．パソコン画面やタブレット端末を利用して，典型的な皮疹を示すことができればなお嬉しい．生物学的製剤使用中の帯状疱疹では点滴加療も考慮されるため，専門家へのコンサルトも心がけたい．

さらに，日和見感染症以外でも生物学的製剤の使用時には，その機序によりリステリアやレジオネラなどの細胞内寄生菌の感染リスクが上昇する．より，これらを念頭に当初より検体を提出し，肺炎の加療であれば，異型肺炎もカバーするようにしたい．

2 予防できるものは予防する

発症した感染症への対応よりも予防が，生物学的製剤使用時には重要となる．①ニューモシスチス肺炎（β-Dグルカン，画像検査），②結核〔既往歴・曝露歴の聴取，ツベルクリン反応，インターフェロンγ放出アッセイ（T-SPOT/QFT），クォンティフェロン®，胸部画像検査〕，③B型肝炎の再活性化〔B型肝炎治療ガイドライン（1.2版），2013年9月（日本肝臓学会 肝炎診療ガイドライン作成委員会／編）http://www.jsh.or.jp/medical/guidelines/jsh_guidlines/hepatitis_b参照〕の3疾患のスクリーニングや，ワクチン摂取（インフルエンザウイルス，肺炎球菌）については，日本リウマチ学会もガイドラインを作成し，その実施と継続を推奨している．結核については，日本結核病学会予防委員会・治療委員会より潜在性結核治療指針が2013年3月に公開されており（http://www.kekkaku.gr.jp/pdf/news-sisin20130627.pdf 2014年2月閲覧），こちらも参考になる．

また，ST合剤のスペクトラムは広く，PCP以外にも，グラム陽性球菌（*Streptococcus pneumoniae*，*Staphylococcus aureus*），グラム陰性桿菌（*Salmonella*，*Haemophilus influenzae*などの多くの細菌，緑膿菌は除く），グラム陽性桿菌（*Listeria*，*Nocardia*），グラム陰性球菌（*Moraxella*，*N.meningitis*），その他（*Legionella*，*Toxoplasma*，*Isospora*）などもカバーすることから，これらの細菌への予防効果も期待されている[17]．そのため，ST合剤を中止した後に状態が変化した場合は，2LTPN（**L**isteria, **L**egionella, **T**oxoplasma, **P**CP, **N**ocardia）を念頭に精査をすすめるとよいかもしれない．

長期ステロイド服用患者においては，一般的には感染症のリスクが増加すると考えられるが，何mg，あるいはどれくらいの期間使用するとリスクがより高くなるかについては基礎疾患や合併症によって異なる．結核のリスクは，ATSのガイドラインにあるようにプレドニン15 mg/日以上を服用することでツベルクリン反応が陰転化してしまうという報告もある．さらに，膠原病においてはツベルクリン反応の偽陰性もありえるため，曝露歴，既往歴，画像検査，T-SPOT/QFTの結果，および併用する免疫抑制剤の有無，地域の特性を総合的に判断してイソニアジドの予防内服を慎重に検討することが多い．

おわりに

みなさまもご経験されているように，非典型的な臨床経過の感染症疾患や稀な感染症疾患はピットフォールとなりやすいものです．感染症ではない，と思いこむことなく，常にopen-mindedでピットフォールを避けていくことが理想です．発熱，関節痛のみならず，頻脈や低酸素，低血糖などでもまずは感染症を除外，そのためにも耳学問や，文献，教科書を参考に，感染症の知識をupdateしていきましょう．

文献・参考文献

1）Mahr, A., et al.：Prevalence of anti-neutrophil cytoplasmic antibodies in infective endocarditis. Arthritis Rheumatol, 2014. doi：10.1002/art.38389.

2）Spinella, A., et al.：Beyond cat scratch disease: a case report of bartonella infection mimicking vasculitic disorder. Case Rep Infect Dis, 2012：354625, 2012

3）Peng, H., et al.：Culture-negative subacute bacterial endocarditis masquerades as granulomatosis with polyangiitis（Wegener's granulomatosis）involving both the kidney and lung. BMC Nephrol, 13：174, 2012

4）Tiliakos, A. M. & Tiliakos, N. A.：Dual ANCA positivity in subacute bacterial endocarditis. J Clin Rheumatol, 14：38-40, 2008
5）Hoen, B. & Duval, X.：Clinical practice. Infective endocarditis. N Engl J Med, 368：1425-1433, 2013
6）Sapico, F. L., et al.：Bone and joint infections in patients with infective endocarditis: review of a 4-year experience. Clin Infect Dis, 22：783-787, 1996
7）Pinals, R. S.：Polyarthritis and fever. N Engl J Med, 330：769-774, 1994
8）Chakravarty, K. & Merry, P.：Systemic vasculitis and atypical infections: report of two cases. Postgrad Med J, 75：544-546, 1999
9）Belizna, C. C., et al.：Infection and vasculitis. Rheumatology（Oxford）, 48：475-482, 2009
10）Molloy, E. S. & Langford C. A.：Vasculitis mimics. Curr Opin Rheumatol, 20：29-34, 2008
11）Somer, T. & Finegold, S. M.：Vasculitides associated with infections, immunization, and antimicrobial drugs. Clin Infect Dis, 20：1010-1036, 1995
12）Part 11 Systemic lupus erythematosus and related syndromes Differencial diagnosis. In：.Kelley's Textbook of Rheumatology, 9th edition Expert Consult Premium Edition-Enhanced Online Features and Print, 2-Volume Set（Gary, S. F., et al.）, p.1300, Saunders, 2012
13）Aslanidis, S., et al.：Parvovirus B19 infection and systemic lupus erythematosus: Activation of an aberrant pathway? Eur J Intern Med, 19：314-318, 2008
14）Sridharan, S., et al.：Hepatitis A infection mimicking adult onset Still' s disease. J Rheumatol, 27：1792-1795, 2000
15）De Clerck K. F., et al.：Bartonella endocarditis mimicking adult Still' s disease. Acta Clin Belg, 63：190-192, 2008
16）Mert, A., et al.：The sensitivity and specificity of Brucella agglutination tests. Diagn Microbiol Infect Dis, 46：241-243, 2003
17）Bodro, M. & Paterson, D. L.：Has the time come for routine trimethoprim-sulfamethoxazole prophylaxis in patients taking biologic therapies? Clin Infect Dis, 56：1621-1628, 2013
18）Dua, J., et al.：Mycoplasma pneumoniae infection associated with urticarial vasculitis mimicking adult-onset Still' s disease. Rheumatol Int, 32：4053-4056, 2012
19）Galloway, J. B., et al.：Anti-TNF therapy is associated with an increased risk of serious infections in patients with rheumatoid arthritis especially in the first 6 months of treatment: updated results from the British Society for Rheumatology Biologics Register with special emphasis on risks in the elderly. Rheumatology（Oxford）, 50：124-131, 2011

プロフィール

陶山恭博（Yasuhiro Suyama）
聖路加国際病院 アレルギー膠原病科（SLE，関節リウマチ，小児リウマチ）
初期研修医のころ，「外科医が糸結びを練習するように内科医は鑑別診断を増やすトレーニングを続けることが大切だよ」と教えていただきました．本稿が少しでも鑑別診断をあげるヒントとなれば，嬉しく思います．

岸本暢将（Mitsumasa Kishimoto）
聖路加国際病院 アレルギー膠原病科（SLE，関節リウマチ，小児リウマチ）

5. 内分泌疾患と感染症

仲里信彦

Point

- 適切な補液や昇圧薬に反応しない敗血症性ショックや副腎不全の合併を疑った場合はその検査よりも治療を優先させる
- 敗血症を含む重症患者においては，non-thyroidal illness syndromeのような病態があり，甲状腺機能の評価に関して注意を要する

はじめに

感染症と副腎不全が臨床現場で問題となるケースは，発熱やショックを伴った副腎不全と重症感染症の鑑別，基礎疾患に副腎不全がある患者への感染症合併，敗血症性ショックといわゆる相対的副腎不全の検査・治療，また感染症を原因とする副腎不全などがあげられる．さらに，甲状腺機能亢進症や甲状腺機能低下症に感染症を合併したときの甲状腺クリーゼや粘液水腫昏睡などの緊急状態，敗血症を含む重症患者における甲状腺ホルモン値の変化などがある．本稿ではこの点に注意して，解説していきたい．

1. 副腎不全と感染症

1 副腎不全の臨床的特徴と感染症との類似点

表1に示すように**副腎不全の症状は，全身感染症もしくは重症感染症と類似する症状や身体所見を呈する**[1]．患者の訴えとして全身倦怠感，悪心・嘔吐などの消化器症状，筋肉痛・関節痛等の筋骨格系の症状，頭痛・意識障害などの中枢神経系症状をきたすことが多い．また，身体所見では時にSIRSを思わせるような発熱や頻脈をきたし，敗血症性ショックと見間違えるような低血圧をきたす場合もある．血液検査所見でも，炎症反応の上昇や低血糖など重症感染症でもみられる所見を示す．このため，急性感染症に類似した経過をたどる急性副腎不全の症状をきたした場合には，重症感染症および敗血症の検査治療を経験的に行いつつ，副腎不全のホルモン補充療法が必要となる．これまでの副腎不全の既往が明らかでない場合は初期症状のみでは感染症との鑑別はさらに困難であり，さらに感染症に伴うストレスを契機に顕在化した副腎不全の症状の出現の可能性もあり注意が必要である．

絶対的な副腎不全の患者は稀である[2]が，原因不明の発熱や治療に反応の悪い場合には，その原因として敗血症だけではなく，急性副腎不全や感染症にそれが合併した病態を鑑別にあげることを忘れてはならない．

表1　副腎不全を疑う臨床像（赤字は感染症と類似する所見）

・症状
脱力・疲労，食思不振・嘔気・嘔吐，腹痛，筋肉痛・関節痛，起立性調節障害，塩分摂取，頭痛，抑うつ
・身体所見
色素沈着，低血圧，頻脈，発熱，脱毛，白斑，無月経，寒冷不耐性
・臨床的問題点
血行動態の不安定性：高拍出性（一般的），低拍出性（稀），原因不明の炎症所見，多臓器障害，低血糖症状
・血液検査所見
低ナトリウム血症，高カリウム血症，低血糖，好酸球増多，TSH上昇

文献1を参考に作成

表2　コルチコステロイドの使用に関して

①適切な輸液と昇圧薬によって血行動態が安定した成人の敗血症性ショック患者ではヒドロコルチゾンを静脈内投与すべきではない．もし血行動態が安定しない場合には，ヒドロコルチゾン200mg/日の静脈内投与を推奨する（grade 2C）．
②成人の敗血症性ショック患者にヒドロコルチゾンを投与すべきかどうか判断するためにACTH刺激試験を行うべきではない（grade 2B）．
③昇圧薬が不要となればヒドロコルチゾンは減量すべきである（grade 2D）．
④ショックではない敗血症の治療のためにステロイドを投与すべきではない（grade 1D）．
⑤ヒドロコルチゾンの投与を行う場合，持続投与で行う（grade 2D）．

文献3を参考に作成

2 感染症急性期に副腎不全が疑われたとき

1）CIRCIとは？

敗血症性ショックなどにおいて適切な補液や昇圧薬を使用しても反応の悪い患者において，ステロイド投与することで改善がみられることがある．このような絶対的な副腎不全ではないけれども，重篤な状態においてコルチゾールの不足が考えられた場合に機能的もしくは相対的副腎不全と一般的に呼ばれていた[1]．最近では重篤な状態でHPA（hypothalamic-pituitary-adrenal）系の機能不全を起こすことをCIRCI（critical illness-related corticosteroid insufficiency）と表現する方がその病態をよく示すとされる．それは，重篤な病態におけるコルチゾールの産生低下だけではなく，細胞レベルでのコルチゾールへの反応の低下なども含み，全身状態の改善とともに回復する可能性があり，**ダイナミックな状態**であることを意味する[2]．

2）Surviving Sepsis Campaign 2012[3]

表2に示すように，Surviving Sepsis Campaign 2012のガイドラインでは，適切な輸液と昇圧薬投与で血行動態が安定しない敗血症性ショックの患者を除いて**ルーチンのステロイド投与を推奨していない**．

敗血症性ショックにおいてステロイド使用をいったん決定した場合にACTH負荷試験を行う必要はなく，そういった状況下でのACTH負荷試験の結果には信頼性は乏しいとされている[4, 5]．しかし，敗血症性ショックにおいて，図1に示すように無作為に採血されたコルチゾール値が18

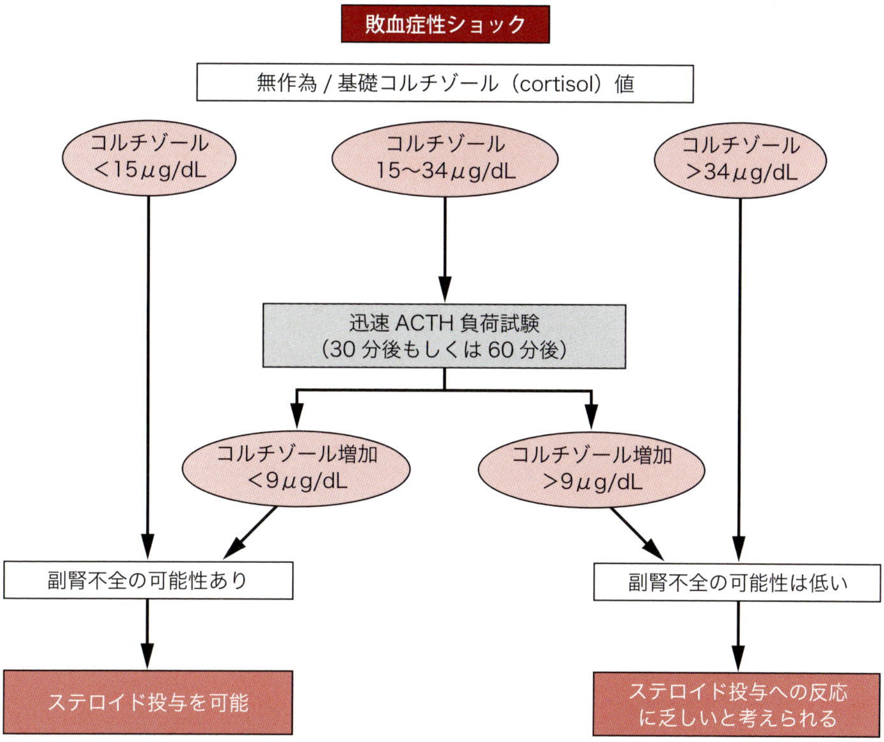

図1　敗血症性ショック時の副腎機能およびACTH負荷試験の評価
文献6を参考に作成

μg/dL以下ではステロイド投与の治療適応があり，34μg/dL以上ではステロイド投与は効果に乏しいとする考えもある．さらにコルチゾール値が15〜34μg/dLの場合はACTH負荷試験を行い，その結果で血漿コルチゾールの増加が9μg/dL以上の場合にステロイド投与を考慮してもよいとされる[6]．ただし，この結果が必ずしも敗血症性ショックや重症患者へのステロイドへの反応性を鑑別しないとする意見もある[4, 5]．いずれにせよ本邦の救急室レベルで即座にACTHやコルチゾールの結果を知ることができる施設はなく，やはり，まず輸液と昇圧薬への反応とその経過をみてステロイドの使用を検討することになる．ステロイド使用量は図2に示す敗血症性ショックでの投与に準ずる．

3）敗血症性ショックにおいて，CIRCIを疑いステロイドを使用したときにどのくらいの期間使用するのか？

敗血症性ショックでステロイドが使用された場合，基本的には昇圧薬の使用が不要になった時点で徐々にステロイドを減量中止とする（一般的には5〜7日間使用されることが多い）．ショックの再発に注意しながら数日かけて減量するのだが，それに対する理想的なプロトコールはない[2, 3]．

基本的にはCIRCIを疑ってステロイドを使用した患者において，生涯にわたりステロイド補充療法を行うことはない．このため，一般的にACTH刺激試験を利用したHPA系のルーチン検査を回復後に行う必要はない[1]．ただし，病歴や身体所見や臨床経過からすでに副腎不全の存在が疑われる場合や，ステロイドを減量中止にすると副腎不全を思わせる症状をきたす場合には，でき

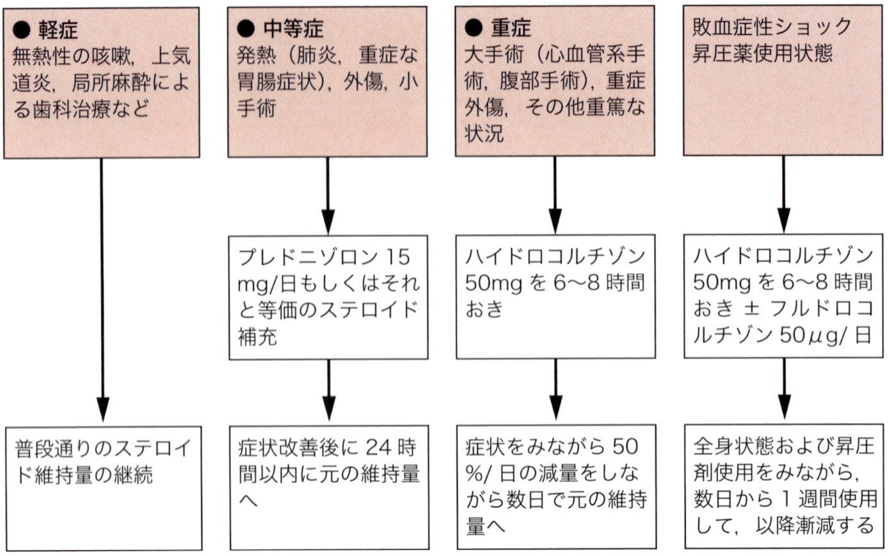

● 軽症
無熱性の咳嗽，上気道炎，局所麻酔による歯科治療など
● 中等症
発熱（肺炎，重症な胃腸症状），外傷，小手術
● 重症
大手術（心血管系手術，腹部手術），重症外傷，その他重篤な状況
敗血症性ショック
昇圧薬使用状態
プレドニゾロン 15 mg/日もしくはそれと等価のステロイド補充
ハイドロコルチゾン 50mg を 6～8 時間おき
ハイドロコルチゾン 50mg を 6～8 時間おき ± フルドロコルチゾン 50μg/ 日
普段通りのステロイド維持量の継続
症状改善後に 24 時間以内に元の維持量へ
症状をみながら 50 %/ 日の減量をしながら数日で元の維持量へ
全身状態および昇圧剤使用をみながら，数日から 1 週間使用して，以降漸減する

図2　副腎不全の既往が明らかな患者におけるステロイド補充療法
文献 1 を参考に作成

るだけステロイドフリーの状態（プレドニゾロン5 mg/ 日以上やヒドロコルチゾン20 mg/ 日以上ではHPA系が抑制される）において血漿コルチゾール測定，尿中遊離コルチゾール，迅速ACTH負荷試験を行い診断する[7]．ステロイドを内服しながら迅速ACTH負荷試験を行う際は，できれば血漿コルチゾール濃度への干渉を防ぐために，検査前から内服ステロイドをデキサメタゾンへ変更しておき，検査前日からのその投薬を中止する．

4）これまでに副腎不全の存在がわかっている患者における，感染症やその他のストレス時の対応はどうすべきか？

すでにAddison病Sheehan症候群などの副腎不全の既往がわかっている場合やステロイド内服している患者における感染症やその他のストレス状況下でのステロイド補充療法は，図2に示すように軽症，中等症，重症，敗血症性ショック（重篤）にわけて考える[1]．

3 感染症が原因となる副腎不全にはどのような病態が関与するか？

1）副腎不全の一般的な原因および感染症関連の原因について

副腎不全の原因には表3に示すように，多彩な原因が考えられる[8]．そのなかに感染症を原因とする副腎不全もある．特に教科書的には，副腎の出血性梗塞をきたすWaterhouse–Friderichsen症候群（髄膜炎菌による敗血症から両側副腎出血が有名）や感染性副腎炎を引き起こす古典的な副腎結核，近年ではAIDSに伴うサイトメガロウイルス副腎炎などがあげられる．

2）感染症による副腎出血

上述したように敗血症に伴う副腎の出血性疾患としてWaterhouse–Friderichsen症候群があり，特に小児の疾患として有名であるがどの年齢層にも起こりうる．これは①髄膜炎菌，時に肺炎球菌，緑膿菌，インフルエンザ桿菌，ブドウ球菌などの劇症型感染で起こり，②進行が速く血圧低下からショックをきたし，③紫斑を伴うようなDICを合併，④急速に副腎不全症状をきたし，画像上で両側副腎出血の所見がみられる[9]などの特徴がある．

表3　副腎不全の原因

原因	病歴・症状	さらに注意する点
先天性	低身長・性分化異常・多毛・肥満	後天性副腎不全の鑑別
内分泌-自己免疫性疾患	橋本病・タイプⅠ糖尿病・悪性貧血・APS*に伴う白斑症	甲状腺ホルモン関連の副腎不全
外傷	頭部外傷・大量出血・妊娠・手術・スポーツ外傷	ステロイドによるドーピング・下垂体卒中・Sheehan症候群・手術前のetomidateの使用**
慢性炎症性疾患	関節リウマチ・気管支喘息・クローン病・アレルギー疾患	経鼻的もしく関節内へのステロイド投与
感染症	AIDS関連のCMV感染症・結核・ヒストプラスマ症による感染性副腎炎	抗真菌薬（ケトコナゾール・フルコナゾール）投与の履歴・リファンピン投与の履歴・ステロイド使用の履歴に伴う副腎機能低下
凝固異常	敗血症に伴うWaterhouse-Friderichsen症候群（髄膜炎菌感染が有名）・血小板減少症・薬剤性の副腎出血（ヘパリンなど）・抗リン脂質抗体症候群	髄膜炎菌感染症だけではなく，肺炎球菌・淋菌・大腸菌・インフルエンザ桿菌・黄色ブドウ球菌・緑膿菌感染などに起因するWaterhouse-Friderichsen症候群がある
肝疾患	肝炎・肝不全・肝移植	ステロイドによる免疫抑制治療に伴う症状の隠蔽
腫瘍	下垂体腫瘍・副腎腫瘍・転移性副腎腫瘍・下垂体切除術後・両側副腎切除術後・副腎への放射線治療後	白血病や脳腫瘍に対する脳脊髄への放射線治療の既往・腫瘍へのステロイドを含む化学療法の履歴
組織浸潤	アミロイドーシス・ヘモクロマトーシス・サルコイドーシスの副腎への浸潤，組織球症・Wegener肉芽腫症・サルコイドーシスの下垂体への浸潤	左記疾患治療のためのステロイド使用の履歴
精神疾患・中毒	不安障害・非典型うつ・アルコール依存	HPA系の調節障害・神経性食思不振を合併したAddison病の除外

注：* APS：autoimmune polyendocrine syndrome（多染性自己免疫症候群），** etomidateは静脈麻酔（日本での認可未）．
赤文字は感染症を原因とする直接障害による副腎不全，治療にて使用した抗真菌薬を中心とする薬剤の影響による副腎不全，敗血症の合併症による副腎不全を示す
文献8を参考に作成

副腎出血の原因は明らかではないが，小血管への細菌の直接播種，DIC，エンドトキシンによる血管炎，過敏性血管炎などが考えられている[9]．

3）感染性副腎炎

- **副腎結核**：結核菌が血行性に副腎へ感染して起こる疾患で，徐々に進行する．病初期には副腎腫大を認め，最終的には線維化に伴う萎縮や石灰化を認める．古典的なAddison病の原因として有名であるが，最近では稀である．ただし，AIDSを含む免疫不全状態の患者においては現在でも注意が必要であろう[8]．
- **サイトメガロウイルス副腎炎**：AIDSに伴う日和見感染症としてサイトメガロウイルス感染による副腎炎がある[8, 9]．ところで，HIV感染症では，サイトメガロウイルスだけではなく，その他の日和見感染症，悪性新生物，抗真菌薬投与の副作用などから副腎不全をきたすことがある[8]．
- **播種性真菌感染症**：ヒストプラスマ症（オハイオ州，テネシー州），南米ブラストマイコーシスは，その流行地域で免疫不全者（AIDS，免疫抑制薬使用）に播種性真菌症をきたし，副腎不全の原因になる[8～10]．

4）その他

結核，アクチノマイコーシス，ノカルジアによる下垂体領域の感染症が続発性副腎不全の原因なることが稀にある[9]．

第2章　「症候群」に関して

2. 甲状腺疾患と感染症

1 甲状腺クリーゼと感染症

① 生命を脅かすほどの甲状腺中毒状態を甲状腺クリーゼと呼ぶ．甲状腺中毒症の原因となる未治療ないしコントロール不良の甲状腺基礎疾患が存在し，これらに何らかの強いストレスがかかったときに甲状腺ホルモン作用過剰に対する生体の代償機構の破綻の状態．発熱，中枢神経症状（意識障害，痙攣など），循環不全（心不全，頻脈性不整脈など），消化器症状（下痢，黄疸など）をきたす[11)]．

② 原因となるストレスに手術，外傷，心筋梗塞，肺塞栓症，糖尿病ケトアシドーシス，妊娠・分娩に並んで**重症感染症がある**[11, 12)]

③ これまでの病歴で，甲状腺機能亢進症の病歴がある場合には鑑別にあがりやすいが，病歴が不明なときには敗血症や髄膜炎などの中枢神経感染症との鑑別に苦慮することがある．その鑑別に甲状腺腫大や眼球突出などの身体所見が手助けになることもあるが，血液検査による甲状腺刺激ホルモン（TSH）や甲状腺ホルモンの値で診断するしかない．治療は大量の抗甲状腺薬，無機ヨード，副腎皮質ステロイド，β遮断薬の投与，全身管理（誘因疾患の治療：重症感染症の治療など）である[12)]．

2 粘液水腫昏睡と感染症

未管理もしくは管理不十分な甲状腺機能低下症を基礎にもち，代謝の影響が中枢神経に及ぶことで起こる昏睡のことを粘液水腫昏睡という．機能低下症が進行して起こることもあるが，感染症，薬剤（向精神薬，利尿薬，麻酔薬など），その他の急性疾患が甲状腺機能低下症に合併症して起こる．意識障害，低体温，徐脈，低血圧，低ナトリウム血症，低血糖などが出現する[13)]．全身管理と甲状腺薬の投与が早急に必要である．

3 non-thyroidal illness syndromeと重症感染症

① 甲状腺自体には異常はないものの，急性疾患（重症感染症，急性心筋梗塞，その他のICUケアが必要な状態など）や慢性疾患（低栄養状態，消耗性疾患，悪性腫瘍など）においてT3の低下がみられ，ときにT4の低下やTSHの低下などもみられることがある（図3）．これをnon-thyroidal illness syndromeという（以前にはeutyroid sick syndromeと呼ばれた）[14, 15)]．

② **敗血症を含む重症患者においてこのnon-thyroidal illness syndromeを認識せず，ルーチンに甲状腺機能検査を行うと上記のような甲状腺検査の値の変化に戸惑うことがある**．基本的に甲状腺ホルモンの補充療法は不要であり，原疾患の治療が優先される．甲状腺ホルモンは原疾患治療後に再検するとよい[14, 15)]．

4 急性化膿性甲状腺炎

甲状腺に細菌感染が起こる疾患であるが，その経路のほとんどが下咽頭梨状窩瘻である．発熱，甲状腺部の疼痛と同部の皮膚発赤などを特徴とする．甲状腺ホルモンの値は正常なことが多い．亜急性甲状腺炎と症状が似ており鑑別に注意する必要がある．治療は抗菌薬投与と下咽頭梨状窩瘻の閉鎖術である[16)]．

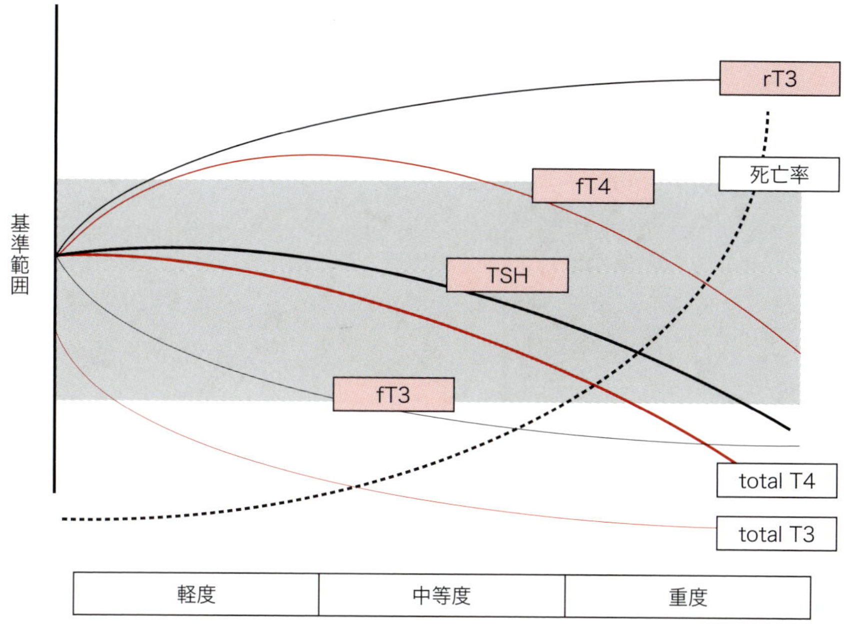

図3　疾患の重症度と甲状腺ホルモン値の変化
文献14より引用

Advanced Lecture

■ 自己免疫性副腎不全と感染症に関して

副腎不全の原因の1つに自己免疫による特発性Addison病があげられるが，ときに多染性自己免疫症候群（autoimmune polyendocrine syndrome：APS）に伴う場合がある[10]．自己免疫性の副腎不全と感染症は一見関係なさそうであるが，APS1型ではAddison病・副甲状腺機能低下症に加えて，慢性皮膚粘膜カンジダ症を合併する．これはAIRE-1（autoimmune regulator-1）が原因遺伝子とされ，真菌感染（特にカンジダ）防御に必要なサイトカインに対する自己抗体が産生され，慢性皮膚粘膜カンジダ症の原因となるとされる[17]．また，STAT1（signal transducer and activator of transcription 1）の変異でもT細胞の反応異常を引き起こし慢性皮膚粘膜カンジダ症と甲状腺機能低下症を発症する[18]．副腎不全，副甲状腺機能低下症や甲状腺機能低下症に慢性カンジダ感染症を合併している場合にはこれらにも注目してもよいかもしれない．

おわりに

感染症と副腎不全，甲状腺疾患との関係について述べた．特に救急外来へ搬送される患者はショック，意識障害，発熱などの全身状態が重篤であることが多く，病歴・身体所見とゆったりと診察し，検査を行うことは困難な場合が多い．先に感染症ありきなのかそれとも副腎不全がありそれに感染症が合併したのか，臨床的にも最初は判断に難渋することが多い．そこで，重篤な内因性疾患を疑った場合には，①必ず敗血症を鑑別にあげ，治療が必要と考えた場合には血液培養を含め感染症のフォーカスとなりうる部位の培養を採取しつつ，②敗血症治療をためらわない．適切な輸液と昇圧薬にも反応しない場合は③ステロイド投与を考慮し，他のショックの原因を検索する努力を怠らない．すでに副腎不全の既往がわかっている患者や長期ステロイド投与患者が感染症含め他疾患の合併症やストレスにさらされたときには，④ステロイド維持量から増量することを忘れないことである．

また，甲状腺疾患を基礎にもつ患者に重篤な感染症を合併した場合も基礎の甲状腺疾患の悪化をきたすことがあることや，甲状腺疾患が基礎になくても採血にて甲状腺ホルモン値のみの異常をきたすことがあることを忘れないようにしたい．

文献・参考文献

1）Cooper, M. S. & Stewart, P. M., et al.：Corticosteroid insufficiency in acutely ill patients. N Engl J Med, 348：727–734, 2003

2）Marik, P. E., et al.：American College of Critical Care Medicine. Recommendations for the diagnosis and management of corticosteroid insufficiency in critically ill adult patients：consensus statements from an international task force by the American College of Critical Care Medicine. Crit Care Med, 36：1937–1949, 2008

3）Dellinger, R. P., et al.：Surviving Sepsis Campaign Guidelines Committee including The Pediatric Subgroup. Surviving Sepsis Campaign：international guidelines for management of severe sepsis and septic shock, 2012. Intensive Care Med, 39：165–228, 2013

4）Annane, D., et al.：Effect of treatment with low doses of hydrocortisone and fludrocortisone on mortality in patients with septic shock. JAMA, 288：862–871, 2002

5）Sprung, C. L., et al.：CORTICUS Study Group. Hydrocortisone therapy for patients with septic shock. N Engl J Med, 358：111–124, 2008

6）Cooper, M. S. & Stewart, P. M.：Adrenal insufficiency in critical illness. J Intensive Care Med, 22：348–362, 2007

7）成瀬光栄 ほか：副腎機能低下症の診断とコルチゾール測定感度．日本内科学会雑誌，97：716–723，2008

8）Bornstein, S. R.：Predisposing factors for adrenal insufficiency. N Engl J Med, 360：2328–2339, 2009

9）柴田洋孝：副腎不全の原因と分類．日本内科学会雑誌，97，702–707，2008

10）Adrenal cortex. In：Robbins and Cotran Pathologic Basis of Disease, Professional Edition. 8th ed.（Vinay, K., et al.）pp. 1148–1161, Saunders, 2009

11）赤水尚史 ほか：甲状腺クリーゼ診断基準（第2版）．http://square.umin.ac.jp/endocrine/rinsho_juyo/pdf/koujosen01.pdf

12）Nayak, B. & Burman, K.：Thyrotoxicosis and thyroid storm. Endocrinol Metab Clin North Am, 35：663–686, 2006

13）Klubo–Gwiezdzinska, J., et al.：Thyroid emergencies. Med Clin North Am, 96：385–403,2012

14）Warner, M. H., et al.：Mechanisms behind the non–thyroidal illness syndrome：an update. J Endocrinol, 205：1–13, 2010

15）村上正巳：低T3症候群：血中T3濃度が低下するメカニズム．日本甲状腺学会雑誌，2：38–41，2011

16）Paes, J. E., et al.：Acute bacterial suppurative thyroiditis：a clinical review and expert opinion. Thyroid, 20：247–255, 2010

17）Ahonen，P., et al.：Clinical variation of autoimmune polyendocrinopathy–candidiasis–ectodermal dystrophy（APECED）in a series of 68 patients. N Engl J Med, 322：1829–1836, 1990

18）van de Veerdonk, F. L., et al.：STAT1 mutations in autosomal dominant chronic mucocutaneous candidiasis. N Engl J Med，365：54–61, 2011

プロフィール

仲里信彦（Nobuhiko Nakazato）

沖縄県立南部医療センター・こども医療センター 総合内科

こども医療センターという名前がついている病院ですが，成人部門がより充実している病院です．しかし，内科志望の初期研修医が少なく，少し残念です．沖縄で熱い一般内科（外科系も可）研修と離島勤務を満喫したい初期・後期研修医の皆さん，一緒に学びませんか？

6. 悪性疾患
～特に悪性リンパ腫などに見紛う感染症

萩原將太郎

Point

- 悪性リンパ腫や急性白血病を疑わせる症状が感染症でも出現することがある
- リンパ節腫脹や白血球増多の鑑別診断としてウイルス感染症，結核，トキソプラズマ症は重要である
- 有痛性のリンパ節腫脹は，悪性腫瘍の除外にはならない
- EBウイルス感染によるリンパ増殖性疾患は，時に致命的な転帰を辿る

はじめに

発熱が続いているのに感染巣や起因菌がみつからない，あるいはリンパ節腫脹や肝脾腫を認め悪性リンパ腫との鑑別が必要になる症例など，診断に頭を悩ます症例に遭遇することは稀ではない．一部の感染症では悪性腫瘍に似た症状をきたすことが知られており，これらを理解し鑑別にあげることは重要である．

また，EBウイルス（EBV），HIV，HTLV-1，HCV，HBV，*H.Pylori*などの病原体が感染することにより悪性腫瘍が惹起される場合もある．

1. 悪性腫瘍との鑑別が必要な感染症について症例を通して考えてみよう！

症例①

22歳女性，接客業アルバイト

3週間前から夕方になると37～38℃台の発熱があり，昼間は解熱している．食欲は普通だが，体重は3カ月で2 kg減少．寝汗もあり．喀痰，咳嗽，咽頭痛はなし．近医を受診して抗生物質を処方されるも効果なく，当院の内科外来を受診した．

既往歴：特記なし，タバコ10本／日×4年，ウイスキーボトル1/3ほぼ毎日飲酒

身体所見：身長160 cm　体重52 kg　体温37.5℃　血圧110/70 mmHg　脈拍98/分 整　呼吸数20/分

咽頭発赤なし，1～3 cm大の右頸部リンパ節を数個触知，弾性硬，周囲の発赤なし，圧痛あり

聴打診で肺野異常なし，心雑音なし，腹部異常なし

表1　頸部腫瘤・リンパ節腫脹の鑑別

悪性腫瘍	非Hodgkinリンパ腫，Hodgkinリンパ腫，転移性がん 甲状腺癌，顆粒球肉腫
炎症性疾患	サルコイドーシス，SLE，菊池病，木村氏病
感染症	1. 細菌：化膿性リンパ節炎，ブルセラ症，梅毒，野兎病 2. ウイルス：EBウイルス感染症，CMV感染症，HIV感染症 麻疹，風疹，インフルエンザ，デング熱，ムンプス 3. 抗酸菌：結核，非定型抗酸菌症 4. その他：ねこ引っかき病，つつが虫病，トキソプラズマ症
内分泌疾患	甲状腺腫
その他	正中頸のう胞，側頸のう胞，唾石症，脂肪腫，ガマ腫，粉瘤 薬剤性リンパ節腫脹（イソニアジド，フェニトイン，メソトレキセート）

血液検査：WBC 6,500/μL　RBC 450万/μL　Hb 12.5 g/dL　Hct 42％　Plt 22万/μL
TP 6.5 g/dL　Alb 3.5 g/dL　T-Bil 1.0 mg/dL　D-Bil 0.8 mg/dL
AST 35 U/L　ALT 40 U/L　ALP 180 U/L　γGTP 50 U/L　LDH 180 U/L
BUN 18 mg/dL　Cr 0.9 mg/dL　Na 138 mEq/L　K 4.2 mEq/L
Cl 101 mEq/L　BS 88 mg/dL　CRP 1.6 mg/dL　ESR 1時間値35 mm

CT：右内深頸部リンパ節が数個1～3 cm大に腫脹しており，造影で内部に低吸収域を伴う．肺野，腹部に異常なし

PET：右頸部に強い集積を認める

ツベルクリン反応陽性

1 診断までの考え方（症例①）

1）まずは背景をまとめる

・若い女性
・持続する発熱で夜間型，発汗を伴う，体重減少あり
・生活背景は，やや不健康
・無痛性の頸部リンパ節腫脹
・赤沈亢進（ESR），CRP軽度上昇

2）鑑別をあげる（表1）

・悪性腫瘍のカテゴリーではHodgkin病，非Hodgkinリンパ腫，転移性がん．
・炎症性疾患のカテゴリーではサルコイドーシス，菊池病，木村氏病，SLE．
・感染症のカテゴリーではEBウイルス感染症，HIV初感染，トキソプラズマ症，結核．

3）仮説を立てる

・背景および検査結果からは悪性腫瘍を否定できない．
・若い女性でありSLEや菊池病など炎症性疾患の可能性は十分ある．
・有痛性リンパ節腫脹であり感染または炎症性リンパ節腫脹を考えるが，腫瘍によるリンパ節皮膜の伸展でも痛みは出現するため，腫瘍の除外をしてはならない．
・EBウイルス感染症とトキソプラズマは血清検査の追加が必要，HIVはウインドウピリオドの可能性あり，結核の可能性は十分にある．

2 診断（症例①）

リンパ節生検を実施した．リンパ節は内部に黄色の壊死物質を伴っており，組織には陥落壊死を認める．オーラミン染色陽性，結核菌4週培養で陽性．

症例①の診断：結核性リンパ節炎

●ポイント

・悪性腫瘍を疑った場合には，リンパ節生検を躊躇するべきではない．

・結核の可能性を考え，吸引細胞診は避ける（瘻孔をつくってしまうことがある）．

症例②

32歳男性　語学教師

5年前に北米から来日した白人男性．1週間前から倦怠感と発熱，頭痛が出現．近医を受診し，セフェム系抗生物質を処方されるも改善せず．血液検査にて白血球増多を認めたため，急性白血病疑いにて紹介．

既往歴：特記なし，タバコなし，アルコール機会飲酒

身体所見：身長180 cm　体重120 kg　体温38.0℃　血圧130/80 mmHg　脈拍100/分　整　呼吸数22/分

咽頭発赤なし，リンパ節触知なし，聴打診で肺野異常なし，心雑音なし

脾臓季肋下3 cm触知，肝季肋下2 cm触知

血液検査：WBC 17,000/μL（桿状球核5　分節球核4　リンパ球90　単球1）RBC 540万/μL　Hb 15.5 g/dL　Hct 46％　Plt 18万/μL　TP 7.0 g/dL　Alb 4.2 g/dL T-Bil 1.1 mg/dL　D-Bil 0.9 mg/dL　AST 150 U/L　ALT 230 U/L　ALP 320 U/L　γGTP 85 U/L　LDH 485 U/L　BUN 23 mg/dL　Cr 1.1 mg/dL　Na 142 mEq/L　K 4.5 mEq/L　Cl 108 mEq/L　BS 101 mg/dL　CRP 1.2 mg/dL　EBNA 10 mg/dL　EB-VCA-IgG 80 mg/dL　EB-VCA-IgM<10 mg/dL　CMV-IgG 120 mg/dL　CMV-IgM 25 mg/dL

CT：肝脾腫を認める

ツベルクリン反応陰性

3 診断までの考え方（症例②）

1）背景のまとめ

・若い白人男性

・リンパ球を主体とする白血球増多

・発熱，頭痛，倦怠感が主訴で咽頭痛や発赤はない

・肝機能障害と肝脾腫を認める

2）鑑別（表2）

・**末梢血を検鏡したところ増加しているリンパ球のほとんどは異型リンパ球であった．**

・悪性腫瘍のカテゴリー：急性リンパ性白血病，慢性リンパ性白血病，マントル細胞リンパ腫

・炎症性疾患その他のカテゴリー：薬剤アレルギー，ワクチン接種後

表2　白血球増多の鑑別

悪性腫瘍	急性白血病，慢性骨髄性白血病，慢性リンパ性白血病， 骨髄線維症，骨髄異形成症候群，慢性骨髄単球性白血病 骨髄転移性がん，Hodgkinリンパ腫，非Hodgkinリンパ腫
炎症性疾患	SLE，慢性関節リウマチなど自己免疫疾患，菊池病
感染症	1.　細菌：肺炎，尿路感染症，敗血症など 2.　ウイルス：EBウイルス感染症，CMV感染症，HIV感染症， インフルエンザ，アデノウイルス，デング熱， ウイルス肝炎 3.　抗酸菌：結核，非定型抗酸菌症 4.　その他：トキソプラズマ症，マラリア
内分泌疾患	甲状腺機能亢進，Addison病，下垂体機能低下症
その他	薬剤過敏症，G-CSFなどサイトカイン，ワクチン接種，タバコ， 外傷性ストレス，過度の運動

・感染症のカテゴリー：EBウイルスを含むウイルス感染症，結核

3）仮説を立てる

・病像は伝染性単核球症に近い．しかし，悪性疾患も含めて鑑別診断が必要である．

・若い白人男性であり，日本人には少ない慢性リンパ性白血病の可能性は否定できないが，臨床症状からは，感染症やアグレッシブな腫瘍が想起される．

・薬剤の投薬歴は，慎重に聴取する必要がある．

・単核球の増加を示す感染症で，まず想起すべきものは5つ．EBウイルス感染症，CMV感染症，HIV感染症，トキソプラズマ症，結核．

4 診断（症例②）

CMV（cytomegalovirus）は，不顕性感染であることが多いが，EBウイルスと似た伝染性単核球症様の症状をきたすことがある．欧米では伝染性単核球症の79％はEBウイルスが原因であるが，21％はCMVであるとの報告がある[1]．EBウイルスと異なり咽頭痛は少なく頭痛の訴えが比較的多い．日本人での抗CMV-IgG陽性率は約76％[2]であるが，若年層では60～70％と陽性率は低い．米国ではさらに低く40～50％[3]である．臓器移植やHIV陽性患者において初感染あるいは再活性化が起きるとCMV肺炎，消化管潰瘍，網膜炎などを引き起こす．

CMV初感染の症状は自然軽快するが，妊娠中の感染などによる先天性CMV感染症は，時に新生児に対して重篤な障害を引き起こす．

症例②の診断：CMV初感染

●ポイント

・白血球増多をみた場合には，まず鏡検を行う．何が増えているのかを確認する．

・このような場合でも結核は，鑑別すべき疾患である．

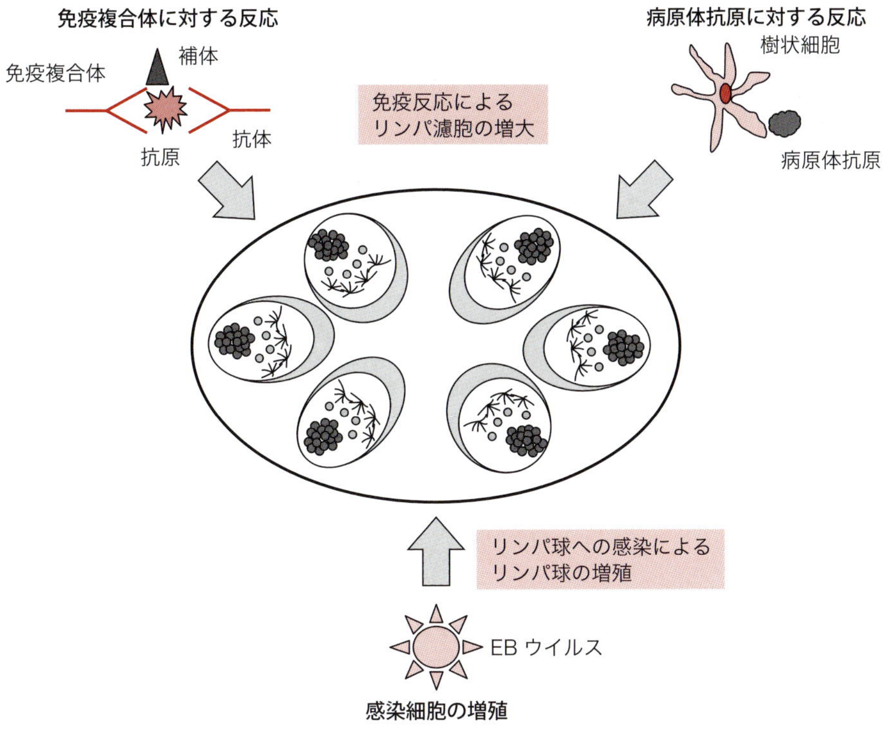

図1　リンパ節腫脹のゲシュタルト

2. 悪性疾患に見紛う感染症について

1 切り口1：リンパ節腫脹

感染症でリンパ節が腫脹する原因を考えてみよう！ 図1に示すように大きく分けて3つの機序が考えられる．

①病原体などの抗原に対する反応，②免疫複合体に対する反応，③感染細胞の増殖

患者さんの病歴，症状，身体所見から推察して，何がリンパ節を腫脹させているのか検討する必要がある．表1を参考に疾患カテゴリーごとの鑑別が役に立つと思う．

2 切り口2：白血球の増加

白血球増多は血液疾患，感染症，炎症性疾患などとの鑑別が重要である（表2）．まず末梢血の鏡検から，どの細胞が増加しているのかを見極めることからはじめる．

好中球の増加では，炎症性のサイトカイン分泌，骨髄への浸潤性病変を考える（図2A，B）．薬剤過敏や寄生虫感染，自己免疫疾患では好酸球が増加することがある．またHodgkinリンパ腫などサイトカイン分泌が亢進する場合や骨髄増殖性疾患などでも好酸球増加をきたす．EBウイルス感染症やCMV感染症では異型リンパ球の増加により伝染性単核球症をきたすが，これは，ウイルス感染細胞に対する特異的な細胞障害性T細胞の増加による免疫反応と考えられている（図2C）．ウイルス感染細胞が排除されると細胞障害性T細胞はアポトーシスに陥るため，異型リンパ球の増加は自然軽快する（図2）．

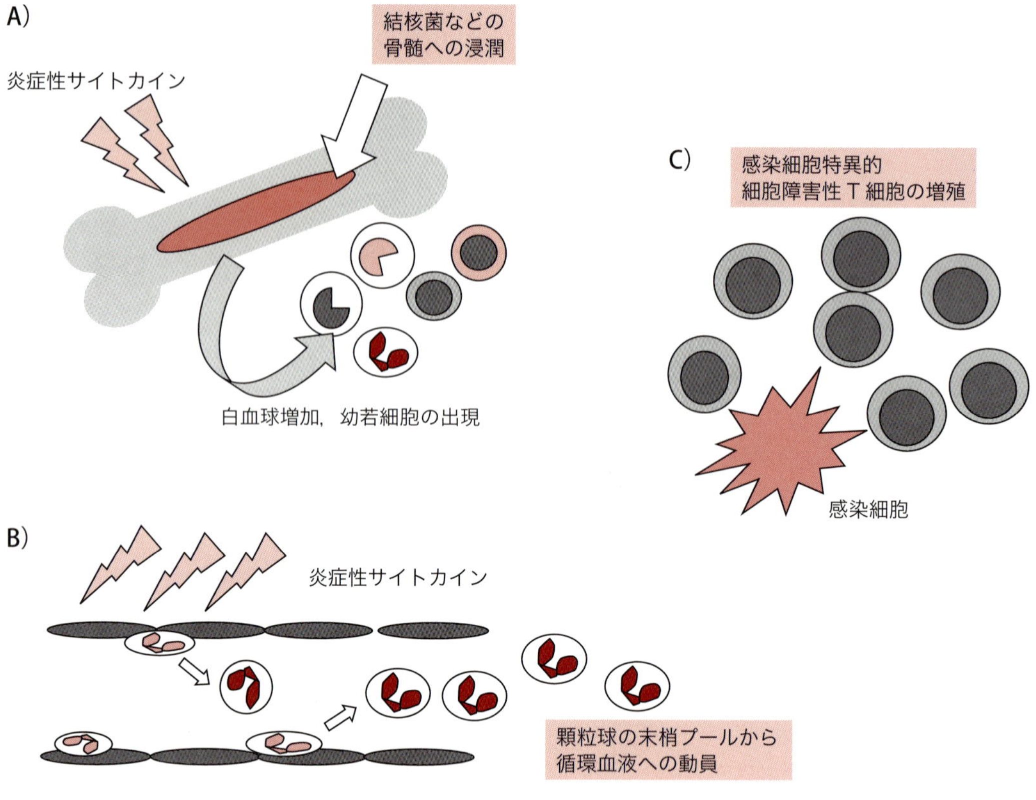

図2　白血球増多のゲシュタルト

研修医のよくある疑問

リンパ腫の熱か感染症の熱かわかりません，ナプロキセン投与でわかりますか？

ナプロキセン-テストは約30年前にChang, J. C.により提唱された試験である[1]．根拠になる臨床試験は「22名の1週間以上続く不明熱の癌患者に対してナプロキセンを投与したところ，15名中14名の腫瘍熱の患者ではすみやかに解熱したが，5名の感染症患者では解熱しなかった」というものである．しかし，この論文を注意深く読むと，腫瘍熱の診断根拠が曖昧であり，さらに腫瘍熱とされた15名のうち，3名は急性白血病の化学療法後でWBC＜1,000/μLかつ好中球0/μLであった．現代であれば発熱性好中球減少症（febrile neutropenia）と診断されるべきケースである．そもそも治療後の骨髄抑制状態で腫瘍熱が出現するとは考えにくく，あまり信頼性の高い臨床研究とはいえない．その後，Vanderschuere, S.らは77名の不明熱患者に対してNSAIDs（ナプロキセン94％，他はインドメサシンあるいはイブプロフェン）を投与し，腫瘍熱と非腫瘍熱の鑑別が可能であるかを検証し，感染症と腫瘍熱および炎症性疾患による発熱を鑑別できなかったと報告している[2]．よって，ナプロキセン投与によって解熱したからといって，腫瘍熱と断定することは危険と思われる．

文献1）：Chang, J. C. & Gross, H. M.：Utility of naproxen in the differential diagnosis of fever of undetermined origin in patients with cancer. Am J Med, 76：597-603, 1984
文献2）：Vanderschueren, S., et al.：Lack of Value of the naproxen test in the differential diagnosis of prolonged febrile illness. Am J Med, 115：572-575, 2003

ベテラン指導医のつぶやき

組織診断以外にリンパ腫を想起するポイントは？

不明熱のなかでも，早期に診断をつけて治療を行わないと致命的な転帰に結びつく代表として悪性リンパ腫がある．

診断は，あくまで組織診断によるが，悪性リンパ腫を強く疑う所見として，熱源不明の持続する発熱，LDHの上昇があげられる．注意深く全身の身体所見をとり，リンパ節腫脹，脾腫，肝腫大などが触知された場合には，可能なかぎり生検を考慮する．しかし，身体所見およびCTなどの画像所見でも明らかなリンパ節腫大が見出せない場合がある．びまん性大型B細胞性リンパ腫のなかで，リンパ節の腫脹が乏しく，血管内の増殖浸潤が著明な血管内リンパ腫（intravascular lymphoma：IVL）では，診断が困難で治療が遅れることが多いとされている．

このIVLは，持続する発熱，しばしば意識障害，呼吸困難などの症状を伴うこと知られている．近年，ランダム皮膚生検と骨髄穿刺・生検が診断に有用であるとの報告がある[1]．明らかな皮疹が出現していなくても皮膚生検で診断されることが少なからずある．IVLを強く疑う場合には，体幹と四肢の数カ所で皮下脂肪内の血管を含む皮膚生検を行う．

文献1）：Matsue, K., et al.：Random skin biopsy and bone marrow biopsy for diagnosis of intravascular large B cell lymphoma. Ann Hematol, 90：417-421, 2011

Advanced Lecture

■ EBV感染症（図3）

EBウイルスはγヘルペスウイルスの一種であり，Burkittリンパ腫の細胞から発見された．多くは幼児期に不顕性感染をきたすが，学童以降，時に成人になっての初感染では伝染性単核球症を起こすことがある．EBウイルスはヒトのB細胞，T細胞，NK細胞，上皮細胞などに感染する．EBウイルス初感染による伝染性単核球症はB細胞あるいは上咽頭の上皮細胞に感染したEBウイルスを排除しようとする免疫反応である．一方，T細胞やNK細胞に感染し多クローン性あるいは単クローン性に感染細胞が増殖した場合には慢性活動性EBウイルス感染症やEBウイルス関連血球貪食症候群を引き起こすことがある．慢性活動性EBウイルス感染症では伝染性単核球症様の症状が持続あるいは反復するもので，発熱，肝脾腫，汎血球減少などを呈する．また，蚊刺による過敏症もEBウイルス感染による症状の1つである．これらはEBウイルス感染細胞の増殖によるリンパ増殖性疾患（lymphoproliferative disease：LPD）と考えられている．他のNK/T細胞リンパ増殖性疾患では，末梢性Tリンパ球性リンパ腫，NK/T細胞リンパ腫・白血病などがある．

さらに，EBV感染B細胞リンパ増殖性疾患では典型的なアフリカ型Burkittリンパ腫，HIV関連リンパ腫，膿胸関連リンパ腫，高齢者EBウイルス関連リンパ増殖性疾患などがあげられる[4, 5]．一般に，EBウイルスによるリンパ増殖性疾患の予後は不良であり，悪性リンパ腫はもちろんのこと，慢性活動性EBウイルス感染症やEBウイルス関連血球貪食症候群に対しても化学療法を含ん

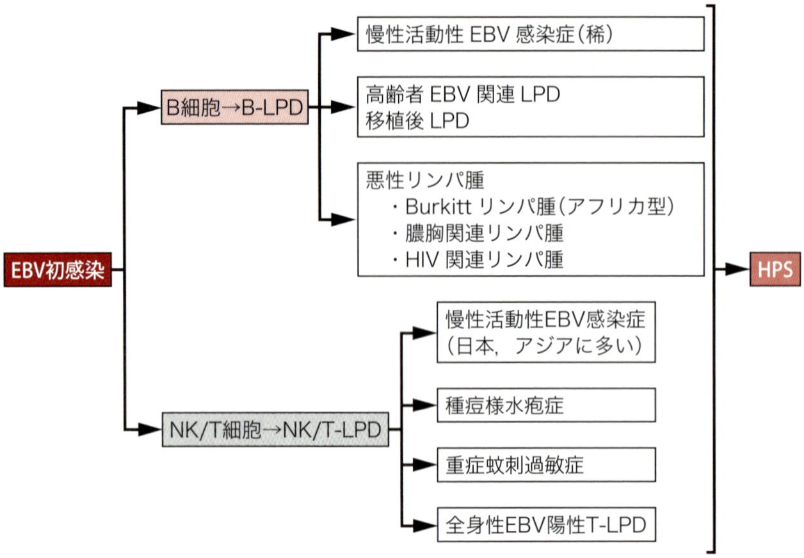

図3　EBV感染症とLPD（リンパ増殖性疾患）のゲシュタルト
文献4，5を参考に作成

だ適切が治療を早期に行わないと致命的な転帰を辿る．特に，血球貪食症候群は進行が速く，重症化した場合の致命率が高い．原因不明の血球減少を伴う発熱を見たらフェリチン値，LDH値などとともに，骨髄穿刺および生検を躊躇なく直ちに施行し血球貪食の有無を確認するべきである．

Column

PETの適応について

18F-FDG-PETではグルコースを要求する腫瘍や炎症部位に集積がみられ，病変部の位置や活動性の評価に有用である．各種固形癌や悪性リンパ腫に適応が認められているが，スクリーニングとしての使用は保険適用がない．近年，血管炎や多発筋炎などの炎症性疾患に対しても有用性が報告されており，適用拡大が待たれている．リンパ節腫脹の質的診断については，解釈が非常に難しいといえる．例えば低悪性度リンパ腫ではFDGの集積が弱く炎症性リンパ節炎と区別が困難であり，集積の程度で良性か悪性かを判断することは危険である．

可溶性IL2レセプターについて

可溶性IL2レセプター（sIL2R）は，Tリンパ球，Bリンパ球などリンパ球の活性化に伴って血液中に溶出するIL2レセプターの一部である．成人T細胞性白血病，悪性リンパ腫，感染症，炎症性疾患などでsIL2Rは高値を示す．疾患の活動性を反映するが，診断の根拠とはならず，むしろ治療効果や再発の指標として有用である．

文献・参考文献

1）Klemola, E., et al.：Infectious-mononucleosis-like disease with negative heterophil agglutination test. Clinical features in relation to Epstein-Barr virus and cytomegalovivus and antibodies. J infect Dis, 121：608-614, 1970
2）Furui, Y., et al.：Cytomegalovirus（CMV）seroprevalence in Japanese blood donors and high detection frequency of CMV DNA in elderly donors. Transfusion, Epub ahead of print, 2013
3）Bate, S. l., et al.：Cytomegalovirus seroprevalence in the United States：The national health and nutrition examination surveys,1988-2004. Clin Infect Dis, 50：1439-1447, 2010
4）Cohen, J. I., et al.：Epstein-Barr virus-associated lymphoproliferative disease in non-immunocompromised hosts：a status report and summary of an international meeting, 8-9 September 2008. Ann Oncol, 20：1472-1482, 2009
5）河　敬世：いわゆる慢性活動性EBウイルス感染症の診断と治療．ウイルス，53：257-260，2002

プロフィール

萩原將太郎（Shotaro Hagiwara）
国立国際医療研究センター病院 血液内科 診療科長
専門：内科学，血液内科学，造血幹細胞移植，免疫不全における感染症，NST
血液内科学は特定の臓器にとらわれない幅の広い分野です．血液腫瘍だけでなく血液という切り口から総合診療や感染症診療を考えることも必要です．ニーズが急増している分野にもかかわらず，残念なことに血液内科を志望する若い医師が減少しています．未来を指向する基礎研究から総合医療，緩和ケアまで，やる気のある若手を必要としています．

7. 動物関連疾患
～リケッチア，つつが虫病，日本紅斑熱を考えるとき

山藤栄一郎

Point

- リケッチア症（日本紅斑熱，つつが虫病）は，鑑別として想起しなければ，早期診断・治療が困難である
- 早期診断・治療が予後を大きく左右する
- 高齢者の肺炎や尿路感染症のように，典型的でない表現型なことが多々ある

はじめに

リケッチア症（日本紅斑熱，つつが虫病）は「古い病気」のイメージがあるが，早期診断・治療の遅れが重症化や死亡の原因となる疾患である．一方「新しい」疾患である重症熱性血小板減少症候群（severe fever with thrombocytopenia syndrome：SFTS）もダニによって感染する疾患であり，注意が必要である．

症例①

南房総在住の72歳男性．生来健康で健康診断は受けていない．来院4～5日前より発熱，頭痛，倦怠感のため3日前近医を受診，急性上気道炎の診断で，セフカペンピボキシル（フロモックス®）300 mg/日を処方され帰宅．来院前日より体の発疹に家人が気づき再度近医を受診し，薬疹疑いで当院紹介受診．

症例②

南房総在住の80歳女性．脳梗塞による左片麻痺があり，ヘルパーを利用しながら在宅介護を受けていた．来院2日前より38.5℃の発熱があり，家族に連れられ救急外来受診．発熱，膿尿・細菌尿（グラム染色でGNRや白血球多数）認め，尿路感染症として紹介．

ア）この2症例は実際の症例であり，初期診断を誤ったものである．1例目が，日本紅斑熱，2例目がつつが虫病であった．どちらの疾患も特徴的な症状＝3徴として，「発熱，皮疹，刺し口（痂皮）」があるが，3徴そろって主訴に受診することなどまずない．日本紅斑熱やつつが虫病といった，リケッチア症を鑑別に想起して，皮疹を吟味して刺し口をくまなく探すというのが臨床的流れである．

イ）ポイントは，地域＋時期＋症状＋身体所見を組合わせて想起することである．

1 地域＋時期（季節）

日本紅斑熱とつつが虫病は，地域や時期により発症頻度が異なる[1]．地域によって（例えば千葉以北で）は日本紅斑熱の鑑別の順位は下がるかもしれないし，つつが虫病の鑑別順位があがるかもしれない．特に時期は重要で，つつが虫病はほとんどがタテツツガムシによって媒介され，11月を中心に秋～冬にかけて発生するのがほとんどで，春にも少しある程度（こちらはフトゲツツガムシが主）．日本紅斑熱は春から秋の疾患であるが，これも地域によって多少異なる．読者の地域のリケッチア症発生状況を確認していただきたい．

昨今週末レジャーなどで東京からも多くの観光客がリケッチア症発生地域に訪問しており，潜伏期間からして１～２週間前までの遡った旅行歴・訪問歴などを確認する必要がある．逆にリケッチア症多発地域においては，病歴を重視しすぎると見逃すことさえある．例えば，南房総在住の患者に「山へ行ったりしましたか？」と聞いても，行ってないと答える患者も多い．山間部に住んでいるため，特別山に行ったつもりはないのである．その場合，病歴では住所・行動範囲が重要となる．

2 症状

発熱，頭痛，倦怠感，下痢，嘔気嘔吐，意識障害，皮疹など多彩な症状で来院する．普段風邪をひかない高齢者が風邪をひいた，高齢者がふらついて転倒した，など一見リケッチア症を想定しないような症状で受診することもある．上気道症状がはっきりしないのに上気道炎，腹痛・下痢・嘔吐がそろっていないのに胃腸炎としないことが重要である．

3 身体所見

① 皮疹＋痂皮が最も重要であるが，咽頭発赤をきたすこともあり上気道炎などと誤診しやすい．咽頭発赤は咽頭痛など自覚症状があれば有意であるが，なければ病的意義は低い．

② 皮疹は「その目」で見ないと見えてこない．人は見ようとしたものしか見えないのである．刺し口は腋窩・膝下・陰部など「ダニに食われそうなところ」をくまなく探す．頭の中・臍にだって刺し口を認める．

③ なぜそんなにがんばって探す必要があるのか？ 特徴的な「刺し口＝痂皮」がリケッチア症診断の鍵となるからである．さまざまな臨床像をとるリケッチア症は，刺し口を見つけないと他の鑑別診断が残ってしまうので「否定できないから」という理由で治療開始せざるをえなくなる．

④ 手掌紅斑は日本紅斑熱に特徴的といわれているが，つつが虫病でも全身に皮疹が広がって手掌・足底にも認められることがあるので，鑑別の参考にはなるが，絶対ではない．

⑤ １つ１つの皮疹の性状や分布，痂皮のサイズはある程度差異を認める．両者ともさまざまな臨床像をとるため，絶対的なものではないが，典型例を比較する．

1）つつが虫病は体幹優位というより体幹が目立つ程度で全身に及ぶことが多い（図１）．日本紅斑熱は四肢から体幹へ皮疹が広がり，分布が四肢優位になりやすい（図２）．１つ１つの皮疹は，つつが虫病は日本紅斑熱にくらべてぼたん雪のようなやや大きめの皮疹（バラ疹）であることが多い．一方，日本紅斑熱は粉雪のような，比較的に小さめ（米粒～大豆大）で辺縁不整な皮疹のことが多く，時間経過によって紫斑化することが多い[2]．紫斑化すると細かい出血斑や，滲んだようになることがある．どちらも１つ１つの皮疹の濃淡・大小ばらばらであることが多く，これは薬疹やウイルスの皮疹とはやや異なる（が，一概にはいえない）．刺し口は，ツツガムシは10～20 mm程度で（図３），日本紅斑熱はやや小さ

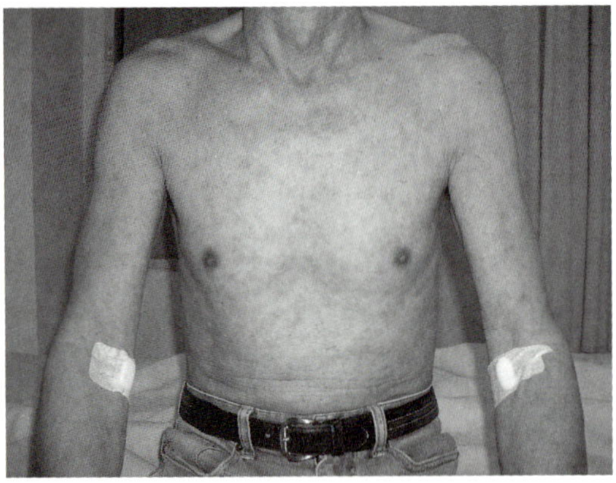

図1　典型的つつが虫病の皮疹
文献3より転載（Color Atlas⑬参照）

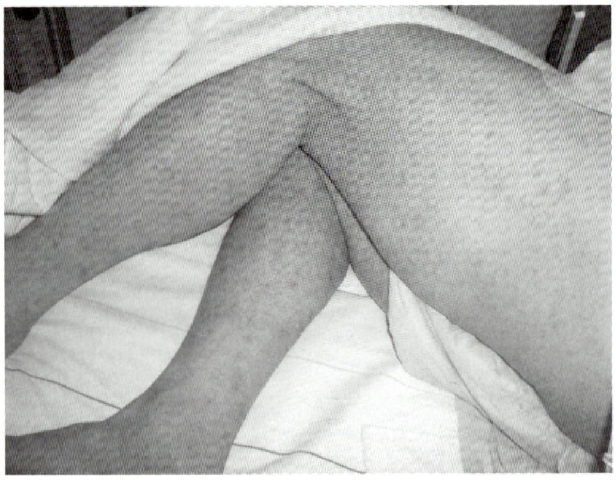

図2　典型的日本紅斑熱の皮疹
文献3より転載（Color Atlas⑭参照）

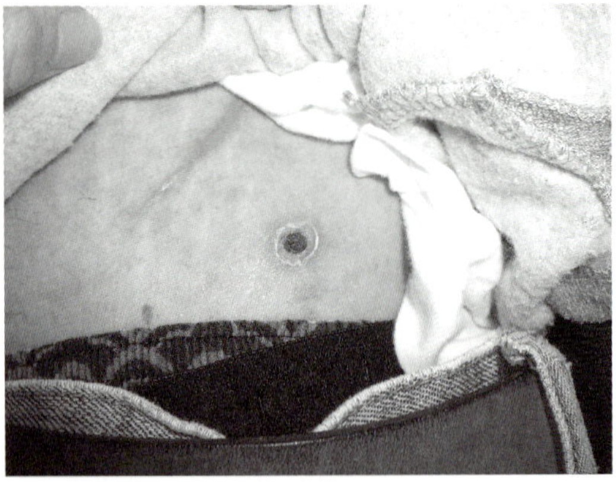

図3　典型的ツツガムシの痂皮（刺し口）
文献4より転載（Color Atlas⑮参照）

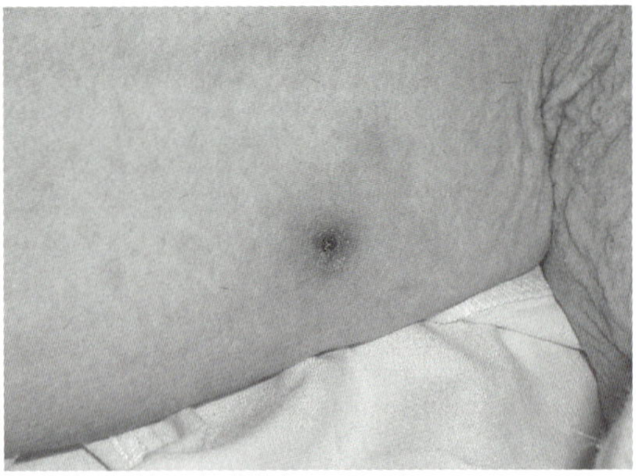

図4　典型的日本紅斑熱の痂皮（刺し口）
Color Atlas⑯参照

く5 mm～10 mm程度であることが多い（図4）.
2）つつが虫病は所属リンパ節腫脹を認めることが多いが，日本紅斑熱ではまず認めない.

4 鑑別

ウイルス性発疹，薬疹，血管炎症候群，悪性リンパ腫などがあがる.

皮疹は上記の通りであるが，実際はさまざまなパターンがあり皮膚科医でないかぎり皮疹のみで見わけるのは簡単ではない．しかし，皮疹に「瘙痒・圧痛」があったらリケッチア症にしては「合わない」と考える．鑑別のどれも「刺し口＝痂皮」はなく，最大の「鑑別」ポイントである．逆に探しても認めない場合は，他の鑑別を簡単には捨てられなくなる．その場合，リケッチア症として治療開始しつつ，併行して鑑別疾患の検査を提出していく.

「刺し口＝痂皮」のない場合，下記のように鑑別を考える

1．先行する薬剤投与歴あり（2カ月以内）→薬疹
2．後頸部リンパ節腫脹や心筋炎併発，咽頭痛→ウイルス性発疹
3．紅斑・紫斑が混在し，蛋白尿・血尿・腎障害→血管炎やIE
4．体表のみならず内臓のリンパ節腫脹→悪性リンパ腫
5．稀だが急性感染性電撃性紫斑病（acute infection purpura fulminans：AIPF）を合併した日本紅斑熱の報告があり[5]，Waterhouse-Friderichsen症候群（髄膜炎菌など）も鑑別
6．リケッチア症のようだが，白血球・血小板減少が著明で重症→SFTSを鑑別

それでもどれともいえず，リケッチア症を疑う場合は治療開始に踏み切りつつ，他の疾患の存在を継続して探すことになる．

5 検査

検査は間接蛍光抗体法や間接ペルオキシダーゼ法でペア血清を確認する[1]．ペア血清は1回目で陰性に出ることも多々ある．1回目IgMやIgGが陰性だからリケッチア症ではないとして，2回目を提出していないケースが散見される．2回目の抗体結果を見ずして否定はできないことを強調しておく（コマーシャルベースでは株の違いか，2回とも陰性と出ることがあり，臨床的に疑う場合各衛生研究所に問い合わせる）．

6 治療

とにかく疑ったらすぐに治療を開始する．日本ではドキシサイクリンの点滴製剤がなく，点滴ではミノサイクリン1回100 mg　12時間ごとに7～14日間（ミノマイシン®），内服であればドキシサイクリン1回100mg 1日2回　朝夕7～14日間（ビブラマイシン®）投与する[6]．治療期間はもっと短くてもよいという報告もある[7]．痂皮は認めないが疑いはあるから治療をはじめた，というケースは他の診断が確定するまでは治療を継続すべきである．目安は7日程たって臨床的に改善が認められなければ，リケッチア症ではない可能性が高い．臨床的な評価は熱のみではなく，全身評価ですべきである．他の臨床症状は改善しているのに，解熱だけ時間がかかるケースもあるためである．

7 SFTS（重症熱性血小板減少症候群）

SFTSはブニヤウイルス科フレボウイルス属に属するウイルスで，ダニに刺咬されて発症する．2013年1月以降，西日本を中心に発生がみられるが，西日本以外でも今後発生する可能性もあり，注意が必要である．症例定義を参照いただきたいが，この症状ならSFTSというより，リケッチア症を疑うような患者で，著明な白血球・血小板減少を認め，重症の場合，鑑別疾患となる．SFTSに対してリバビリンを使用する報告もあるが，効果は明かではない．対症療法が中心となるため，結局臨床的には，リケッチア症疑いとして（つつが虫病や日本紅斑熱に準じて）治療をすることになる．

おわりに

ア）鑑別にあげ，積極的に疑うことが診断の鍵となる．
イ）疑ったら全身くまなく痂皮（刺し口）を探す．
ウ）診断を待ってはならない．すぐに治療を開始する．

研修医のよくある疑問

刺された人がすぐに受診してきましたが，どのように対応すればいい？

つつが虫病の原因であるツツガムシの幼虫は0.1～2 mm程度であり「刺された」，と病院にくることはまずない．一方，日本紅斑熱はつつが虫病と異なり，幼虫以外に，成虫や若虫でも刺咬するため，ダニに刺咬された状態で来院しうる[1)]．（北海道や長野などでは）ライム病の可能性もある．そのまま腹部をつまんで虫体だけ引き抜くと口器だけ残存し，かえって病原体が人間の体内に入ってしまう恐れがある．ダニをつぶさないように，周囲の皮膚とともに切除，後方刺入法（馬原法[2)]），ワセリン（で被覆）法，キシロカインスプレー，線香や火で焙るなどの選択肢があるが，難しければ皮膚科医に相談する．数日～数週間程度は潜伏期の後，発症する可能性があるので慎重にフォローし，発熱や倦怠感など出現したらすぐに来院するよう伝える．「強い倦怠感」は自覚症状のキーとなる．抗生物質の予防投与は，ダニが病原体をもっている頻度（約1％）からは通常不要であるが，ライム病多発地域では予防投与する場合もある．

文献1）：馬原文彦：ダニ刺咬．リケッチア感染症〔新興・再興感染症（前篇）〕．：最新医学，63：680-702，最新医学社，2008

文献2）：馬原文彦：マダニの除去法．日本医事新報，4463：80-82，2009

ベテラン指導医のつぶやき

最初見たとき皮疹はなかったように思われる症例はどのように判断すればよいだろうか…

リケッチア症の紅斑は，熱が高いときの方が，赤みが強く，熱が下がると目立たなくなるので注意が必要である．雑誌や教科書に載る皮疹というのは，種々ある皮疹パターンのうち，「典型的」な皮疹を載せるものである．この「典型的」というのは「大多数の」という意味ではなく，「教科書的な」ものに過ぎない．多くは「非典型的」パターンで受診するのである．そのため，病歴・皮疹・痂皮の「特徴」をとらえて，総合的に判断する必要がある．

文献・参考文献

1）病原微生物検出情報（IRSR），31（5）No.363，2010
2）荒瀬誠治：リケッチア感染症．「最新皮膚科学大系第14巻」（玉置邦彦/総編集），pp. 306-312，中山書店，2003
3）山藤栄一郎：11）リケッチア感染症．「別冊 日本臨牀 新領域別症候群シリーズNo.18　腎臓症候群（第2版）下－その他の腎臓疾患を含めて－」，pp. 647-651，日本臨牀社，2012
4）山藤栄一郎：18）ツツガムシ病．救急医学，36：570-572，2012
5）病原微生物検出情報（IASR），31（5）No. 363：135-136，2010
6）田中厚，山藤栄一郎：ツツガムシ病，日本紅斑熱，ライム病．日本皮膚科学会雑誌，119：2329-2337，2009
7）Kim, Y. S., et al.：A comparative trial of a single dose of azithromycin versus doxycycline for the treatment of mild scrub typhus. Clin Infect Dis, 39：1329-1335, 2004

プロフィール

山藤栄一郎（Eiichiro Sando）
亀田総合病院 総合診療・感染症科　部長代理
内科一般管理をしつつ，多くの感染症患者さんの診療にあたっています．

8. HIV/AIDSの周辺疾患
～特に急性HIV症候群を見逃さない

相野田祐介

Point

- HIV感染症は，感染後時間とともに細胞性免疫不全をきたし，放置すれば日和見感染症をきたす．ただし，現在は抗HIV薬が開発されており，適切なタイミングで治療を導入することができれば，予後は非感染者とほとんど変わらない
- 急性HIV症候群は，HIV感染後早期にみられる，さまざまな症状をきたす状態であり，無症候性からウイルス性上気道炎様症状や伝染性単核球症様症状のものから無菌性髄膜炎をきたす重症例までさまざまなものがある
- 急性HIV症候群の段階で診断をつけることができれば，HIVの早期発見による患者本人の予後改善のみならず，他者への伝播を防ぐよう指導ができるなど，公衆衛生学上も大変重要な意味をもつため，伝染性単核球症や無菌性髄膜炎などにおける鑑別疾患の1つとして忘れないようにする

はじめに

現在，国内では年間約1,000例以上のHIV感染症が新規に報告され，今までに累積で約15,000人が報告されている[1]．ただし，これはあくまで届出されているもののみの数で氷山の一角であり，実数はさらに多いと考えられる．しかしながら日常的にかかわりがない場合にはHIV/AIDSは敬遠されがちな分野となりやすい．だが，患者は首から看板を下げてHIV感染症の診療経験が豊富な医療機関を受診してくれない．特に急性HIV症候群の場合はなおさらである．

今回は，HIV感染症の概略と発見のポイントを解説し，どの分野の診療場面でも重要であることを理解していただきたい．また，今回はそのなかでもプライマリケア外来で重要な急性HIV症候群について，鑑別疾患を交えて述べる．

1. HIV感染症における日和見感染症とその診療

症例①

34歳　男性

1週間前からの発熱と呼吸苦で受診．

3年前にHIV感染症の診断を受けていたが，その後不安になり自己判断にて受診していなかった．

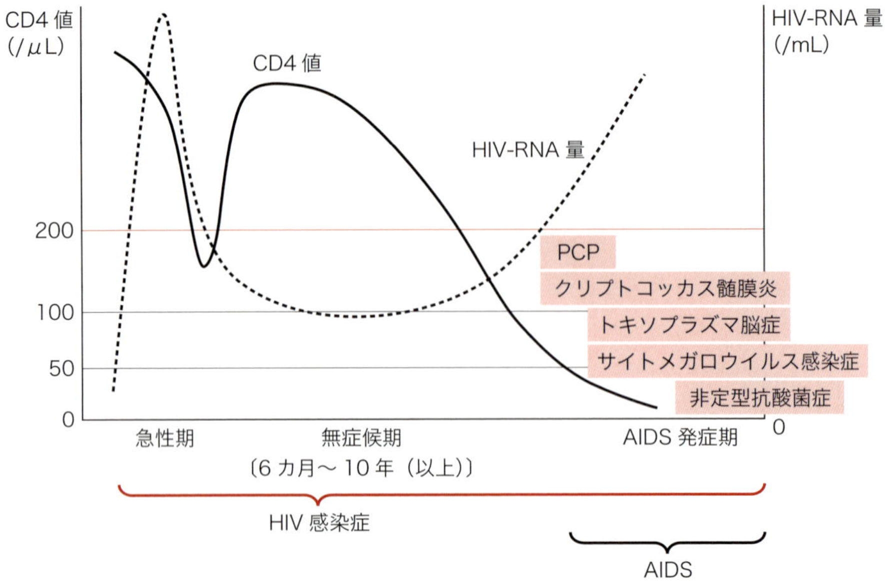

図1　CD4値と日和見感染症を発症するリスク

表1　細胞性免疫不全をきたす状況

・HIV 感染症（CD4 低値の場合）
・ステロイドや免疫抑制剤投与中（移植後や膠原病など）
・担癌患者（悪性リンパ腫など）
・化学療法中 （特に細胞性免疫不全をきたす薬剤が投与されている場合）
・慢性腎不全

ここで大事なことは，**まずcommon is common**であることを落ち着いて認識する．このような場面ではしばしばHIV感染症に関する鑑別疾患の列挙のみになりがちである．

まずはHIV感染症に関連しない鑑別疾患（例えば市中肺炎やライノウイルスなどのウイルス性上気道炎と心不全や気管支喘息など）をあげた後に，HIV感染症に関する鑑別疾患をあげる．例えばニューモシスチス肺炎（Pneumocystis preumonia：PCP）で挿管が必要な場合やクリプトコッカス髄膜炎で意識障害を呈するほどなどでないかぎり，検索する時間が残されていることが多い（ワンポイントアドバイス参照）．

症例①の続き

検査にて，CD4値：38/μL，HIV-RNAウイルス量：30,000/mL.

一般的にHIV感染症におけるCD4値で覚えておくべき値として大事なものは200/μLである．この値を下回ると日和見感染症を発症するリスクが跳ね上がる（図1）．

一般に「免疫」と呼ばれるものにはさまざまな機序・タイプがあるが，HIV感染症については「細胞性免疫不全」と呼ばれるタイプの免疫不全である（表1）．

表2　細胞性免疫不全で問題となりやすい微生物

ウイルス	細菌	真菌	原虫・寄生虫
HSV	*Listeria* spp	*Pneumocystis Jirovecii*	*Toxoplasma gondii*
VZV	*Legionella* spp	*Aspergillus* spp	*Strongyloides*
CMV	*Mycobacterium* spp	*Candida* spp	*Cryptosporidium*
EBV	*Nocardia* spp	*Histoplasma capsulatum*	*Isospora belli*
アデノウイルス	*Salmonella* spp	*Coccidioides* spp *Penicillium marneffei*	

HSV（herpes simplex virus：単純ヘルペスウイルス），VZV（varicella-zoster virus：水痘帯状疱疹ウイルス），CMV（cytomegalovirus：サイトメガロウイルス），EBV（Epstein-Barr virus：EBウイルス）

HIV感染症は細胞性免疫不全をきたす疾患・状態の1つであり，この場合にどのような微生物がどのような感染症を起こしやすいかを整理しておくと今後の検索がしやすくなる（表2）．

●ワンポイントアドバイス

HIV感染症などの免疫不全で不明熱となってわかりにくい場合，

1）症状は一般的に自分の免疫反応によって生じていることが多く，このため免疫不全状態では所見が出にくい．

2）すべての微生物が決まった1つの臓器に感染症を起こすわけではなく，局在しない（例：播種性非定型抗酸菌症など）．

などの可能性も考える必要がある．

このため，局在した所見がない場合，2）の可能性も考慮しつつ，時間の経過とともに1）がでてこないかをみる場合もある．大事なことは，他の免疫不全（好中球減少や液性免疫不全）で感染症を起こす微生物には比較的早急（時間単位～日単位以内）に対応しないといけないものが多いのに対して，HIV感染症での細胞性免疫不全で問題になる微生物は，全身状態が安定していれば検索のための時間が比較的ある（日単位～週単位）ことが多い．

今回，症例①では**PCPと肺結核**であった．

●ポイント

日和見感染症は1つとはかぎらない．

この症例では，PCPと肺結核の治療を開始し，その後抗HIV薬も適宜開始した．

■ 抗HIV薬の開始基準

抗HIV薬はCD4値が500/μLを下回る場合に治療を開始することについては国内外でのコンセンサスがほぼ得られており，国内の制度上も可能である．

最近では患者本人の予後のよさに加えて他者への伝播を防ぐ目的もあり，CD4値が500/μL以上でも開始が海外のガイドラインなどで推奨されてきている[2]．ただし，現時点では日本の場合制度上CD4値が500/μL以上だと身体障害者制度などが利用できないことがあるため，本人の薬剤費負担が高額になる可能性があることに注意する必要がある．

表3　急性HIV症候群における代表的な所見と頻度

発熱	96％
リンパ節腫脹	74％
咽頭炎	70％
発疹，口腔や性器の粘膜潰瘍	70％
筋肉痛，関節痛	54％
下痢	32％
頭痛	32％
吐き気・嘔吐	27％
肝脾腫	14％
白血球減少	38％
血小板減少	45％
肝酵素上昇	21％

文献3を参考に作成

これらの基準は，毎年発行される種々のガイドラインにて変わるため詳しくは成書や最新のガイドラインを参照していただきたい．

2. 急性HIV症候群

1 急性HIV症候群とは

急性HIV症候群はHIVに感染後2～6週間以内にウイルス量の著明な増加とともに生じる種々の症状をきたすものである（ほとんどの症例は2週間～1カ月以内に起こる）．10～60％は無症状であり，症状があってもそのほとんどはウイルス性上気道炎様症状のみで自然軽快することが多いが，一部には伝染性単核球症様症状や髄膜炎をきたす例もある[2]．一般内科外来でも多くはいわゆる「風邪」として見過ごされていることが多い疾患と考えられる．

2 急性HIV症候群の所見

急性HIV症候群の主な症状は表3[3]にあげるとおりである．

いずれも急性HIV症候群に特異的なものはなく，ライノウイルスなどのcommon cold virus感染症や溶連菌感染症やインフルエンザでも説明がつくような症状・所見が多く，身体診察やしばしば測定されるような項目のみの血液検査だけで急性HIV症候群を見抜くことは困難である[4]．

3 急性HIV症候群の鑑別疾患と，見落とさないためには？

患者の背景，既往歴，経過の長さ，鑑別すべき疾患（表4）などを含めて考慮する必要があるが，具体的にはウイルス性上気道炎症状患者が下記のような状況になった場合などが例としてあげられる．

① 経過が非典型的（週単位以上の長く続く発熱など）

② 伝染性単核球症様症状（EBV，CMV初感染との鑑別）

③ 無菌性髄膜炎

表4　急性HIV症候群の鑑別疾患

急性EBV感染症
急性CMV感染症
急性ウイルス性肝炎
梅毒
菊池病
トキソプラズマ初感染
悪性リンパ腫
SLE
drug induced hypersensitivity syndrome

④ 原因不明の皮疹や多数の粘膜潰瘍を伴う発熱
⑤ 最近（数カ月以内）に性交渉歴がある，
⑥ 他のSTDの罹患がある

①～④については，実際にその症状が急性HIV症候群である可能性があり，場合によっては治療が必要な可能性やその他の疾患との鑑別のためにも，検査をその場で積極的に行うことは今の患者にとって有用性が高いと考えるため検査を推奨してよいと考える．

性交渉歴は可能なかぎり極力聴取することが推奨されるが，一方でウイルス性上気道炎症状のみのような軽症の場合に，忙しい一般内科外来初診で詳細な性交渉歴やその先のHIV検査まで行うことは全例では厳しい場合があるかもしれない．性交渉歴は特に不特定多数やコマーシャルセックスワーカーなどとの性交渉歴はリスクが高く，こういった病歴をもつケースが多い．ただし安心な性交渉歴というものもほぼないわけであり（ある意味リスクゼロの人はほとんどいないので），最近の性交渉歴（または体液暴露）がなければ急性HIV症候群を除外することができるが，それ以外のケースでは実際には除外は難しい．保険診療上はHIV感染症に関連しやすいSTDがある場合や既往がある場合や疑われる場合でのHIV感染症が疑われる場合には検査を行うことができるが，病歴聴取や検査がその場では困難な状況があれば，場合によっては適宜地域の保健所などで行っている無料検査を受けるよう勧める方法もある（以下のサイトで検査・相談所の検索が可能：HIV検査相談マップ http://www.hivkensa.com/，2014年2月閲覧）．

4 急性HIV症候群の症例

症例②

24歳　男性
7日前からの発熱・咽頭痛にて受診．
後頸部のリンパ節腫脹あり．
他，特記すべき所見なし．

ややすると，ウイルス性上気道炎（一般に風邪と呼ばれるもの）として対症療法で経過観察されがちである．

ここで大事なことは，先述した「何かしらの違和感」を感じとることができるかどうかである．1週間の経過というところから，先述のような一般的なウイルス性咽頭炎にしてはやや経過が長いというところである．

STDの既往歴や最近の性交渉歴や職業や丁寧な身体所見が必要である．

症例②の続き

性交渉歴：4週間前に不特定多数との性交渉あり．

胸部：明らかな異常所見なし．

腹部：平坦・軟，肝臓を肋骨弓下に1横指触知，脾臓を2横指触知．

ここでまず表4の頻度が高い疾患や急性HIV症候群を鑑別疾患にあげた．これらの鑑別疾患を参照に，病歴聴取を系統的に組立て，診断に迫る必要がある．

今回の症例では，EBV感染症などの検査と同時にHIV検査を提出し，HIV抗体検査（スクリーニング検査）は弱陽性，WB法（確認検査）は保留となり，HIV-RNA量は1,200,000/mLであった．

●病歴聴取のポイント

HIVはSTDの1つであり，性交渉歴の病歴聴取が診断にたどり着く重要なポイントとなりうる．聞き方は，こちらがあまり意識せずにさらっと事務的に聞く方がよいこともあるし，場合によっては多少信頼関係のできた2回目に聞くということもありえる．

いずれにせよ重要なことは（裏を返せば，よく失敗しているケースは）以下の2点である．

①**プライバシーに配慮する**：オープンスペースであったり，家族の付き添いや誰かの話し声が聞こえる状況で聞いても答えづらいばかりか患者の信頼を失ってしまう．また家族の前で繊細話であっさりと本当のことを語ってくれる人がどのくらいあるだろうか．

②**この病歴聴取事項の重要性を患者に伝える**：いきなりこのようなことを聞かれても，やはり本当のことを話せるかというと難しい．自分が患者の立場でそれを聞かれた場合に本当のことを答えるかどうかを考えてみれば容易である．下手をすると信頼関係を失いかねない．筆者は，かならず性交渉歴を聞く際にはどのような場合でも先に一言「考えられる病気の可能性がだいぶ変わるのでプライバシーはきちんと守られるから聞きたいが」と話してから聴取している．

状況にもよるが，もし可能であればHIVが感染するリスクを高めるハイリスクな性行為があったかどうかまで確認できるとよりHIV検査を勧めやすくなり，診断に結びつくかもしれない．これは，単に今HIVが感染しているかどうかのリスクを見積もるだけではなく，陰性であってもそのような行為では今後HIVに感染するリスクがあることを指導することができ，将来のHIV感染者の数を減少させることに貢献できる可能性もある．意外にも，どのような行為がハイリスクか，あるいはどのような行為でHIVに感染する可能性があるのかを患者が知らないこともよくある．例えば，HIV感染症が判明した場合に，「オーラルでは感染するとは知らなかった」や「vagina以外への挿入で感染するとは知らなかった」という反応は決して少なくない．もちろん繊細な領域の聴取であり，診察に許された時間や状況や相手との信頼関係の構築具合などとも関連するので，もしも可能な状況であれば適宜検討する．

5 急性HIV症候群の検査

以前はHIVに感染してからELISA法などによるHIV抗体スクリーニング検査が陽性になるまでの期間は1カ月～数カ月以上が必要であったため，急性HIV症候群の際のHIV抗体はほとんどが陰性だった．しかし，現在発売されている第四世代の抗原を含む検査が行える最新のスクリーニング検査では感染してから検査が陽性となるまでの期間が17日間と短くなってきている[5]（ただし施設によっては必ずしも最新の世代の検査を採用していないため注意する必要がある）．一方で確認検査であるWestern blot法（WB法）は個人差も多いため，近年の急性HIV症候群ではスクリーニング検査陽性・WB法判定保留となるケースも散見される．もちろん上記の日数は最短であるため，感染してから検査が陽性になるまでにより多くの日数を要する場合もあり，最新のキットを用いてHIVスクリーニング検査を行っても急性HIV症候群を確実にとらえることはできない．

疑わしい場合には，HIVスクリーニング検査陰性・WB法陰性（または判定保留）の場合，HIV-RNA PCR検査を行って診断をつける必要がある（ただし急性HIV症候群には保険適用なし）．

6 急性HIV症候群の治療

HIV感染症が確認された場合，近年では早期に抗HIV薬を開始する傾向があり，急性のHIV感染症でも抗HIV薬の推奨度が上がっている．ただし，日本の場合先述の通り制度上の制約があるため現時点では実際に全例抗HIV薬による治療を開始することは困難である．基本的に抗HIV薬による治療がなくてもほとんど軽快するが，髄膜炎や極度の骨髄抑制・粘膜障害が続く場合などでは，抗HIV薬を開始せざるをえないこともある．

3. HIV感染症が発見されるポイント

一般にHIV感染症が判明するポイントは

①急性HIV症候群
②無症候期に偶然
③日和見感染症を発症したとき

があげられる．HIV感染症自体は現在多くの抗HIV薬が開発されており，内服遵守ができれば予後は非HIV感染者とほとんど変わらなくなってきている．しかしながら，日和見感染症を発症すれば，もちろん治療できることもあるが，命にかかわるか治療しても後遺症が残る場合もある．また，②でみつけるには限界もある．このため①の段階で発見することが患者本人のために重要であり，また同時に他人への伝播を防ぐよう指導することもでき，公衆衛生学的にも大きな意味をもつ．特に急性HIV症候群は体内のウイルス量が高く，他人への伝播を生じやすい時期でもあるため，1人でも多くの急性HIV症候群患者の診断をつける必要がある．

研修医のよくある疑問

HIV感染症が疑わしいのですが患者が検査を希望されません．どうしたらよいですか？

前提として知っておくべきことは，原則本人の同意なく検査を行ってはならない（他の検査も本来は同様だが…）．例外は患者本人が意識障害で意思を確認できず，かつ医師が治療上必要と認めた場合にやむをえず行うことがある．今回のようなケースでまず大事なことは検査を希望しない理由を確認する必要がある．

上記のようなケースでは，往々にして患者の状態が下記であったりする．

①今起こっていることがHIV感染症と関係ないと思い込んでいる
②もしHIV感染症だった場合の結果が怖くて検査したくない
③もしHIV感染症だった場合に周りに知られることが怖い
④費用面が気になっている
⑤頭のなかで整理がついていない
⑥信頼関係，その他

などが考えられる．まずは患者の理解度を確認する必要がある．

特に髄膜炎を起こしている場合などで，急性HIV症候群だった場合に薬による治療が必要な場合などは命にかかわる重要な検査であることを伝える．陽性であっても治療法があることやプライバシーは守られることを十分伝えておく必要がある．

もし，費用面の問題や，あるいは経過観察でよい程度の場合で例えば信頼関係を築くのに時間がかかる場合，地域の保健所などで行っている無料匿名検査を紹介するという方法もある（HIV検査相談マップ：http://www.hivkensa.com/）．

ベテラン指導医のつぶやき

こんな見逃し例があった！！

大分以前のお話し．

①40代男性

伝染性単核球症様症状にて経口摂取も不良で経過観察入院．本人はくり返し確認するも性交渉歴を否定．本人に同意を取得のうえで，HIV検査施行するも「陰性」．

1週間経過して改善せず，EBVなど他の原因も血清抗体上は確率が低い状態．

本人のところに行き，くり返し性交渉やHIVが伝播する行為がなかったかどうかを「具体的に」聴取すると，「性交渉」はないが「口腔粘膜と膣分泌物が接触する行為は行っていた」と語りはじめた．同日HIV検査施行したところHIV抗体陽性．

→「性交渉」と聴取しただけで，すべてのリスク行為を聴取できていると思いこんではいけない．自分と患者で同じことを思っているつもりでも，異なっていることがある．

（次ページにつづく）

（前ページよりつづき）

②30代女性

伝染性単核球症様症状にて受診．パートナーがHIV抗体陽性との情報あり．

HIV抗体判定保留．

数日後に血清PCRも陰性．

あわてて再度所見をとり直したら，リンパ節はさらに腫大．

→生検したところ，悪性リンパ腫の診断．

→1つの目立ったエピソードだけで思考停止せず，頭の片隅には常に他の鑑別疾患と次の手を考えておくことが重要．

おわりに

以上，HIV感染症と急性HIV症候群について概略した．

少しでも日常診療の一助となれば幸いである．

文献・参考文献

1）エイズ予防財団（厚生労働省委託事業），エイズ発生動向委員会報告：http://api-net.jfap.or.jp/status/index.html（2014年2月閲覧）

2）Panel on Antiretroviral Guidelines for Adults and Adolescents. Guidelines for the use of antiretroviral agents in HIV-1-infected adults and adolescents 2013. Department of Health and Human Services.：http://aidsinfo.nih.gov/ContentFiles/AdultandAdolescentGL.pdf.（2014年2月閲覧）

3）Niu, M. T., et al.：Primary human immunodeficiency virus type 1 infection: review of pathogenesis and early treatment intervention in humans and animal retrovirus infections. J Infect Dis, 168：1490-1501, 1993

4）Kahn, J. O. & Walker, B. D.：Acute human immunodeficiency virus type 1 infection. N Engl J Med, 339：33-39, 1998

5）Patel, P., et al.：Detecting acute human immunodeficiency virus infection using 3 different screening immunoassays and nucleic acid amplification testing for human immunodeficiency virus RNA, 2006-2008. Arch Intern Med, 170：66-74, 2010

プロフィール

相野田祐介（Yusuke Ainoda）

東京女子医科大学 感染症科／東京都立墨東病院 救急診療科（東京ER墨東）／日比谷クリニック内科・渡航者外来（Travel Clinic）

松山赤十字病院初期臨床研修医，都立病院感染症科レジデントを経て現職．

大学病院では感染症全般に関するコンサルテーションや，HIV感染症外来などをやっています．また外勤先では，渡航者外来／一般内科外来や救急外来指導などもやっています．

9. 不明熱としての結核

市來征仁

Point

- 結核（特に粟粒結核）は，不明熱の横綱
- 全身臓器の障害を起こし，さまざまな臨床像を呈するため，診断が困難
- 鑑別診断に結核をあげることからはじめ，簡単に否定せず，スッポンのように食らいつく
- 経験的抗結核投与が必要になる場合もある

はじめに

不明熱と結核は，切っても切り離せない関係にある．**不明熱としての結核は，大部分が粟粒結核**になると思われ，診断が一筋縄でいかず，非常に苦労する．不明熱の横綱といっていいだろう．

粟粒結核はさまざまな臨床像を呈し，自己免疫疾患，悪性腫瘍，他感染症と類似の病態を呈することがあるため，誤診，誤った治療に陥いることがある．後に結核と判明し，辛酸をなめた経験のある医師は相当数いるはずである．

不明熱としての結核≒粟粒結核のアプローチについて以下に述べる

症例：20歳時に結核加療歴のある人工透析中の80歳女性

入院25日前より間欠性の発熱が出現．同時期より汎血球減少を認め，抗菌薬点滴．発熱，血球減少は遷延．全身状態良好で，食欲もあった．

骨髄穿刺，胸部CT施行では，軽度の血球貪食像ならびに両肺野にびまん性すりガラス陰影を認め，発熱持続しているため紹介入院．

来院時，症状はなく，身体所見上も異常はなかった．体重減少や盗汗なし．

血液検査では，汎血球減少と軽度のALP上昇を認め，粟粒結核を疑った．

３日間連続の気管支吸引痰，胃液，尿の抗酸菌塗抹，培養，Tb-PCRを採取する予定とした．骨髄抗酸菌検査は未提出．

入院４日目から，ARDS，腸管虚血の状態となり，ICU管理を行うも，７日目に永眠された．家族の希望で剖検は施行できなかった．

抗酸菌検査は状態悪化後行ったBAL（bronchoalveolar lavage：気管支肺胞洗浄）を含め，３日ともすべて陰性．

1. 日本は，結核の頻度が高い

・日本では，2012年の結核罹患率は10万人対18人と先進国では最多で，米国1970年の罹患率である[1]．結核は頻度の高い疾患であり，鑑別疾患に結核をあげるべきである．
・粟粒結核は全結核の１～２％[2]といわれているが，詳細な頻度は不明．

2. 結核について

・結核は，肺結核ならびに粟粒結核などの肺外結核にわけられる．肺外結核では，リンパ節，骨，腎臓，喉頭，腸管，眼，耳，皮膚，生殖器，中枢神経など，全身臓器に病変を認める．粟粒結核は，結核菌の血流感染で２臓器以上に病変を認める状態をいう．
・**結核のなかでも，肺野に典型的粟粒性病変のない粟粒結核が不明熱の原因となりやすい．**

3. 粟粒結核の診断が困難な理由[3]

粟粒結核の診断が困難である理由を以下に記す．以下を知っておくことで，結核を鑑別疾患にあげる重要性が理解できるであろう．

・局所症状や所見に乏しい場合が多い．
・全身臓器に感染しうるため，さまざまな臨床像を呈する．自己免疫疾患，悪性腫瘍，他細菌感染症類似の病態を呈することがある．
・高齢者，免疫抑制者，HIV感染者は，臨床症状，画像所見が非典型的となることがある．
・臓器障害は強い場合でさえも，臓器自体は少数菌であるため，塗抹・培養検査の感度が低下する．

4. 粟粒結核診断のプロセス

診断のプロセスは，他の不明熱と同様に詳細な病歴→詳細な身体所見→検査→そしてまた病歴，身体所見に戻るという過程をくり返すことになる．

結核を診断するうえで，まず大事なことは，結核を鑑別疾患にあげておくことである．また，診断確定までは，結核を残しておくことが重要である．

1 どのようなときに粟粒結核を疑うか？

1）病歴

・盗汗・体重減少：非特異的だが，疑う契機にはなる．
・食欲低下：**極度の食欲低下は少ないのがポイント**[4]．
・咳・頭痛・腹部症状：あれば，突破口になるかもしれない．

表１　粟粒結核の危険因子

危険因子
小児
低栄養
HIV/AIDS（50～170倍）
アルコール依存
糖尿病
慢性腎疾患，人工透析（10～25倍）
手術後（胃切除など）
移植後
免疫抑制薬
膠原病・血管炎
妊娠・分娩後
悪性腫瘍
珪肺

文献２を参考に作成

・結核への暴露や既往.
・**抗菌薬無効**：多数の抗菌薬を使用しても改善のない発熱の場合も疑う.
・**経過が長い**：細菌感染と比較すると経過が長いのが特徴.
・**朝の発熱**[5]：朝だけの発熱を認める疾患は，結核，血管炎，腸チフスといわれており，疑う契機になる.

2）基礎疾患[2]

HIV/AIDS，免疫抑制薬，人工透析，糖尿病などの基礎疾患がある場合は，結核を鑑別の上位にあげる（表１）.

3）身体所見

・**見た目は比較的元気**（例外は当然あるが，細菌感染と異なりsepticな感じではない）.
・皮疹，リンパ節腫張，肝脾腫：非特異的な所見であるが，生検を行うチャンスである.
・眼底所見：結核性脈絡膜炎（50％で認める）.

4）検査所見[3, 6～9]

・**ALP上昇：頻度は高い（83％との報告あり）**．粟粒結核を疑う重要な血液検査所見.
・**血球異常：汎血球減少，単球増加**，類白血病反応，貧血など多様.
・血沈亢進やCRP上昇は非特異的であるが，いずれも正常であれば，可能性は減る.
・画像所見：肝脾腫，副腎腫大などがあれば，結核を考えておく.
　胸部CT所見は，粟粒影が50％，それ以外が10～30％．10％程度が画像所見なし（表２）.
　初期には陰影を認めないことが多く，くり返すことも重要.

表2　粟粒結核の画像所見

典型的粟粒パターン（50％）
非粟粒パターン（10～30％）
・片側結節 ・癒合性結節 ・斑状影 ・すりガラス陰影 ・浸潤影
関連した所見（5％未満）
・リンパ節腫張 ・胸水貯留 ・肺野病変，空洞性病変

文献2を参考に作成

表3　粟粒結核の塗抹・培養の陽性率

	Maartensら1990	Kimら1990
喀痰塗抹	33	36
喀痰培養	62	76
BAL液塗抹	27	9
BAL液培養	55	54
胃液塗抹	43	0
胃液培養	100	75
尿塗抹	14	7
尿培養	33	59
脳脊髄液塗抹	8	0
脳脊髄液培養	60	0
漿液塗抹	6	0
漿液培養	44	14

文献6，7，9を参考に作成

●私の考える粟粒結核のゲシュタルト

・不明熱で盗汗・体重減少はあるが，食欲低下は軽度で比較的元気．
・検査所見で血球異常（汎血球減少，単球増加）とALP上昇．
　→このような場合は，結核を強く疑うべきである．

2 粟粒結核の診断

感度，特異度の高い検査はなく，結核を疑った場合，簡単に否定せず，スッポンのように食らいついていくしかないであろう．細菌学的もしくは肉芽腫を証明することで診断する．

1）喀痰，胃液，尿，気管支洗浄液の塗抹・培養・Tb-PCR（表3）

・塗抹の陽性率を上げるために3日間連続検査するのが望ましい．
・特異度は高いが，感度は絶望的に低い．何回陰性でも否定できない！

・培養は，結果判定に4～6週間を要するため，早期診断には使えない．
・血液培養（特殊容器）や血液PCR（コマーシャルベースで検査可能）も考慮する．HIV陽性例のような，血液中の結核菌の量が多い場合は陽性になる可能性がある．

2）胸水，腹水，心囊液があれば塗抹・培養・PCRに加えADA

・ADAの特異度は高くないが，感度は高い．

3）意識障害や神経兆候がある場合，脳脊髄液の塗抹・培養・PCR・ADA

・塗抹・Tb-PCRの感度は低い．特異度は高い．
・ADA＜4以下であれば，可能性は低いという報告がある．

4）IFN-γ：PPDにとって変わったが，PPD同様，判断には注意が必要

活動性結核に関して，クォンティフェロン®TBゴールド（QFT-3G®）の感度は80％，特異度は79％，T-SPOT®.TBの感度は81％，特異度は59％[10]にすぎない．陽性の場合，活動性結核であるのか，既感染であるのかは判断不能．陰性の場合，感染のリスクは低く見積もってよいが，感度は高くなく，単体で除外することは危険．HIV陽性結核や粟粒結核などは，偽陰性をきたす可能性がある．

5）生検：肉芽腫，抗酸菌陽性のいずれかで診断[2, 3, 6, 7]

粟粒結核を鑑別上位にあげている場合，基本的には，他疾患との鑑別（特に悪性リンパ腫）をかねて，すみやかに生検を行うべきであろう．

待て，そうであれば，塗抹，PCR結果が陰性であるのを待って，生検でもいいかもしれない．生検を行う際は，必ず塗抹，培養，PCRも提出すること．

・皮膚生検：皮疹があれば躊躇なく生検．
・肝生検：陽性率91～100％　ALP上昇や肝腫大があれば，陽性率上昇．
・骨髄生検：陽性率31～82％　血球異常があれば，陽性率上昇．
・経気管支鏡的肺生検：陽性率63～72％　肺野病変があれば陽性率上昇．

5. 経験的抗結核療法[3]

結核を疑い，診断がついていないが，状態が悪化していく場合，経験的抗結核薬加療を考慮すべきである．結核による不明熱の43％は経験的加療により診断できたという報告もある．以下の例で，状態が日に日に悪化している場合が適応となるといわれている．

・結核危険因子があり，臨床的・画像的・検査所見上，結核が示唆される．
・播種性感染が疑われる．

6. 本症例について

その後，胃液ならびに尿より結核菌が培養され，粟粒結核の診断となった．

① 結核既往のある高齢者で人工透析中
② 見た目は元気で食欲低下はない
③ 抗菌薬無効
④ 汎血球減少，ALP上昇

と粟粒結核を強く疑う症例で，当初より疑っていたが，検査を行っているうちに急速に状態悪化し，最悪の結果に陥ってしまった痛恨の症例である．

骨髄再検，TBLB（transbronchial lung biopsy：経気管支肺生検），肝生検をすみやかに施行することで，早期診断可能であっただろうし，増悪している状況であったため，経験的抗結核療法を行うべきであった．同様の経験をしないように，上記のアプローチが参考になれば幸いである．

おわりに

さんざんうんちくをたれてきたが，粟粒結核を診断するのに，画一的なアプローチはなく，詳細な病歴でまず疑い，身体所見，検査結果を十分に吟味し，1例1例悩みながら，諦めずに診断していくしかないのではないだろうか．

文献・参考文献

1）「医療者のための結核の知識」（四元秀毅 ほか/著），医学書院，2013
2）Sharma, S. K., et. al.：Miliary tuberculosis：new insights into an old disease. Lancet Infect Dis, 5：415-430, 2005
3）Bofinger, J. J. & Schlossberg, D.：Fever of unknown origin caused by Tuberculosis. Infect Dis Clin North Am, 21：947-962, 2007
4）Cunha, B. A.：Fever of unknown origin：focused diagnostic approach based on clinical clues from the history, physical examination, and laboratory tests. Infect Dis Clin North Am, 21：1137-1187
5）Cunha, B. A.：Fever of unknown origin：clinical overview of classic and current concepts. Infect Dis Clin North Am, 21：867-915, 2007
6）Maartens, G., et al.：Miliary tuberculosis：rapid diagnosis, hematologic abnormalities, and outcome in 109 treated adults. Am J Med, 89：291-296, 1990
7）Kim, J. H., et al.：Miliary tuberculosis：epidemiology, clinical manifestations, diagnosis, and outcome. Rev Infect Dis, 12：583-590, 1990
8）Chapter 250 Mycobacterium tuberculosis. In：Mandell：Mandell, Douglas, and Bennett' s Principles and Practice of Infectious Diseases, 7th ed.（Gerald L. M., et al.）, pp. 3129-3162, Churchill Livingstone, 2009
9）John, B. et. al.：Clinical manifestations, diagnosis, and treatment of extrapulmonary and miliary tuberculosis. UptoDate, 2012
10）Sester, M., et al.：Interferon-γ release assays for the diagnosis of active tuberculosis：a systematic review and meta-analysis. Eur Respir J, 3：100-111, 2011

プロフィール

市來征仁（Masahito Ichiki）
今村病院分院 救急・総合内科

鹿児島名物の火山灰をいっぱいに浴びながら，仕事しています．鹿児島のような田舎で研修するのも勉強になりますよ．ぜひ見学に来てください．灰が降るなんて言ったら，来てくれませんね．

10. 免疫不全者の感染症

阿部雅広，荒岡秀樹

Point

- 免疫不全を４つの型（好中球減少症，細胞性免疫不全，液性免疫不全，皮膚・粘膜バリア障害）に分類する
- 各免疫不全のときに罹患しやすい微生物を整理する
- 各免疫不全のときに見逃してはいけない，経験的に治療を行うべき微生物を覚えておく

日常診療において，がんに対して化学療法を施行されている患者や，関節リウマチに対して免疫抑制薬を投与されている患者など，いわゆる"免疫不全"の患者を診る機会も決して稀なことではない．本稿で免疫不全者の感染症に関して全範囲を網羅することは困難である．免疫不全者の感染症へのアプローチについて，後述する2.，3．の質問を中心に考えてみたい．

はじめに

免疫不全者に生じる発熱の原因は多岐にわたり，原因を明らかにするのに困難なことがある．感染症による発熱以外にも，腫瘍熱や薬剤熱をはじめとする非感染性疾患が原因となることも多い．このような免疫不全者への最初のアプローチは，"患者が免疫不全を有していることを認識し"，"どのような免疫不全なのか"を整理することである．

1. 免疫不全の型を分類する～４つの免疫不全型

免疫不全の型分類としては，以下の４つに分けて考えると理解しやすい．

①好中球減少症
②細胞性免疫不全
③液性免疫不全
④皮膚・粘膜バリア障害

加えて，各免疫不全に生じやすい微生物を覚えておく．表1に免疫不全の種類および起因微生

表1　免疫不全の型と罹患しやすい微生物

	好中球減少症	細胞性免疫不全	液性免疫不全	皮膚・粘膜バリア障害
原因	骨髄抑制をきたす化学療法，放射線治療，抗甲状腺薬など	ステロイド，免疫抑制薬，骨髄移植後，悪性腫瘍（悪性リンパ腫など）	脾臓摘出術後，多発性骨髄腫，慢性リンパ性白血病，放射線治療など	末梢/中心静脈カテーテル，アトピー性皮膚炎，放射線治療など
細菌	グラム陽性球菌〔黄色ブドウ球菌（*S. aureus*），コアグラーゼ陰性ブドウ球菌（CNS），腸球菌など〕，グラム陰性桿菌（特に緑膿菌），嫌気性菌	2LMN2S（Listeria，Legionella，Mycobacterium，Nocardia，Salmonella，*S. aureus*）→表2に再度掲載	莢膜を有する細菌（*Streptococcus pneumoniae*，*Haemophilus influenzae*，*Neisseria meningitidis*，*Klebsiella pneumoniae* など）	*S. aureus*，CNS，腸球菌，コリネバクテリウム，緑膿菌，緑色連鎖球菌
ウイルス	-	ヘルペス属〔単純ヘルペスウイルス（HSV），水痘・帯状疱疹ウイルス（VZV），サイトメガロウイルス（CMV），EBウイルス（EBV）〕など	-	HSV
真菌	（長期間持続する場合）カンジダ，アスペルギルスなど	カンジダ，アスペルギルス，*Pneumocystis jirovecii*，クリプトコッカス，ヒストプラズマなど	-	カンジダ
寄生虫	-	トキソプラズマなど	ジアルジアなど	-

物として多いものをまとめた．免疫不全者の感染症では典型的な症状を呈さないことも多い．知識を整理したうえで，詳細な病歴聴取および身体所見を通じて鑑別疾患を考え，その鑑別に沿った適切な検査を行うことで確定診断に至る一連の流れが重要となる．免疫不全だからという理由で，根拠の乏しい広域スペクトラムの抗菌薬や抗真菌薬を投与したりすることは問題解決につながらないことが多い．

上記を念頭においたうえで，今回のテーマである“好中球減少期の感染症，真菌感染症を見逃さない”という点に関し，以下の質問を通じて考えていきたい．

●ここがポイント！

免疫不全者の感染症を診る第一歩，どの免疫不全型に当てはまるか考え，鑑別疾患をあげる．

2. 風邪っぽいけど抗菌薬は必要？

●研修医のよくある疑問

免疫不全患者が明らかに風邪っぽいのですが，念のため抗菌薬必要ですか？

1 “風邪”に対する抗菌薬投与のエビデンス

風邪の原因の大半は，ライノウイルスを中心としたウイルスであるため，基本的には抗菌薬投与の適応はなく，また抗菌薬投与により二次的な細菌感染を予防可能であることを明確に示したデータはない．また，免疫不全患者においては，最初の段階ではウイルス感染であっても，二次的に細菌感染を併発することはあるが，初期からの抗菌薬投与による有用性は今のところ示されていない．むしろ風邪でなかった場合，正しい診断が遅れることや，不明熱化する危険性もある．また，抗菌薬投与による副作用出現の可能性[1)]も考えられるため，“風邪であれば”不必要な抗菌薬投与は行わない方が無難である．

2 本当に“風邪”？

しかし，風邪症状を示す患者をすべて“風邪症候群”と考えてしまうと，致死的な疾患を見逃す可能性もある．以下の“風邪”様の症状を示す2症例に関して考えてみることにする．

症例①

72歳男性，肺腺癌に対してパクリタキセル＋カルボプラチンにて化学療法施行後7日目．朝より38℃台の発熱および咽頭痛，軽度湿性咳嗽を認める．全身状態は比較的良好である．

症例②

55歳女性，関節リウマチに対して他院でメトトレキサート内服治療中．来院2日前より38℃台の発熱および乾性咳嗽を認めており，徐々に増悪するため救急外来を受診した．

症例①も症例②もいずれも38℃台の発熱や鼻汁，軽度咳嗽，咽頭痛などの“風邪”様の症状を呈しているが，いずれの患者も“風邪”として治療開始してしまってよいのであろうか？ 最初にあげた“免疫不全を有しているか？”“あるとするならどのような免疫不全の型か？”という観点から症例を考える．

1）発熱性好中球減少症を見逃さない

症例①に関して考えてみる．化学療法を施行され7日程度が経過している段階であり，化学療法による骨髄抑制から**好中球減少症**になっている可能性を考える必要がある．好中球減少は化学療法開始後1週間程度から認められることが多い．“化学療法後に好中球減少が生じているかもしれない”と考えることで，目の前の患者の免疫不全を見逃さないことが第1である．

発熱性好中球減少症（febrile neutropenia：FN）は内科的緊急疾患であり，最初は軽微な症状であっても急激に症状が進行することも考えられ，血液培養2セット以上をはじめとする適切な培養検査を行った後にすみやかな抗菌薬投与が推奨される．FNは好中球数500/μL未満または今後48時間以内に好中球数が500/μL未満まで減少すると予想される患者が，深部体温で38.3℃以上の発熱を認める場合，または38°C以上の発熱が1時間以上継続する状態として定義される．日本のように腋窩温を主に用いる場合は，37.5℃以上と定義される．

FNの患者は症状が軽微であり，感染臓器の同定が困難な症例も多い．しかし，感染臓器を同定することで適切な抗菌薬が選択できる点からも丁寧な病歴聴取・身体診察を行うことが望ましい．FNの場合は感染の多い部位としては呼吸器，腹腔内，尿路，皮膚軟部組織（特にカテーテル刺入部や骨髄穿刺施行部など），口腔内（歯周組織を含む），肛門周囲（肛門周囲感染，肛門周囲膿瘍など），皮膚（ヘルペスウイルス感染，薬疹を疑わせる皮疹など），副鼻腔，眼球などがあげられ，上記部位の観察を中心としながら，全身の診察を詳細に行い，感染巣同定に努める．血液培養に加えて，感染巣からの培養検査が採取可能な場合は可能なかぎり採取することで感染巣同定の一

表2　細胞性免疫不全患者で見逃さない！（2LMN2S＋真菌，主な感染部位）

2L	Listeria（血流感染症，髄液），Legionella（肺）
M	Mycobacterium：結核菌，非結核性抗酸菌（肺，皮膚・軟部組織など全身性）
N	Nocardia（肺，皮膚，中枢神経系）
2S	Salmonella（腸管，血流感染症），*S. aureus*（血流感染症，心内膜，骨など）
真菌	カンジダ（血流感染症：特にカテーテル関連），アスペルギルス（肺，副鼻腔），クリプトコッカス（肺），*Pneumocystis jirovecii*（肺）

助とする．

治療としては抗緑膿菌作用を有するセフェピム（マキシピーム®），ピペラシリン・タゾバクタム（ゾシン®），イミペネム・シラスタチン（チエナム®），メロペネム（メロペン®）などのβラクタム薬から選択し，単剤治療が原則となる．その他，ローカルファクターや患者の全身状態に応じてアミノグリコシドやニューキノロン系の薬剤の併用を考慮する．感染臓器が判明している場合は，臓器ごとに起因菌となりやすい微生物を考えて治療薬を選択する．一部の重篤な感染症のリスクが低い患者では，外来で経口抗菌薬治療を行うことが可能とされ，IDSAガイドラインではアモキシシリン・クラブラン酸（オーグメンチン®）とシプロフロキサシン（シプロキサン®）の併用が推奨されている．しかし，海外と日本では使用できる抗菌薬の用量も異なり，また病院へのアクセスのよさも異なる．FNは病勢の進行も速く，熟練していない医師がFNを外来で治療することについては慎重になるべきである．

また，免疫不全患者では免疫能が正常な患者では生じない真菌やウイルスによる感染の可能性もありうる．続いて症例②に関して考えてみる．

2）真菌感染症を見逃さない

関節リウマチに対してメトトレキサート（免疫抑制薬）を使用している本症例は細胞性免疫不全患者と考えられる．鑑別疾患として一般細菌以外の可能性を考慮する必要がある．本症例のような細胞性免疫不全患者におけるアプローチを考えてみる．細胞性免疫不全患者における重要な原因微生物を再度表2に掲載する．

症例②について考えると，肺に感染する原因微生物として細菌（Legionella，Mycobacterium，Nocardiaなど）や真菌（アスペルギルス，クリプトコッカス，*Pneumocystis jirovecii*）の可能性をあげ，各鑑別に従い丁寧に病歴聴取を行う．今回の症例は，いわゆる“風邪”症状が*Pneumocystis jirovecii*感染に伴う初期症状であり，後日ニューモシスチス（Pneumocystis）**肺炎**と診断された．「“風邪”だから対症療法」と考えずに初期から鑑別を広くあげることが重要である．

明らかに“風邪”の症状を呈している患者に対して全例に抗菌薬を投与する適応はない．しかし，免疫不全の型や臨床経過・全身状態などを考慮したうえで，抗菌薬治療が必要な病態が存在するかどうかを見定めることが最も重要なことである．そのためには詳細な病歴聴取，身体診察にかける時間を惜しまない．

●ここがポイント！

免疫不全者においては，風邪に類似する症状を呈する重篤な疾患も鑑別にあげて病歴聴取・身体診察を行う．

3. 狭域スペクトラムへの変更は妥当で可能？

●ベテラン指導医のつぶやき

好中球減少期の発熱時の血液培養で起因菌が判明した．当初使用していたカルバペネムから，狭域スペクトラムへの変更は妥当で可能だろうか？

経験的に開始された抗菌薬は，原因菌や感染巣，薬剤感受性に基づいてより狭域スペクトラムの抗菌薬に変更される（de-escalation）．不必要な広域スペクトラム抗菌薬の使用は医療経済，耐性菌の誘導などの観点からも好ましくない．しかし免疫不全者の感染症においても同様のことは可能であろうか？ 発熱性好中球減少症の血液培養で原因菌が検出された場合について考えてみたい．

1 抗菌薬のde-escalationにおける重要事項～原因菌および感染巣の同定

一般的に抗菌薬を変更する際に重要となる事項は，"原因菌が何であるか"，"感染巣がどこであるか"，"薬剤感受性がどうであるか"という点である．後々これらの項目を判断するためには，原因菌同定のための，2セット以上の血液培養をはじめとする適切な培養検査を行うことが重要となる．また綿密な身体所見の観察を行うことで感染巣の同定に努める．症状に応じて適切な画像検査を追加することも，感染巣同定には必要となる．

これらの検査結果をもとに経験的に開始された初期治療レジメンの変更を検討するべきである．また，血液培養などの培養検査で認められる菌のみを対象としてよい症例か，それ以外の菌も治療スペクトラムに含む治療を行うべき症例であるか，感染巣と全身状態に応じて個々に検討しながらde-escalationを図る．

2 FNにおける狭域スペクトラム抗菌薬への変更

FNにおいてはどうであろうか？ 米国感染症学会（IDSA）のガイドラインには，初期治療後には臨床経過，原因菌・感染巣などに応じて"抗菌薬の最適化を図る"と記載されている[2)]が，実際にde-escalationを行うべきか，どのような症例では行ってもよいか，という点に関しては明示されておらず，血液培養で判明した原因菌のみを標的としたde-escalationに関しては根拠に乏しい．また，発熱性好中球減少期に"広域抗菌薬を継続した場合"と"原因菌特異的な治療に変更した場合"の2群を比較した質のよい報告は現在のところなされていない．

3 現時点でのde-escalation

現時点では，特に好中球減少が認められている患者において，原因菌特異的な治療に"de-escalation"することを積極的に支持するだけの根拠は認められておらず，IDSAガイドラインに示されているように，適切な治療期間あるいは好中球の回復までの広域抗菌薬治療継続が望ましいと考えられる．しかしカルバペネム系抗菌薬から，その他の緑膿菌を含めたスペクトラムを有する抗菌薬（セフェピムなど）への変更が可能かどうか，あるいは好中球回復後に緑膿菌を含まないスペクトラムの抗菌薬への変更が可能かどうか，などの点に関しても定まったものがなく，専門家の間でも意見がわかれるところである．

●ここがポイント！
発熱性好中球減少症（FN）において，原因菌が判明した場合には狭域スペクトラム抗菌薬への変更を可能とするだけの十分なエビデンスは存在しない．

上記の事項を前提として，

・少なくとも好中球減少期から回復した際には，積極的にde-escalationを行い標的治療に移行する．
・好中球減少期は抗菌薬スペクトラムに緑膿菌を含み，原因微生物に効果を示す可能なかぎり狭域な抗菌薬に変更する（症例によってはさらに積極的にde-escalationを行っている）．
・カルバペネム系抗菌薬は可能なかぎり温存する．

などの努力はすべきであるということが筆者の意見である．重要な点は個々の症例において，全身状態や原因菌・感染巣などを総合的に判断し，抗菌薬選択を行っていくことであろう．

おわりに

本稿では好中球減少期の感染症，真菌感染症を見逃さないというテーマに沿って，免疫不全者，特に好中球減少症と細胞性免疫不全におけるアプローチ，原因微生物のポイントを論じた．免疫不全者であっても，一般感染症と同様，感染臓器と想定される原因微生物がある程度わかれば，検査・治療内容に関してはおのずと決まる．そのためにも冒頭にあげた“自分が診ている患者が免疫不全を有しているかどうか？”，“免疫不全があるとすればどのような免疫不全なのか？”という点を忘れることなく診療にあたりたい．

文献・参考文献

1）Shehab, N., et al.：Emergency department visits for antibiotic-associated adverse events. Clin Infect Dis, 47：735-743, 2008
↑抗菌薬の副作用による救急外来受診，という内容．

2）Freifeld, A. G., et al.：Clinical Practice Guideline for the use of antimicrobial agents in neutropenic patients with cancer：2010 update by the Infectious Diseases Society of America. Clin Infect Dis, 52：e56-93, 2011
↑2011年に改訂されたIDSAガイドライン，免疫不全者の感染症を診るうえでは一読を．

プロフィール

阿部雅広（Masahiro Abe）
国家公務員共済組合連合会虎の門病院 臨床感染症科 後期レジデント
虎の門病院感染症科の龐統という綽名を付けられています…が溜まった仕事はすぐには片付けられません．上司には張飛もいます．龐統のように仕事ができるようになりたい…と願いながら，他科からのコンサルト，研修医のレクチャー，原稿等々の仕事が降ってくる毎日…感染症科という小さな科の面白さが周りのレジデントに伝わるよう，楽しく働いているつもりです．

荒岡秀樹（Hideki Araoka）
国家公務員共済組合連合会虎の門病院 臨床感染症科 医員
ちなみに私が張飛ではありません…．

11. 糖尿病の感染症

川島彰人，徳田安春

Point

- 血糖コントロール不良の糖尿病患者は感染症に罹患しやすく重症化しやすい
- 糖尿病患者の感染症は抗菌薬治療と同時に血糖コントロールも重要である
- 糖尿病患者に比較的特異性のある感染症を知っておくとよい

はじめに

糖尿病は生活習慣病の1つとして日常診療でよくみる疾患であり，日本においてその有病率はさらに増加傾向にある．血糖コントロール不良の糖尿病患者は肺炎や結核，尿路感染症など一般的な感染症に罹患しやすい．それ以外に比較的特異性のある感染症があることを知っておくことも重要である．また感染時に血糖が上昇することで，感染に対する抵抗力を低下させる悪循環を引き起こすことが重症化の要因となることを理解しておく必要がある．

1. 糖尿病が易感染性と重症化を引き起こすメカニズム

高血糖は細胞性免疫だけでなく好中球貪食能，細胞内殺菌能，オプソニン活性の低下などの**免疫機構の障害**をきたす．また浸透圧利尿による脱水や血管障害，局所の低酸素状態をきたすことから**抗菌薬の局所への移行や吸収を阻害**する．さらに末梢神経障害による知覚鈍麻により**気づかれないまま感染が進行**する．これらにより悪化した感染状態がさらなる血糖の上昇をきたす悪循環を引き起こす（図1）．

研修医のよくある疑問

一言で高血糖と言っても，どのくらいの血糖値だったら感染症を起こしやすいのですか？

ベテラン指導医の回答：一般に血糖コントロールが不良なほど易感染性が高まる傾向にあるが，**好中球貪食能については血糖値が250 mg/dL以上になると急速に低下する**ことが知られている．

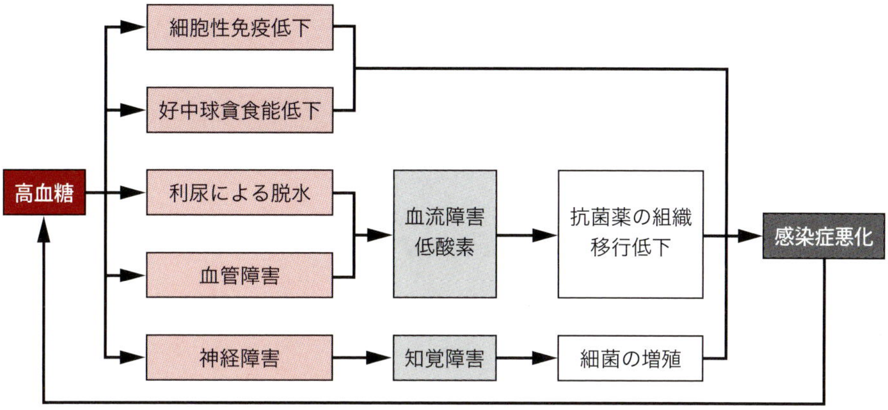

図1　高血糖時の易感染性と重症化の悪循環メカニズム

2. 糖尿病に特異的な感染症

1 壊死性筋膜炎

皮下組織および浅層筋膜の急性細菌性炎症で**四肢や陰部に好発**する．限局性の発赤腫脹から始まり，1～3日のうちに紫斑，水疱，潰瘍へと**急速に進行**する．患部の知覚が低下し辺縁は肉眼的に正常でもその皮下組織では病変が進行している．高熱，関節痛や筋肉痛，ショック症状から多臓器不全へきわめて強い全身症状が特徴である．

①画像検査：臨床所見と経過以外に病変の深達度や範囲，ガス貯留の有無を調べるためCTやMRIなどの画像診断が有効である．
②主な原因菌：A群β溶血性連鎖球菌，嫌気性菌
③治療：嫌気性菌をカバーする抗菌薬を投与し，デブリドマンを行う必要がある．

2 気腫性腎盂腎炎

腎実質や腎皮膜下にガス産生を伴う壊死性炎症．

①画像検査：腹部X線検査・CTで膀胱・腎盂尿管にガス像がみられる．
②主な原因菌：大腸菌，緑膿菌などのグラム陰性桿菌
③治療：抗菌薬による治療を行うが，重症度に応じて腎摘出術が必要となる場合がある．

3 気腫性胆嚢炎

通常の胆嚢炎が女性に多いのに対して**気腫性胆嚢炎は男性に多く**，2/3以上の高率で壊疽性となり穿孔率・死亡率も高い．

①画像検査：腹部X線やCTで胆嚢周囲にガス像がみられる.
②主な原因菌：グラム陰性桿菌，嫌気性菌
③治療：胆汁移行性がよいセフェム（セフメタゾールナトリウム1回1g　1日3回など）やカルバペネムで治療し，閉塞性黄疸を伴う場合は外科的治療を行う.

4 悪性外耳道炎

高齢者に多い．難治性外耳道炎が進行性に周囲に波及し，髄膜炎・脳炎や敗血症を合併する．**持続性の強い耳痛，悪臭の濃性耳漏，外耳道の肉芽組織が特徴**である．細菌培養や外耳道の組織生検を行い，悪性腫瘍と鑑別することも重要である．

①画像検査：側頭骨のCTで含気組織の吸収度上昇や中耳の透過性亢進がみられる.
②主な原因菌：ほとんどが緑膿菌
③治療：カルバペネム，アミノ配糖体，ニューキノロンの組合わせの静脈内投与を行う.

5 鼻脳ムコール症

ほとんどが**糖尿病性ケトアシドーシスに合併**する．鼻および口蓋に侵襲性壊死性病変が生じ，血性鼻汁，結膜充血，眼球運動障害を呈する．壊死が進行性に拡大して脳を侵すと中枢神経症状（海綿静脈洞血栓症，失語，片麻痺など）を引き起こす．

①診断：鼻腔・副鼻腔粘膜の生検やCT，MRIにより診断する.
②主な原因菌：ムコール菌
③治療：アムホテリシンB投与し，壊死組織除去術が必要となる.

研修医のよくある疑問

糖尿病は免疫低下状態なのだから，広域スペクトラムな抗菌薬を選択した方がよいですか？

ベテラン指導医の回答：確かに糖尿病のコントロールが悪いと免疫低下状態になる．しかし抗菌薬については**通常の感染症と同じように感染のフォーカスを追求して，グラム染色や培養結果をもとに原因菌に合わせたものを選択**するとよい.

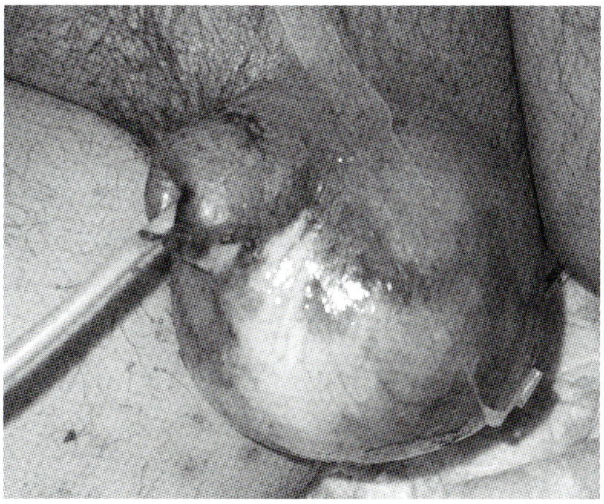

図2　びらんを伴った陰嚢腫大
Color Atlas ⑰参照

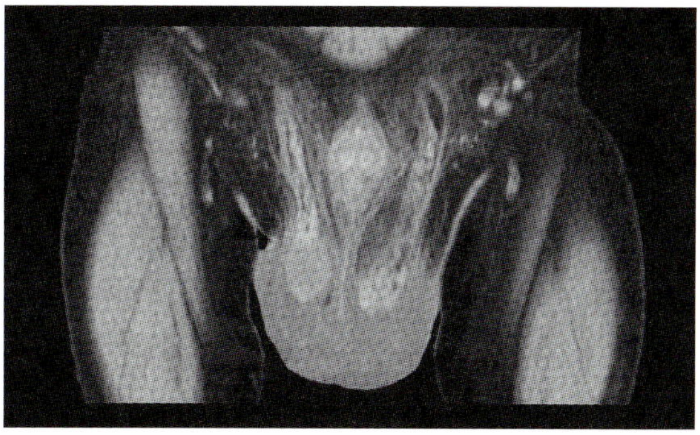

図3　陰嚢腫大のCT画像

症例

39歳男性. 3日前から38.5℃の発熱認め悪心と食思不振があった. 発汗過多と陰嚢腫脹を認めたため受診した.

入院時身体所見：意識清明, 脈拍120/分, 血圧86/48 mmHg, 呼吸数24/分, 体温38.2℃. 胸腹部に異常所見なし, 両側鼠径リンパ節圧痛著名. 陰嚢は鵞卵大に腫大（図2, 3）.

入院時検査所見：

血算 WBC 21,500/μL（好中球93.9%）, RBC 587×10⁴/μL, Hb 19.0 g/dL, Hct 53.8%, Plt 22.7×10⁴/μL

生化学 AST 54 IU/L, ALT 48 IU/L, LDH 414 IU/L, ALP 256 IU/L, γ-GTP 64 IU/L, TP 8.2 g/dL, Alb 5.0 IU/L, BUN 40.8 mg/dL, Cre 3.90 mg/dL, Na 134 mEq/L, K 4.4 mEq/L, Cl 91 mEq/L, CK 1488 IU/L, BS 448 mg/dL, HbA1c（NGSP）9.6%, CRP 39.32 mg/dL

1 診断

糖尿病に合併したフルニエ壊疽（Fournier gangrene）.

2 治療

本症例では広範なデブリドマンを要し，抗菌薬治療〔セフトリアキソンナトリウム水和物（ロセフィン®）1回1g　1日2回とクリンダマイシン（ダラシン®）1回600mg　1日3回〕に平行して血糖コントロールとしてインスリン治療を行った.

表　敗血症管理ガイドライン（SSCG）の血糖コントロールに関するリコメンデーション

1. 初期安定化後，重症敗血症の血糖コントロールにはインスリン持続静注を行う．（Grade 1B）
2. 立証されたインスリン用量調節のプロトコールを用いて，血糖値＜150mg/dL を保つことを目標とする．（Grade 2C）
3. インスリン持続静注の患者にグルコースを投与し，安定するまでは1～2時間ごと，安定後は4時間ごとに血糖測定を行う．（Grade 1C）
4. ベッドサイドの血糖測定は動脈血や血漿グルコース濃度より高く示されるかもしれないので，その解釈には注意する．（Grade 1B）

Grade 1：強く推奨する，Grade 2：弱く推奨する，Grade A：高いエビデンスレベル～Grade D：非常に低いエビデンスレベル
文献7を参考に作成

●ここがピットフォール

血糖コントロールが不良の場合，痛みを自覚しにくい場所や一見どこに感染が起こっているかわかりにくいことがある！

●ここがポイント

痛みの訴えが乏しい部位でもきちんと診察することを心がけよう！ 特に口腔内（歯周病，歯周囲膿瘍，扁桃周囲膿瘍，咽後膿瘍）や副鼻腔（化膿性副鼻腔炎），外耳道（悪性外耳道炎），陰部（フルニエ壊疽）など．

Advanced Lecture

■ 重症感染症患者の血糖コントロール目標

VISEP（volume substitution and insulin therapy in severe sepsis）trialやGlucontrol study[5]では，厳格な血糖コントロール（強化群）と緩やかな血糖コントロール（従来群）を比較し，死亡率に有為差は認めなかったが強化群で重症低血糖が多かった．NICE-SUGAR（Normoglycemia in Intensive Care Evaluation-Survival Using Glucose Algorithm Regulation）Study[6]では，強化群は従来群より有為に死亡率が高かった．

⇒敗血症の管理ガイドラインであるSSCG（surviving sepsis campaign guidelines）2008[7]（表）では**重症感染症の血糖コントロールは，比較的緩やかな血糖値＜150 mg/dLが目標**とされている．

おわりに

血糖コントロール不良の糖尿病患者は感染症に罹患しやすく重症化しやすい．しかし感染症診療という点で，糖尿病だからといって過度な抵抗感はもたないでほしい．大切なのは感染部位や感染しやすい菌を理解しておくことであり，抗菌薬の選択に関して広域スペクトラムな抗菌薬をむやみに選択するのではなく，通常の感染症と同様フォーカスに合わせてグラム染色や各培養結果をもとに選択あるいは変更していくことである．

文献・参考文献

1）Weintrob, A. C. & Sexton, D. J.：Susceptility to infections in persons with diabetes mellitus. UpToDate, 2012
2）Joshi, N., et al.：Infections in patients with diabetes mellitus. N Engl J Med, 341：1906-1912, 1999
3）吉澤祥子，田嶼尚子：糖尿病患者の易感染性と予防・治療．綜合臨床，47：1918-1925，1998
4）Smitherman, K. O. & Peacock, J. E. Jr：Infectious emergencies in patients with diabetes mellitus. Med Clin North Am, 79：53-77, 1995
5）Preiser, J. C., et al.：A prospective randomised multi-centre controlled trial on tight glucose control by intensive insulin therapy in adult intensive care units: the Glucontrol study. Intensive Care Med, 35：1738-1748, 2009
6）ICE-SUGER Study Investigators, et al.：Intensive versus conventional glucose control in critically ill patients. N Engl J Med, 360：1283-1297, 2009
7）Dellinger R. P., et al.：Surviving Sepsis Campaign: international guidelines for management of severe sepsis and septic shock：2008. Crit Care Med, 36：296-327, 2008
8）20 糖尿病と感染症，シックデイ．「科学的根拠に基づく糖尿病診療ガイドライン2013」（日本糖尿病学会/編），279-286，南江堂，2013

プロフィール

川島彰人（Akihito Kawashima）
新百合ケ丘総合病院 総合診療科
レジデントノート2010年3月号（Vol.11，No.12）1763ページに記載されている通り信念を貫いてます．
新しい病院で総合診療科を立ち上げ，内科以外にも産婦人科や小児科，心療内科など本物の総合診療を邁進しています．一緒に患者さんのことを考えてくれる方を募集中です．

徳田安春（Yasuharu Tokuda）
水戸協同病院 総合診療科
感染症ではNo Stain，No Lifeです．可能な限り感染検体のグラム染色をやりましょう．

12. 輸入感染症

竹下　望

Point

- 渡航先，渡航時期と期間の病歴を聴取することが輸入感染症の鑑別を行ううえで重要になる
- 発熱を認める際には，マラリアが鑑別疾患として考慮される場合には，かならず検査を行う必要がある

はじめに

輸入感染症が項目として項を設けて，用意されるのは何故であろうか？ それは，鑑別疾患としてあげるべき疾患に，国内では経験しない症例や稀な症例が多く，特異的な検査と治療を行う必要があることと，そのなかに，熱帯熱マラリアのようにすみやかな治療が要求される疾患が含まれることは1つの理由と考えられる．また，感染症法で指定されており，隔離などの感染対策に注意を払う疾患が含まれることや，確定診断を行うための検査が保険適応ではないため，どのように進めるべきか悩ましい問題点もある．このような特殊性があるため，構えてしまうところがあるが，基本的には上記のような特殊性を考慮したうえで，輸入感染症ではないような疾患と同様の考え方で診療をすすめる．ただし，いくつかのピットフォールが含まれるので，その点を含めて解説する．

1. 輸入感染症を考慮すべき症例か？

最初に行うべきことは，輸入感染症を考慮すべき症例であるかを検討することにある．実際に，輸入感染症を考慮すべきと認識できない場合はこの領域の鑑別が大幅に限定されるため，いくつかの疾患は診断に至らない（腸チフスやパラチフスのように，血液培養で検出できて認識できるような場合や，血液検査の塗抹検査でマラリア原虫に気がつくといったこともある）．したがって，十分に渡航歴を聴取することが最も重要である．特に，渡航先と渡航時期・期間を聴取することで，その地域の疾患とその潜伏期間から鑑別疾患を考慮することになる（表1）．このときに注意することは，渡航の全行程を聴取することにある．旅行内容は多様化しており，短期の観光旅行から，長期の現地赴任まである．長期赴任の場合など，現地滞在中にほかの国に渡航することや，複数国を周遊するバックパックの場合もある．また，受診者自身が渡航と現在の症状と関連性がないと判断している場合は，医療面接で積極的に聴取しないかぎり，渡航歴が引き出せないこともある．

表1　代表的な疾患の潜伏期間

潜伏期間	疾患
10日以内	アルボウイルス感染症，ウイルス性出血感染症，デング熱，チクングニア熱，細菌性腸炎，ウイルス性腸炎，リケッチア感染症，ペスト，インフルエンザ，炭疽
11〜21日間	マラリア（特に熱帯熱マラリア），レプトスピラ症，腸チフス・パラチフス，リケッチア感染症，アフリカトリパノソーマ症，ブルセラ症，腸管原虫感染症，ウイルス性肝炎（A型，E型），糞線虫症，ライム病，皮膚ハエ症／スナノミ症／疥癬
30日間以上	マラリア，結核，ウイルス性肝炎，腸管寄生虫感染症，HIV感染症，住血吸虫症，フィラリア症，アメーバ肝膿瘍，リーシュマニア症，アメリカトリパノソーマ症

文献1を参考に作成

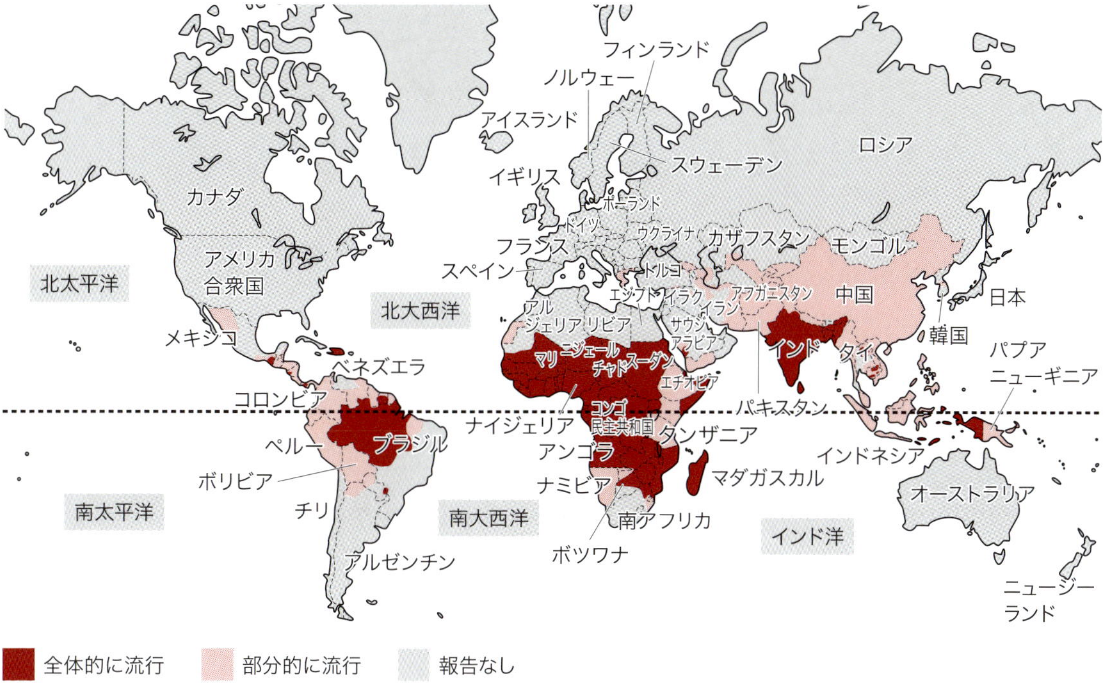

図1　マラリアの流行地域
文献2より引用

2. どのような輸入感染症を考慮すべきか？

次に行うことは，具体的な鑑別疾患をあげることである．特に，診断が遅くなると重症化し，治療薬がある疾患に対する対処はきわめて重要である．この代表的な疾患が熱帯熱マラリアになる．マラリアは頻度としては，国内での報告は年間100例に満たないが，流行地域はアフリカ，東南アジア，南米，オセアニアに広がっており，治療が遅れると重症化する（図1）．特に早期ではメフロキン（メファキン®）やアトバコン／プログアニル（マラロン®）といった内服薬による治療が可能であるが，重症例ではキニーネ静注薬で治療を行う必要がある．ただし，キニーネ

表２　渡航地域別の発熱性疾患の罹患頻度

地域（発熱性疾患数）	マラリア（%）	デング熱（%）	不明（%）	呼吸器疾患（%）	下痢症（%）	ワクチン予防可能疾患*（%）
オセアニア/太平洋（155）	59	6	12	10	4	1.9
サハラ以南アフリカ（2,559）	42	1	19	10	10	1.0
東南アジア（1,218）	7	18	22	17	17	2.1
南アジア（882）	7	9	20	14	22	9.9
東アジア（133）	1	0	26	39	11	7.5
東欧（65）	1	0	14	29	25	10.8
北アフリカ（225）	5	1	13	13	38	4.4
中南米（1,044）	8	9	26	13	15	2.2
中東（89）	1	0	31	16	16	2.3
北米，西欧，オーストラリア，ニュージーランド（177）	0	0	29	25	9	5.7

＊Ａ型肝炎，Ｂ型肝炎，インフルエンザＡ，インフルエンザＢ，麻疹，髄膜炎（髄膜炎菌，肺炎球菌，インフルエンザ桿菌），髄膜炎菌性菌血症，流行性耳下腺炎，百日咳，風疹，腸チフス，ダニ媒介脳炎，水痘．
文献３を参考に作成

静注薬は国内では承認されていないため，熱帯病治療薬研究班に相談する必要がある（中央薬剤保管施設機関　国立国際医療研究センター　国際感染症対策室　TEL 03-3202-7181）．渡航先がマラリアの流行地域であっても，潜伏期間から考慮できない場合は，除外できる．

また，渡航先によって報告されている疾患の傾向があるため，参考にできる（表２）．このような疾患を鑑別する際に，詳細な医療面接が重要になる．つまり，現地での生活内容による．渡航目的も多様化しており，仕事で渡航する場合でも仕事の内容によって異なるし，同じ会社でも役職や部署によって担当業務が異なるため，具体的な内容を聞き出すことが重要である（表３）．また，国別の疾患については，web上の情報も参考になる（表４）．

3. 症状の解釈

輸入感染症における重要度が高いため，全身性発熱疾患を中心に考えたい．特に，マラリアは前述のように重要度が高いが，発熱以外の症状がある場合に，発熱性疾患をどの程度絞り込むことができるか？ 皮疹やリンパ節腫脹など稀な所見はあるが，輸入感染症では複数の感染症を罹患していることや，ほかの疾患の影響があることも考えると，身体所見で絞り込むことは慎重に行う必要がある．マラリアだけでなく，デング熱やリケッチア感染症などの感染症も症状，所見いずれも多様であり，身体所見で鑑別することは難しい．リケッチア感染症も，つつが虫病のように特徴的な痂皮は伴わないこともある．したがって，身体所見での鑑別には限界があり，医療面接からマラリアが否定できない場合は，検査を実施することが強調される．

また，マラリアと同様に優先度が高い疾患として，菌血症（髄膜炎菌，グラム陰性菌），重篤なウイルス感染症（デング熱，黄熱，ウイルス性出血熱などの輸入感染症以外，EBウイルスや麻疹

表３　渡航歴のある患者から聴取すべき病歴

・旅行日程（出発日と帰国日）
・滞在地（stopover を含む）
・滞在地でどこにいたか（地域，都市部か地方か？）
・気候，季節
・虫，クモ，ダニ，爬虫類，哺乳類などにかまれたか（さされたか）？
・動物との曝露（かまれたり，なめられたりすることも含めて）
・病人との接触
・誰かとコンドームなしにセックスしたか？
・食事と飲み物（どこでどのように調理されたかを含めて）
・予防接種歴
・旅行の形態
・旅行の質（"上質な旅" か？）
・服薬歴（常用薬と旅行中に限定されたもの）
・怪我をした，または病気になったか？（どのようにどこで治療されたか：注射，採血，輸血，手術の有無：器具は無菌的か？
・症状の発症時期とどれくらい続いたか？

文献１を参考に作成

表４　地域における疾病状況が検索できるウェブサイト

CDC Traveler's Health	http://www.cdc.gov/travel/
WHO International travel and health	http://www.who.int/ith/en/
Fitfortravel（Health Protection Scotland）	http://www.fitfortravel.scot.nhs.uk/home.aspx
厚生労働省検疫所　FORTH	http://www.forth.go.jp/

2014年２月閲覧

などの国内でも一般的なウイルス感染症も含む）などの疾患も全身状態が悪いときに考慮する必要がある．特に，ウイルス性出血熱が否定できないような渡航歴があり，出血傾向がある場合は，PPE（personal protective equipment：個人防護具）を実施することも重要である．マラリアを含め，このような疾患は多彩な症状を呈する．したがって，帰国者の発熱患者の場合に，下痢症状が伴う場合など，下痢というキーワードから鑑別をもとに，上記のような疾患を除外することなく頻度が多い旅行者下痢症といった診断に至る際には，注意が必要である．

マラリアが否定でき，全身状態が比較的落ち着いている場合は，詳細な医療面接と診察によって，局所所見を検索し，鑑別を検討する．臓器ごとの感染症と診断された際でも，病原体については，渡航歴による地域性，動物曝露歴などを考慮して，国内の市中感染では，稀な病原体が含まれることがあることを忘れてはいけない（図２）．

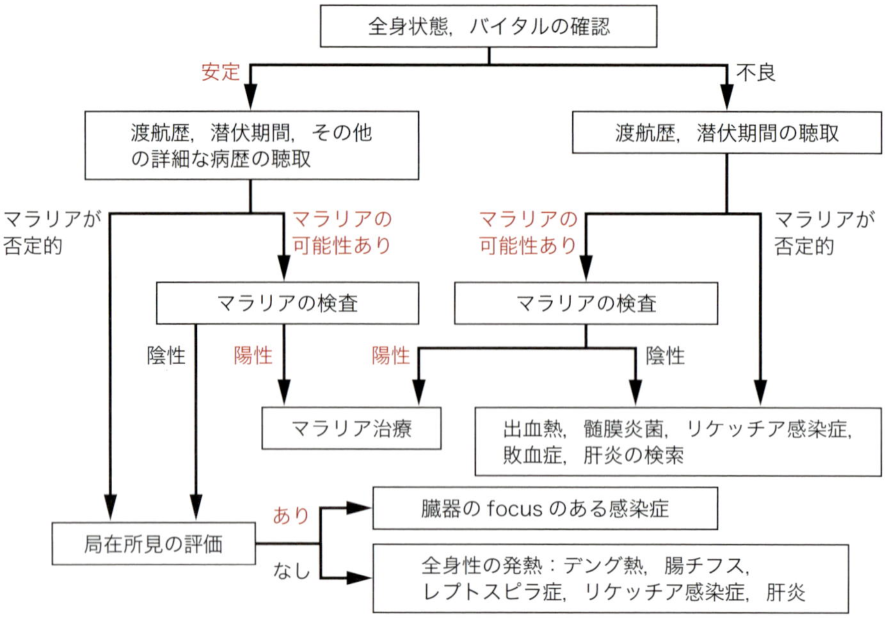

図2　海外からの発熱患者に対するアプローチ

4. 輸入感染症に対する検査

マラリアの検査は，gold standardである末梢血液塗抹標本ギムザ染色によって実施する．多くの医療機関では，末梢血の分画の検査を実施しており，夜間でも可能である．マラリア原虫の検出は経験による影響もあるため，完全に否定するためには2〜3回数時間間隔をあけてくり返すことも1つであるが，重症である場合は原虫寄生率が高いため，検出が難しくない（図3）．国際的には血液を用いた迅速診断キットも実用化されているが，国内では未承認であり使用できるのは一部の医療機関に留まる．ギムザ染色は外注検査でも受け付けているが，結果確認までに数日要するため，患者状態によっては，早期診断を行い，抗マラリア薬を開始すべきであるため，活用できない状況も考えられる．ギムザ染色の長所は，標本作成までの手技が簡便で，安価であり，迅速性をもって実施できることにある．デング熱など頻度が高い疾患も世界的には迅速診断キットが普及しているが，こちらも保険適応がないため，保健所に依頼して，地域の衛生研究所で検査を実施することになる．このように，いくつかの疾患は保健所を通じた検査で診断が可能である（表5）．

5. 治療薬について

輸入感染症でも，チフスやレプトスピラ症のようにエンピリック治療である程度抗菌薬が“当たる”可能性がある．しかし，マラリアやリケッチア感染症，寄生虫疾患などのように通常のエンピリック治療では使用しない薬剤を使用するものや，デング熱やウイルス性肝炎など経過観察をせざるをえない疾患もある．特に，対症療法で経過をみる疾患の場合，診断を確定しておくこ

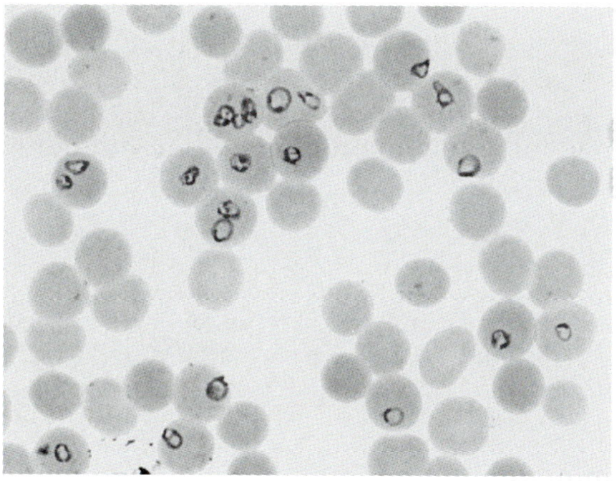

図3　ギムザ染色による*Plasmodium falciparum*
原虫寄生率22.7％，赤血球内にリング状にマラリア原虫を多数認める（Color Atlas ⑱参照）

表5　検査

疾患	検査	結果までの期間	保険適用
マラリア	ギムザ染色 迅速診断キット（＊）	約1時間 15分	あり なし
デング熱	抗体検査（＊＊） PCR（＊＊） 迅速検査（＊）	15分	なし なし なし
黄熱	抗体検査（＊＊） PCR（＊＊）		なし なし
リケッチア症	PCR（＊＊） 抗体検査（＊＊） ツツガムシ抗体	3～9日	なし なし あり
レプトスピラ症	血液培養（コルトフ培地） 抗体検査（一部）（＊＊） PCR（＊＊）		あり なし なし

（＊）認可されていない体外診断薬，（＊＊）保健所に依頼して可能な検査

とで，自然経過であるかどうかの判断を適切に行い，患者の漠然とした不安感を取り除き，不要な薬剤を使用しないことでよりよい診療を行うことができる．ただし，輸入感染症では旅行者下痢症や急性上気道炎のようなcommon diseasesも多く含まれている．エンピリック治療をどのタイミングで，どの薬剤で開始するかは悩ましい問題である．通常の感染症と同様に，想定される感染症を鑑別にあげながら，重症化する疾患，頻度の高い疾患を検討することにある．マラリアが否定できている，または可能性が低い場合は，局所所見で臓器を特定した感染症の可能性が高い場合であるか，全身性発熱性疾患であるかによって異なる．全身性発熱性疾患を第1に考えた場合は，治療可能な疾患を考慮するとチフスなどの菌血症，リケッチア感染症などを考慮することが多いため，第三世代セフェム＋テトラサイクリンを開始することもある．マラリアが否定できない場合は，どうするか？ 重篤でない場合は，数時間後に再度検査を行い，臨床経過をみることも1つである．旅行者下痢症や急性上気道炎であればそのまま解熱することもある．発熱が

遷延する際には，経験のある病院に相談することも1つである．重篤である場合，抗マラリア薬開始も検討する必要があるが，国内では前述のように注射製剤の抗マラリア薬の確保が難しいため，近隣の専門機関に相談する必要がある．

文献・参考文献

1）Alan, M. S.：Assessment of Travellers who return home ill. Lancet, 361：1459-1469, 2003

2）Centers for Disease Control and Prevention：Traveling？ Make Sure You Protect Yourself from Malaria, http://www.cdc.gov/malaria/resources/pdf/travelers.pdf 2014年2月閲覧

3）Mary, E. W., et al.：Fever in Returned Travelers：Results from the GeoSentinel Surveillance Network. Clin Infect Dis, 44：1560-1568, 2007

プロフィール

竹下 望（Nozomi Takeshita）

国立国際医療研究センター 国際感染症センター

“国際感染症センター” という聞きなれない部署かもしれませんが，熱帯感染症，ワクチン外来，院内感染対策，院内の感染症コンサルテーションなどが主な業務内容になります．

13. ウイルス関連疾患
～伝染性単核球症様症候群

國松淳和

Point

- ウイルス疾患の診断こそ「ゲシュタルト」が役に立つ！
- 複数の症候の組合わせと，他疾患との比較でとらえる（表）！
- 年齢や性別等の背景の把握（聴取）と的確な血液データの読みが大切！

はじめに

ウイルス性疾患の臨床像は，個々の症候が非特異的であり，そもそもself-limitedである側面をもつので，学術的にはあまりフォーカスされない．自然，大学で習うことはなく，また臨床現場に出てもトレーニングされた指導医に出会う確率も低い．我流が横行する分野であるため，初期のうちにしっかりとした基本を身につける必要がある．基本が身につくと，当直などをしていて，今までは「かぜかな」と考える程度だったものが，推論に深みが増すようになるので（今までは退屈だった？）診療が楽しくなってくる分野でもある．本稿では，ウイルス感染症の総論ではなく，場面を設定し各論的に述べることでウイルス関連疾患の病像を浮き上がらせていきたい．

1. 肝炎が目立つパターン：“IM vs Strep”

症例①

24歳女性．5日前から高熱と咽頭痛があって，3日前には近医受診して扁桃炎と診断され抗菌薬が処方されるが改善せず，一昨日からは全身に皮疹を生じた．強い倦怠感が持続し，高熱もいっこうにおさまらないので救急外来を受診した．診察室では，とてもだるそうにして，「熱がつらい」と訴えている．咽頭所見では，両側の扁桃腫大と発赤，白苔付着を認める．溶連菌迅速検査は陰性だった．

このような場面はよく遭遇すると思われるが，研修医と指導医で考えの奥行きに差のつく状況である．若年者が高熱と咽頭痛をきたし扁桃腫大を呈するそのさまは溶連菌性咽頭炎（strep throat）を思わせるが，これに，「抗菌薬で改善しない」「（咽頭痛でなく）倦怠感が前景に立つ」という情報が加わると，Epstein-Barrウイルス（EBV）の初感染に伴う伝染性単核球症（IM）[1]の可能性を十分上位にもってくる必要がある．「迅速検査は偽陰性で，出された抗菌薬では効かなかっただけでは？」という評価はここでは不適切である．溶連菌性咽頭炎は，文字通り細菌感染症である．局所の症状が前面に出ると考えたい．したがって，よく患者の話をきくと，溶連菌性では「倦怠感よりとにかくのどが痛い」，IMでは「とにかくだるい」というような表現上の違いがみられることがある．もちろん，これのみで判断は下せない．が，少しIMかもしれないと思うだけで，次のアクションに差が出るのである．IMのゲシュタルトをここでまとめると，**10～20代の若年者（30～40代のIMは頻度が少ない）に熱と倦怠感が遷延し，血液検査で肝炎を呈する．診察では，咽頭所見は溶連菌性と区別は不可能で，後頸部リンパ節腫脹や眼瞼浮腫を認める．**

症例①続き

診察した研修医は，「セントールスコアも高めだし，別の抗生物質で様子みるではダメですか？ 後頸部リンパ節も触れませんよ」と言ったが，指導医が診察すると「後頸部リンパ節触れるね．時間外だから抗体検査とかは出せないけど，血液検査しとこうか」との弁．研修医は，「採血？要るのかなあ…」と心のなかで思いながら採血を行った．

結果：白血球 12,300/μL　AST 210 U/L　ALT 270 U/L　γ-GTP 198 U/L　ALP 788 U/L　CRP 0.40 mg/dL

研修医は，（覚えたての？）溶連菌咽頭炎診断のスコアリングを用いてこのような反応をすることがある．実施した血液検査の結果は，「真っ赤」である．IMが鑑別にあがっていた者には順当な結果であるが，この期に及んでIMがあがらないでいると「大変だ！ エコーだ！ CTもだ！」となる．このあたりの**現場の「ごたごた感」も含めてIMのゲシュタルトとしたい**．ここでの白血球上昇は細菌感染症を意味しない．IMでは，リンパ球が増多することにより結果としてトータルの白血球数が上昇しうる．また，IMにおける肝障害では，γ-GTPに比してALPが相対的に高値をとる．年齢も若ければ若いほどIMらしい．28歳と18歳で同じプレゼンなら，後者がよりIMらしい．ちなみに後頸部リンパ節腫脹は，「あるつもり」で触れないとわからない場合がある．

●まとめ

迅速検査や診察で決めきれないときは，血液検査で肝炎の有無をみるとよい．

2. 血球異常が目立つパターン："鑑別対象は多彩"

症例②

24歳女性．1週前から高熱があって，3日前には近医受診しかぜと診断される．抗菌薬が処方されるが改善せず，高熱が続くので救急外来を受診した．診察室では，とてもだるそうにして，「熱がつらい」と訴えている．診察では，特に異常を認めないので採血をしたところ以下の結果だった．

結果：白血球2,360/μL　血小板12万/μL　AST 50 U/L　ALT 60 U/L　LDH 280 U/L　CRP 0.40 mg/dL

このような臨床状況も頻度が高いが，みる人がみれば多彩な可能性を秘めた重要な局面といえるので，十分習熟したいところである．まず，IMらしい所見はない（有熱期間の割に肝炎が完成しておらず咽頭の所見もない）．サイトメガロウイルス（CMV）やHIVの初感染においてもIM様の臨床表現をとることがあるのでこれらは十分考慮したい．すなわち，「(EBV性）IMとは違うな」と嗅ぎ取ることが“IM様症候群”[2)]を疑う端緒となる．HIVは，本邦では男性に多く，性感染症の様相（男性同士の性交渉，不特定多数のパートナーなど）を呈しているので疑いやすい．「すぐ」わからないものはCMVであることが多い．性別に差もなく，年齢もさまざまである．30歳代で30％，40歳代で20％，50歳代で10％がナイーヴ（未感染）であるとおおまかに覚えるとよい．CMV初感染は頻度が多いので，“mild なEBV–IM”と認識しておくととらえやすい．

しかし，このシナリオでCMV初感染と決められなかった場合は，急に診断難度が上がる（実際には鑑別作業は併行して行うことになるが）．以下，このシナリオにおいてIM様症候群と病像が似る疾患について比較する．

1 菊池病

菊池病のゲシュタルトは，short answerでいえば「高熱＋リンパ節炎」となるが，実際はそう簡単ではない．細部にヒントが隠れているのでポイントをおさえる．まず，咽頭痛の病歴があればCMVの方に可能性が高まる．リンパ節腫脹はどちらにもみられるが，「圧痛の有無」に注目する．菊池病では病態がリンパ節炎だけに圧痛を十分認めるが，EBVにせよCMVにせよIM病態では圧痛は乏しいことがある．分布は，「側頸部の腫大リンパ節が数珠つなぎに，縦長に直列する」ことが特徴である．これらに加え，白血球がやや低くCRP上昇が乏しければ十分菊池病を疑える状況である．菊池病は，全身状態がよいままに連日連夜（場合によっては何週も），“drenching fever（汗びっしょりかく熱）”がみられることから，まさに「熱病」というに相応しい．

2 全身性エリテマトーデス（SLE）

SLEの活動期に発熱がみられることはリウマチ専門医では共通認識であり，リンパ節も腫脹しうる．発熱とリンパ節腫脹はSLE分類基準の項目にはないが，疑う際に着目し安易にSLEを否定しないことが重要である．IM，CMV初感染，菊池病といった疾患を疑う対象は，SLEを疑う対象でもある．白血球減少・血小板減少・発熱で疑い，分類基準を思い出しながら診察し，抗核抗体を測定する．

3 血球貪食性リンパ組織球症（HLH）～病態の鑑別として～

HLH（hemophagocytic lymphohistiocytosis）はmedical emergency（内科的緊急症）として，この種の病態・病歴で常に念頭におくべきものである．「(検査値の異常の程度が）乏しいから」という根拠でこの病態を否定してはならない．「HLHの初期かも」と思うことが必要である．ゲシュタルト的には，先行する熱病態（EBV/CMV/HIVの初感染，リンパ腫，SLEなど）があって，それに血球減少の急速進行（特に血小板や白血球）が加わり，多臓器不全的なラボデータ（これらはよくみるとLDHやトランスアミナーゼの著増）を示した場合には考慮する．これだけだと，急性白血病や血栓性血小板減少性紫斑病とも似るので血液像をスメアで確認することは必須である．実臨床では，上記の「先行する熱病態」が何であるかわからないまま診療を進めなくてはならない．

表　類似5病態の臨床的特徴をとらえるための表

	IM	IM-like illness [2]		Non-infectious process	
	EBV	CMV	HIV	菊池病	SLE
年齢	10～20代	20～30代が多いが中年もありえる	青壮年	10～30代（20代が多い）	10～30代（閉経前）
性別	男＝女	男＝女	男>>>女	男<女	男<<女
リンパ節腫脹	後頸部が特徴・圧痛はまちまち	部位に特徴なし．後頸部も腫れる．圧痛はまちまち	部位に特徴なし．後頸部も腫れる．圧痛はまちまち	圧痛は必発．側頸部で縦長に数珠状に分布．時に腋窩や縦隔にも	頻度は多くない
皮疹	薬疹が多い	原則ない	頻度多いが，皮疹自体に特徴なし．薬疹も多い	頻度少なく，特徴もない	蝶形紅斑以外は頻度少ない．薬疹が多い
白血球	上昇（リンパ球と異型リンパ球が増多）	正常～低下（リンパ球比率は増多．異型リンパ球の出現あり）	低下（リンパ球減少）	低下	低下（リンパ球減少）
血小板	正常～やや減少	正常～やや減少	正常～減少	正常～やや減少	低下
肝障害の程度	＋＋＋	＋～＋＋	＋～＋＋＋	なし	なし～＋
鑑別診断を一押しするもの	肝炎が強く，リンパ球動員が強い	特徴がないのが特徴	性行動についての問診	リンパ節の診察．造影CTも有用	抗核抗体

複数の項目の組合わせと，他疾患との比較でとらえるのがコツ．年齢や性別等の背景の把握（聴取）と的確な血液データの読みが大切．細部を把握はするが，厳密になり過ぎないように

●まとめ

“発熱＋血球異常”は鑑別が多彩であり，内科医の力量が問われる病態である．安易に1つの仮説に飛びつかないことが大切！

3. “発熱＋皮疹”が目立つパターン：成人風疹を例として

症例③

34歳男性．2，3日前から熱があって，昨日の朝，起床時に顔や首に発疹があったが出勤した．しかしだんだん腕やお腹にも発疹が広がってきたのと，熱がおさまらずつらいので夜間救急外来を受診した．診察では，両眼は充血し，顔面と頸部の皮疹は一様に紅色となり，体幹・四肢は図のような紅斑が散在していた．後頸部・耳介後部・後頭部にリンパ節腫脹を認めた．会社の同僚に，最近「はしか」と診断された者がいるとのことだった．

“発熱＋皮疹”の病歴のすべての患者に，麻疹や風疹などの伝染性のウイルス発疹を考えるのは常識だとして，ここでは麻疹と風疹の違いを中心に述べる．先にいってしまうとこの症例の診断は風疹である．「麻疹」としてしまうだろうか？ このシナリオでは，この情報のみで麻疹は否定できないが，麻疹と決めつけてはいけない注意点がいくつかある．

まず，2012年より本邦で都市部を中心に大流行をみせている風疹[3, 4]（多くが20～40歳代の男性）では，その紅斑は，稀でなく「癒合傾向」を示した．このことは，われわれが小児科のテキストで習ったはずの「麻疹は色調強く癒合傾向を呈し遷延して色素沈着を残し，風疹は淡くて

A

B

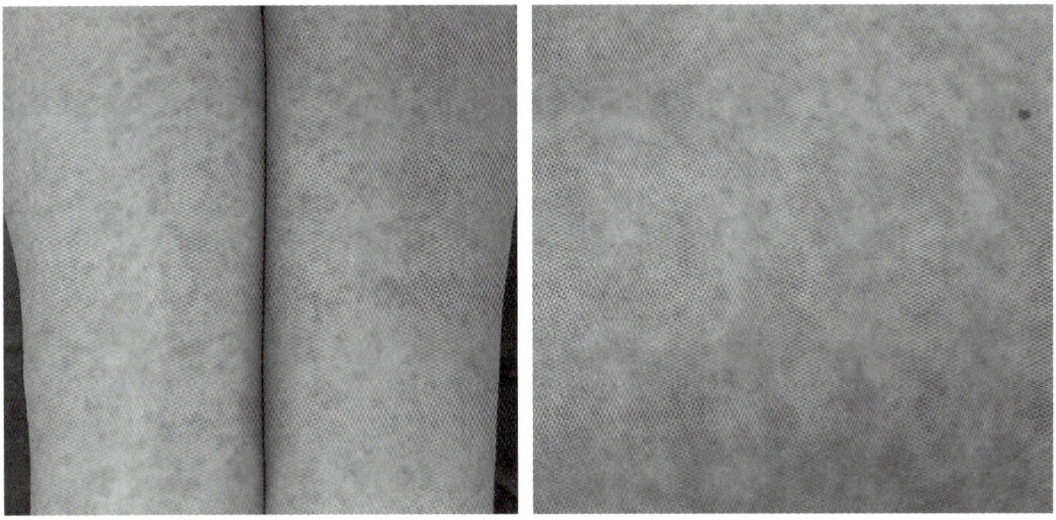

図　症例③：両前腕・体幹にみられた紅斑

A）両前腕の紅斑．小紅斑が散在し，色調は淡くはなく明瞭な紅色である．B）体幹前面の皮疹の一部を拡大したもの．患者いわく，「最初はAのように“ブツブツ”していたが，だんだんこのように悪化してきた」とのこと．紅斑どうしが「癒合傾向」を示していることがわかる（Color Atlas⑲参照）

3日以内には軽快・消退する」との記載に反する．成人の風疹では，少なくとも日本人を診療した経験では，**皮疹は癒合しうる**．癒合傾向をみたからといって，風疹でないとはいえない（麻疹に飛びついてもいけない）．このシナリオのように高熱を呈して全身症状が重いものも多く，しばしば眼球は赤く，紅斑の出現期間自体も遷延し，**「成人の風疹は小児とは異なる」**ことを心得ていないと，麻疹と見紛う．麻疹IgMの偽陽性も稀でなく出現しうる．耳介後部や後頭部といった普段は意識しない部位のリンパ節が腫れる（小さめで，やや固め）ことや血液像で異型リンパ球が出現することは，風疹における参考所見として重要視してよい．また，麻疹ではリンパ球は減少するが，風疹ではそのような変化はない．この執筆時点（2014年1月）では，今回の風疹の罹患年齢帯は20～40代だったが，将来もしまた風疹が流行するようなことがあれば，その罹患集団の平均年齢は上がっている可能性が高い．今回の流行でも50歳代の罹患も散見され，「年齢」はこだわりすぎない方がよい．

●まとめ

青壮年の男性が，発熱と顔面～体幹～四肢の順に一気にひろがる紅斑を呈し，赤い眼をしていて，“後方”のリンパ節腫脹や血液検査で異型リンパ球の出現をみる．そして，麻疹よりも早いペースで皮疹が回復していく．これが成人風疹のゲシュタルトである．

おわりに

ウイルス疾患の鑑別が上達するには，「感染症」のテキストをすべて覚えてもダメである．「その周辺」が大事．どんな発熱疾患にも“首を突っ込む”貪欲さが必要である．

研修医のよくある疑問

ウイルス性疾患とは思うのですが，患者さんがきつそうです．ステロイドを使ってはいけませんか？

本当にウイルス性疾患なら，ステロイドの適応はない．熱を下げてあげたい一心なのだと推察するが，まずは“さらに”確実な診断をつけることに専心した方がよい．医師が状況を理解し，可能性の高い疾患や起きうることについてたんたんと解説すれば，患者さんは頑張れるものである．ウイルス性疾患は，そもそも倦怠感が強いので，緊急性の判断を下すには注意を要する．ステロイドは，菊池病の一部，HLHで後がないときなどにかぎられ，原則診断なしのステロイドは厳に慎むべきと心得ていた方がよい．

ベテラン指導医のつぶやき

ウイルス性疾患は，自然に治るんだったら，そんな診断にこだわる必要はないのでは？

こだわる必要がある．ポイントはウイルス性疾患の，①頻度の高さと，②鑑別対象の広さ，である．ウイルス性疾患に似る病態のうち，mortalityにかかわるのは何といってもリンパ腫（特にaggressive lymphoma）とEBV関連の血球貪食性リンパ組織球症であろう．SLEでも場合によっては臓器予後にかかわる．②を克服すべく各論的知識や経験の集積が重要なのは論を俟たない．ここで強調したいのは，日頃の（自然になおる）ウイルス疾患の診療を１例１例大切にすることである．根拠をもって，診断を下すことである．自然になおるからと等閑にしないことである．この，ともすると「平凡な」症例たちの集積をもってはじめて，ちょっと外れた病態をみたときにいつもと違う感覚をもつことができるのである．この感覚をもつために１例にこだわるわけである．内視鏡や心臓カテーテル手技，外科手術などを日々行う科の医師も同じような精神状態（プロ意識？）でいるはずである．

文献・参考文献

1）Luzuriaga, K. & Sullivan, J. L.：Infectious mononucleosis. N Engl J Med, 362：1993-2000, 2010
2）Hurt, C. & Tammaro, D.：Diagnostic evaluation of mononucleosis-like illnesses. Am J Med, 120：911. e1-e8, 2007
3）Kutsuna, S. & Hayakawa, K.：Images in clinical medicine. Rubella rash. N Engl J Med, 369：558, 2013
4）加藤博史 ほか：成人における風疹の臨床像についての検討．感染症誌，87：603-607, 2013

プロフィール

國松淳和（Junwa Kunimatsu）
国立国際医療研究センター病院 総合診療科
専門：一般内科

「systemic disease」という内科サブスペシャルティがあってもよいと考えています．内科各専門科間の“すき間”が多すぎて広すぎて，もはやすき間産業とはいえない気がします．サブ専門科を複数もつタイプの総合内科医ではなく，systemic diseaseの診療スキルを磨くことで，すき間部分を専門にしたいです．不明熱などもすき間に属する病態でしょう．

14. 研修医が知っておくべきワクチンの知識

椎木創一

Point

- ワクチン接種の機会を捉えて実践に繋げられるのは医師の腕次第
- ワクチンの説明には，接種で防げる疾患の重篤性と頻度，そしてコストの情報が必要
- ワクチンは「唯一無二」の感染予防策ではないので「程よく」活用する

はじめに

感染症診療の面白いところは「予防ができる」ことである．その方法は，曝露リスクを避けることと，ワクチン接種である．しかし日本人はワクチン接種になじみが少ない．特に成人のワクチン接種の発想が乏しく，例えば，旅行前に接種する，という習慣は定着していない．将来の患者を減らすため，機会をとらえてクライアントにワクチン接種を提案することは，医師の重要な役割である．

1. ワクチン接種するなら「今でしょ」の例

臨床現場でワクチン接種を勧めるきっかけを積極的につかまえたい．実例をあげているので，その理由を考えながら本文の説明をお読みいただきたい．

症例①

11月に肺炎球菌性肺炎で入院した70歳男性．抗菌薬治療を終えて明日退院となっている．

→勧めたいワクチン接種：肺炎球菌，インフルエンザ

症例②

糖尿病で外来通院中の60歳女性．今度，夫と一緒に東南アジアで遺跡巡り旅行に行く計画があると話している．

→勧めたいワクチン接種：A型肝炎，破傷風，日本脳炎，狂犬病

症例③

職場の同僚の25歳女性看護師．半年後から国内の医療者研修に参加できることになったとのこと．

表　本邦で主に成人に対して使用されているワクチンとその接種方法

対象疾患または種類	分類	推奨対象	接種方法	コメント
A型肝炎	不活化	感染リスク〔食品，性行為（特に肛門性交）〕がある場合	0.5 mL　筋注または皮下注　2回（4週間あけて）	MSM，薬物使用者，慢性肝疾患，HBV/HCV罹患者では特に推奨
B型肝炎	不活化	感染リスク（性行為，医療行為）がある場合	0.5 mL　筋注　3回（0，1，6カ月）	3回投与後にHBs抗体を確認
HPV感染症（2価または4価）	不活化	女性のみ（10歳～26歳）	0.5 mL　筋注　3回（0，1～2，6カ月）	性行動開始前が望ましい
インフルエンザ	不活化	流行前にすべてのヒト（曝露や罹患リスクの高い者は特に）	0.5 mL　皮下注 年1回	
肺炎球菌（23価多糖体）	不活化	高齢者，脾臓摘出者，脾機能低下者	0.5 mL　筋注または皮下注	5年以上間隔をあけて追加接種可能
ポリオ	不活化	曝露リスク（海外渡航など）がある場合	0.5 mL　皮下注　1～2回（20日以上あけて）	経口生ワクチンもあるが免疫不全者は禁忌
狂犬病	不活化	曝露リスク（海外渡航，動物接触）がある場合	1 mL　皮下注　2回（4週間あけて）	接種しても曝露したらすぐに現地で曝露後対策を行う
日本脳炎	不活化	曝露リスク（海外渡航など）がある場合	0.5 mL　皮下注　2回（4週間あけて）	
破傷風	トキソイド	屋外での外傷リスク（トレッキング，庭いじりなど）がある場合	0.5 mL　筋注	10年ごとに追加接種
水痘	生	免疫のない者，医療従事者	0.5 mL　皮下注　2回（3カ月以上あけて）	免疫不全者，妊婦は禁忌 接種後2カ月避妊
麻疹，風疹，ムンプス	生	免疫のない者，医療従事者	0.5 mL　皮下注　1～2回（4週間以上あけて）	免疫不全者，妊婦は禁忌 接種後2カ月避妊

→勧めたいワクチン接種：麻疹，風疹，水痘，ムンプスおよびB型肝炎（ワクチン接種歴や抗体保有状況をみて）

症例④

救急外来に排尿時痛で受診した20歳男性．淋菌感染症と診断された．

→勧めたいワクチン接種：B型肝炎，A型肝炎（場合により）

症例⑤

交通外傷で脾損傷となった25歳男性．緊急の脾臓摘出術を受けた．

→勧めたいワクチン接種：破傷風，肺炎球菌（場合により髄膜炎菌，インフルエンザ菌b型も考慮）

2. ワクチンの基礎（表）

1 生ワクチン vs 不活化ワクチン・トキソイド

不活化ワクチンやトキソイドはそれぞれ病原体や毒素を完全に不活化しているため，ワクチン接種により発症するリスクがないことが魅力である．しかし一般的に免疫賦活能力が低く単回接種では長期間の免疫維持が困難なため，複数回の接種が必要になる．

一方，病毒性を抑えた病原体を接種する生ワクチンでは液性免疫だけでなく細胞性免疫も誘導するため，長期間の効果が期待できる．しかし免疫抑制者（移植後，化学療法や生物学的製剤，ステロイド使用者）は生ワクチンによる発症リスクが高い．また妊婦では胎児への影響を考慮して水痘や風疹，麻疹などの生ワクチンを避ける必要がある．

2 筋肉注射 vs 皮下注射

皮下注射よりも筋肉注射の方が痛みが強く敬遠されることが多いが，一般的に免疫誘導作用が強いとされる．しかし神経損傷や筋肉内出血のリスクは皮下注射の方が低い．また免疫誘導作用を増強するアジュバントを含むワクチン（HPV，HBV，破傷風など）では，皮下注射すると局所に強い反応が出やすいので，筋肉注射が推奨される．したがって皮下注射を選択するのは局所反応が弱くて免疫誘導作用の強い生ワクチンや，アジュバントを含まないワクチンとなる．

●ここがポイント

臀部への筋肉注射は坐骨神経を損傷する危険があるので避ける．

3 定期接種 vs 任意接種

予防接種法に基づく定期接種は市区町村長が実施するもので，指定された期間であれば公費で接種できる．現時点（2014年２月）では成人での定期接種はHPVワクチンと高齢者のインフルエンザワクチンだけであり，それ以外は任意接種となり希望者の自費負担となる．

また定期と任意接種の重要な違いは，接種後に健康被害が発生した場合の対応である．定期接種では健康被害救済が予防接種法の規定により行われ，市区町村の予防接種担当課から厚生労働省に連絡する．それに対して任意接種の場合，生物由来製品感染等被害救済制度を使うことになるが，窓口は医薬品医療機器総合機構となる．

3. 攻めるワクチン接種

1 対象者を発掘する

ワクチン接種の機会をとらえる方法として，①病院受診／入院，②イベント（旅行，修学，就業），③リスク行為，④流行があげられる．

症例①のように肺炎などで入院すると，患者や家族は入院のくり返しを避けたい気持ちが強くなる．そんなときに肺炎球菌やインフルエンザのワクチンは重症化による入院を減らす効果が期待できるので勧めやすい．また疾患の治療として化学療法や免疫抑制剤を使用する必要が出てきた場合，事前にワクチン接種を行っておかないと投与開始後では接種できなくなる．外来での「最後の一言」にワクチン接種の情報提供を加えたい．

症例②のように海外旅行はクライアントも楽しみにしているので，詳しい旅行内容を聞き取りやすい．旅行中にリスクとなりやすいのが食事と怪我，虫刺され，そして性行為である．これらについて旅行の行き先に合わせた情報提供をしてあげると，非常に喜ばれる．そのなかで予防に有効なワクチンがあることを紹介すれば，接種のきっかけになる．図に示すように疾患の重篤度と発生率を勘案して説明するとわかりやすい．

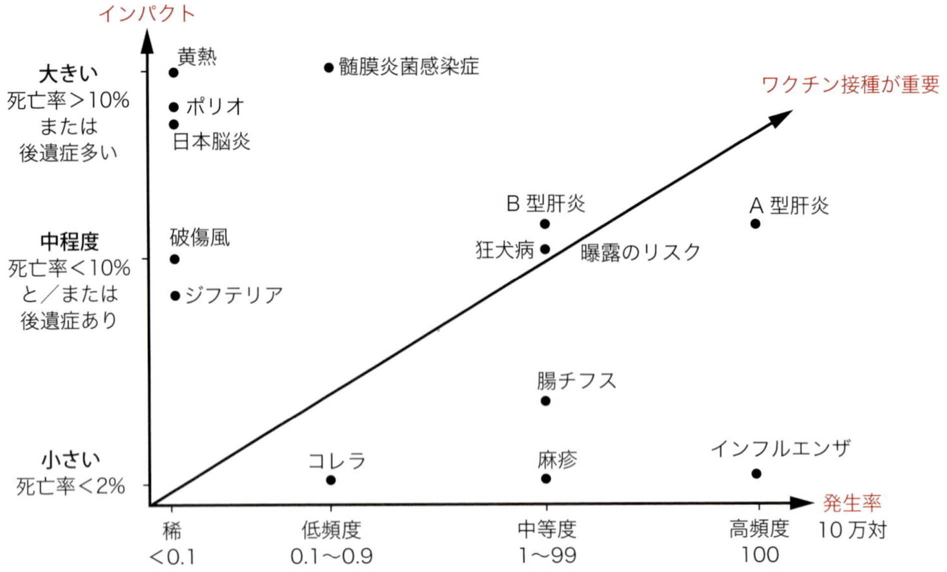

図　発展途上国旅行におけるワクチンで予防可能な疾患（VPD：vaccine-preventable diseases）のインパクトと発生率
文献1より引用

また症例③のような修学や就業前には，学校や会社などが求める内容をクライアントと一緒に確認しておく．そこに含まれていなくても，集団に所属するうえですべての人が獲得しておいた方がよい免疫については，一緒に勧めるとよい．特に麻疹や風疹，水痘，ムンプスは小児期のワクチン接種の効果が失われつつあることが多い．これらは追加接種で免疫増強効果も期待できるので，こうした機会に勧めておきたい．

ちなみに，ワクチン接種歴や罹患歴に関する小児期の記憶は頼りにならないことが多い．母子手帳などの正式な記録で接種歴は確認できても，麻疹や風疹などの診断は誤っていることも少なくない（水痘は信憑性が高いと思われるが）．抗体検査で免疫があるかどうかを確認しておく方が確実であるが，検査費用がかかることも考慮して，疑わしければ接種してしまう，という対応方法もある．

●ここがポイント

一般的にEIA法が他検査よりも感度が高く偽陰性が少ないので，少々検査費用は高いが無駄なワクチン接種を避けるために有用である．抗体検査の費用は1,000円未満．対するワクチンは種類によって異なるが1回5,000円程度が相場（受診料を含まず）である．ただしワクチン接種は非保険診療であり施設により価格設定が異なるので，自施設での値段を把握しておく．

医療従事者は特にB型肝炎の曝露リスクが高いので，HBs抗体を獲得していなければワクチンシリーズを実施しておきたい．またB型肝炎は性行為に関連した感染症のなかでA型肝炎と並んでワクチン接種で予防可能な疾患なので，症例④のように性行為感染症で受診した患者に情報提供しておくことは有意義である．またA型肝炎は糞口感染で伝播するので特に肛門性交を行うクライアントでは勧めておきたい．

最後に先年の風疹の流行のように，残念ながら大きな流行が起こってしまった状況であれば，そうした機会にワクチンに興味をもつクライアントは増加する．「転んでもただでは起きない」精神でそうした機会を捉えて接種対象者を増やしたい．

●ここがピットフォール

ワクチンの在庫は施設によって異なる．自施設で常備しているワクチン，取り寄せ可能なワクチン，そして接種は行っていないものを区別しておく．日本国内のワクチン供給体制は十分でないことがあり，特にある特定の疾患が流行するとワクチン供給が滞ることも珍しくないので，卸業者に確認することも必要となる．また，渡航者向けのワクチンを扱っている施設は少なく，紹介できる施設を探すにはFORTHのサイトが参考になる（予防接種実施機関：http://www.forth.go.jp/moreinfo/vaccination.html 2014年2月閲覧）．

症例⑤のように外傷で受診した場合，汚染創（便，ほこり，唾液，土）や貫通創，熱傷，挫滅創，凍傷などでは破傷風を合併するリスクが高い．破傷風ワクチンの接種歴を確認して，破傷風トキソイドや破傷風免疫グロブリンの適応について抗菌薬と合わせて考慮する．

また脾臓摘出術や疾患による脾機能低下のある場合，莢膜をもつ細菌である肺炎球菌，インフルエンザ菌，髄膜炎菌による侵襲性感染症を引き起こしやすくなる．肺炎球菌については成人用の23価莢膜多糖体ワクチンだけでなく，小児用として存在する13価結合型ワクチンの接種も米国では推奨されている[5]．インフルエンザ菌b型に対しては成人するまでに多くは免疫獲得しているため，脾臓摘出者でも積極的なワクチン接種は推奨されていない．しかし小児期に本菌へのワクチン接種歴がない患者であれば1回接種を考慮してよいかもしれない[5]．本邦では髄膜炎菌感染症の頻度は低く使用可能な国内ワクチンもないので，髄膜炎菌ワクチンが接種される機会は少ない．しかし国外への出張や旅行など曝露リスクがある場合には，輸入ワクチンを扱う施設と相談して接種を考慮したい．

2 同時接種という手法

通常は生ワクチンの接種後は27日以上，不活化ワクチンやトキソイドの接種後は6日以上間隔をおいてから別種類のワクチン接種を行うことになっている．しかし複数のワクチン接種が必要な場合におのおののワクチンをこのルールにしたがって接種すると，病院受診の回数が増加するうえに旅行や就業などのイベントに間に合わないことになりかねない．

そこで医師の判断で複数の種類のワクチン接種を同時に行うことができる．部位をわけること（別の四肢を選択するか，同側であれば2.5 cm以上離す）に留意すれば，生と不活化の異なる種類のワクチン接種を皮下・筋肉注射，同時に行うことは可能である．

4. 守るワクチン接種

1 ワクチン接種に関する「Don't」と「Do」

ワクチン接種は「唯一行うべき医療」ではない．例えば，インフルエンザワクチンをアレルギーなどの副反応で接種できないからといって，その医療者が「ダメな」訳ではない．マスク着用や手指衛生などでリスクを低減する方法が他にもある．ワクチン接種の対象となる多くの疾患も，ワクチン以外にリスクを減らす方法がある.「危険を侵してワクチン接種をすること」と「ワクチン接種しないことによる罹患のリスク」は冷静に天秤に載せて判断する必要がある.

ワクチン接種の「接種不適当者」として明確なのは，①明らかな発熱を呈している者，②重篤な急性疾患にかかっていることが明らかな者，③当該疾病にかかる予防接種の接種液の成分によってアナフィラキシーを呈したことがあることが明らかな者，とされる．また妊娠や免疫不全がある患者への生ワクチンの接種も基本的に避けるべきである.

「明らかな発熱」とは通常37.5℃以上を指している．急性疾患でも「軽症」であれば接種は可能とされている.「接種液の成分へのアナフィラキシー」については，各ワクチンの添付文書を確認する．注意すべき主な成分は，ゼラチン，防腐剤（チメロサール），培養液，鶏卵成分，抗菌薬（マクロライド系など）である．さまざまなワクチンに含有されている可能性があり，これらに対する「アナフィラキシー」があれば接種は避けるが，それ以外のアレルギー反応であれば必ずしも禁忌にはならない.

2 接種前の患者への一言

接種に関して患者や家族に説明する際に，一言添えておくとよい項目をあげておく.

① **「接種後の30分間は注意してください」**

ワクチン接種後の最も注意すべき副反応であるアナフィラキシーも，接種に伴う血管迷走神経反射による失神や転倒も，接種後30分以内に発生しやすい.

●ここがポイント

接種後は背もたれのある椅子に座っておくように指示すると外傷を減らすことができる.

② **「刺した場所の腫れや微熱は数日間ありますよ」**

ワクチン接種により起こりうる反応は先に説明しておいた方が患者は安心する．またそれを逸脱する症状が出たらすぐに相談するようにしておくことも大切である.

③ **「刺した場所は揉まなくて結構です」**

古来「接種部位をしばらく揉む」ということが行われることが多いが，基本的にその効果は不明であり，皮下注射ではまず不要である．筋肉注射では薬剤の拡散を促すために揉むことが推奨されることもあるが，CDCが示す接種方法のガイドラインで特にそのような記載は認めない[4].

④ **「当日の運動は激しくないものであればOK，入浴も大丈夫ですよ」**

接種直後の急性反応がないことが確認できれば，通常の運動や入浴も問題ない.

Advanced Lecture

1 ワクチン関係の情報収集サイトなど（2014年2月閲覧）

<医療従事者向け>

- CDC：Immunization of health-care personnel, MMWR Vol.60 No.7, 2011
（http://www.cdc.gov/mmwr/PDF/rr/rr6007.pdf）
- 日本環境感染学会：「院内感染対策としてのワクチンガイドライン 第1版」環境感染誌，第24巻Supplement，2010

（http://www.kankyokansen.org/modules/publication/index.php?content_id＝4）

<海外渡航者向け>

・FORTH（http://www.forth.go.jp）
・日本渡航医学会（http://www.tramedjsth.jp）
・独立邦人国立国際医療研究センター病院 国立感染症センター トラベルクリニック（http://www.travelclinic-ncgm.jp）
・CDC Yellow Book（http://wwwnc.cdc.gov/travel/page/yellowbook-home-2014）

<ワクチン全般>

・CDC The Pink Book（http://www.cdc.gov/vaccines/pubs/pinkbook/index.html）

2 黄熱ワクチン

・アフリカと中南米の一部の赤道付近で流行する黄熱に対する生ワクチン．
・国際衛生規則により渡航国によっては接種した証明書がないと入国が認められない．
・日本国内で接種をできる施設は主に検疫所になる．渡航に関連した他のワクチン接種とのタイミングを調整する必要があるので，早めに担当施設に連絡する．
・参考：FORTHのサイト：黄熱について（http://www.forth.go.jp/useful/yellowfever.html 2014年2月閲覧）

おわりに

ある高名な先生は「日本の医者は抗菌薬はそこそこ使えるが，ワクチン接種はまだまだ」とおっしゃっていました．ワクチンの効果は臨床現場では見えにくいのですが，クライアントの感染リスクを減らすという価値を意識して，日常診療に組込みたいスキルです．

文献・参考文献

1）Steffen, R. & Connor, B. A.：Vaccines in travel health: from risk assessment to priorities. J Travel Med, 12：26-35, 2005
2）Vaccines 6th（Stanley A. P., et al.），Saunders, 2012
3）「予防接種に関するQ&A集」（岡部信彦，多屋馨子/編），一般社団邦人日本ワクチン産業協会，2013
4）CDC：Appendix D：Vaccine Administration. In：The Pink Book 12th ed., 2012：http://www.cdc.gov/vaccines/pubs/pinkbook/downloads/appendices/D/vacc_admin.pdf（2014年2月閲覧）
5）Centers for Disease Control and Prevention（CDC）：Advisory Committee on Immunization Practices（ACIP）recommended immunization schedules for persons aged 0 through 18 years and adults aged 19 years and older-United States, 2013. MMWR Surveill Summ, 62 Suppl 1：1, 2013

プロフィール

椎木創一（Soichi Shiiki）
沖縄県立中部病院 感染症内科（専門：感染症診療，感染対策）

当院では冬になると研修医や指導医が協力してインフルエンザワクチン外来を開設します．「病気になった患者の診療」ではなく「元気な方との触れ合い」を病院でできるのは，研修医の先生たちにとって新鮮な体験のようですね．

De-escalationの必要がないTargeted therapyを心がけて

喜舎場朝和

Point

- 感染病巣を見つけ，そこから良質の検体を採取し，塗抹と培養を行い，菌血症を疑う場合は血液培養を加え，起因菌の目処をつけるように努める
- 抗菌薬を投与することに決めたならば，起因菌同定の確かさに従って，感受性が高く，できるだけ狭域で，病巣移行性がよく，副作用が少なく，安価な抗菌薬を選択するように努める

感染症病巣と起因菌を評価する地道な努力を

細菌感染症を患っていると思われる発熱患者をみたら，病勢の切迫具合を判断しながら，病歴と身体所見をできるだけ詳しくとり，一般的検査を行い，感染病巣の解剖学的部位を見つけ出すように努める．首尾よく見つけ出せたならば，できるだけそこから質のよい検体（例：肺炎の喀痰，尿路感染の場合の尿）を採取するように努め，得られた検体について**グラム染色**をなるべく主治医自ら行い，同時に検体の一部を培養のために検査室に提出しておく．塗抹検査（グラム染色，抗酸菌染色など）の役割は重要で，常々筆者らは研修医に塗抹検査を「身体所見（physical examination）の一部」と考えるように勧めている．**菌血症**の合併が疑われる場合は，**血液培養**もぜひ施行しておきたい．いうまでもなく，これらの検体採取は抗菌薬投与前に行われるべきである．このような診断過程を前提に，図を見ていただきたい．

ルート①は，必ずしも主治医の怠慢のせいとばかりもいえないが，感染病巣は不明で検体採取は行われていない．起因菌の目処は立ちようがないので，抗菌薬は必然的に「広域」スペクトラムが選ばれる．例えば外来における発熱患者にニューキノロン系抗菌薬の内服，あるいは入院患者にカルバペネム系抗菌薬の静注を行うような場合であろう．筆者の単純な評価では，このルートに二重×印をつけたい．

ルート②では，感染病巣は確認されたが，検体採取は行われていない．例えば市中肺炎患者に治療ガイドライン通りにセフトリアキソンとアジスロマイシンを投与するような場合であろう．病巣が判明している分，「中域」スペクトラムを選ぶことが可能となろうが，起因菌が不明のまま広域が使用されることもあろう．その評価は×印としたい（脳膿瘍，腹腔内膿瘍など，すぐに検体採取が行えない場合を除く）．ルート①もルート②も，起因菌の目処が立っていないことに変わりはない．このようにして開始された抗菌薬は中止の目処も立たない．臨床状況の改善を待って何となく中止される場合が多いが，不変あるいは悪化した場合，臨床状況はさらに複雑になり，治療の指標・目標を失い担当医は途方に暮れてしまう．

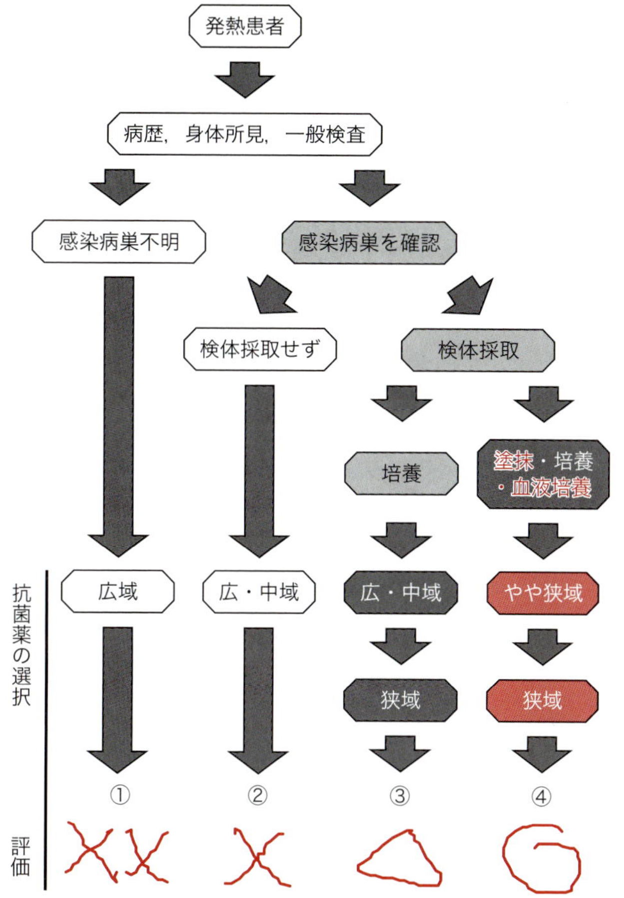

図　細菌感染疑いの発熱患者の取り扱い方

ルート③では，感染病巣は確認され培養検体が採取された後，ひとまず広・中域の投与をはじめ，3～4日後に培養結果が得られ起因菌とその感受性が判明したならば，その時点で適当と思われる狭域に変更して治療を続ける．その評価は△印としたい．主治医のおかれている臨床状況を想像すると，例えば救急車が立て続けに入ってきてグラム染色を行う暇もなく，とりあえず血液培養だけ採取して一刻も早く抗菌薬を開始せざるをえない敗血症性ショックの患者の場合であろうか．この場合，患者のおかれている臨床状況によっては，ある程度の広域抗菌薬もやむをえないかもしれない．

最後のルート④では，感染病巣は確認され検体が採取され，その塗抹検査で起因菌に対するある程度の目処を付けるように努め，差し当たりそれに見合った「やや狭域」の投与をはじめておき，後で培養結果に基づきできるだけ狭域に変更して治療を続ける．例えば若い女性の腎盂腎炎で，尿グラム染色で一面に中型の**グラム陰性桿菌**が多核白血球とともに観察された場合，やや狭域の第二世代セフェムであるセフォチアムで治療開始し，アンピシリン感受性の大腸菌であることが判明し次第，狭域のアンピシリンに変更することができる．あるいは，市中肺炎患者の喀痰グラム染色で**グラム陽性双球菌**が多核白血球とともに多数確認された場合，ある程度自信をもってペニシリンGを開始することができる．読者の皆さんにはお気づきの方もおられるであろうが，ルート④では最初から起因菌が想定されていることから，抗菌薬の選択においてescalationしていないので，培養結果でde-escalationする必要もないのである．筆者はこのルートを○印とし，できるだけこのルートに沿って診断から治療を進めていくことを勧めたい．

発熱患者を診る場合には，できるだけ原因—感染病巣と起因菌—の探求に努め，得られた情報〔筆者はこれを“EBMIP（Evidence based medicine of Individual Patient）”と呼ぶことにしている〕に基づいて，できるだけ**的を絞った抗菌薬療法**（targeted therapy）を施すように努力するという，いってしまえばきわめて常識的な結論に至るはずである．しかし，残念ながらこの常識が一般に広く実行されているとは言い難い．過去30～40年間，次々と開発されてくる抗菌薬の「洪水」に浸かっているうちに，いつの間にかわれわれの胸のうちに抗菌薬の威力についての安易な過信が浸透し，今ごろ気がついてみると，すでに**耐性菌による「環境汚染」**はかなり深刻な事態にまで進んでしまっている．

一方では，どんなに**抗菌薬適正使用**を心がけても，ある程度耐性菌が産出されてくるのはしかたがないので，質のよい抗菌薬の開発は今後とも続けられていくべきである．しかし，この環境汚染に対する最も重要な対策として，臨床家個々人が日々の感染症患者の取り扱い方について，原点に戻って，前述した地道な努力を払って行く覚悟を決めることが大切であると思う．この地道な努力が「草の根運動」の輪として広がってゆけるならば，この深刻な状況のなかに何とか活路を見出すことができるものと信ずる．

Targeted therapy実践のためのQ＆A

聞き手：成田　雅〔太田西ノ内病院　内科（総合内科―感染症）〕

Q. 感染症の病歴聴取で大事なことは何でしょうか？

初期研修医の先生には，まず「詳細」な病歴聴取を試みるのが求められ，後期研修医の先生には，より診断に結びつく重要なpertinent positive/negativeを意識した病歴聴取が求められます．診断へ直接結びつく情報のみならず，患者背景をより明確にする病歴聴取は，患者との人間関係においてのみならず，診断過程そのものをより味わい深いものにしてくれるでしょう．しかし，患者のプライバシーに十分配慮しながら行うことが大切です．

Q. すでに前医で抗菌薬が投与された後で初診となることが多い（図のルート①）のですが，このような場合にどう対処したらよいでしょうか？

難しい問題です．正直なところ，この質問に対する簡単明瞭な答えはありません．どうしても，抗菌薬開始前にどれだけの評価ができているかどうかにかかってきます．上記のような感染巣，起因菌を評価する姿勢があれば，少なくとも培養採取が必要であることは明らかでしょう．プライマリケアの現場ではさまざまな理由で培養採取が困難な状況があるようです（例えば，「常備するだけで費用がかさむ」，「忙しすぎる」などの理由付けで，血液培養の採取頻度が少ない）．抗菌薬治療に関する基礎的考え方の浸透は若い世代には受け入れられやすく，年配の世代にはそれが困難を伴うのかもしれません．まずは若い世代がその考え方の重要性を理解することから始まり，次に，個々の症例について，起因菌が不明なために抗菌薬治療が困難となったことを率直に年配世代と話し合っていく努力が求められます．この問題にかぎっては，間違いなく，トップダウンよりもボトムアップの役割がより重要といえるでしょう．くり返し強調しますが，培養検査，塗抹検査をプライマリケアの現場で実践するためのインセンティブ（動機付け）をどのように高めていくか，を考え実践することが必要と考えます．

Q. 外来診療はいわば抗菌薬の洪水とも思える有様ですが，外来診療における抗菌薬治療で大切なことは何でしょうか？

まず本当に感染症なのか，抗菌薬を処方するかどうかを吟味すること．処方するなら何を処方するかで悩みながら，理屈や言い訳でいいですからそれらをあげながら，頭をかしげかしげ，首をふりふり行うことでしょうか．自分自ら処方した抗菌薬の効果判定のためには密な経過観察が求められます．明らかにウイルス性と示唆される場合に抗菌薬を処方しないことは当然です．一般的外来診療の現状の下ではなかなか難しいことかもしれませんが，細菌感染を疑って抗菌薬を処方する場合は，具体的な感染巣と菌名をできるだけ明らかにし，感受性が高く，できるだけ狭域スペクトルで，病巣移行性に優れ，副作用が少なく，安価な抗菌薬を選択することが望ましいと考えます．

文献・参考文献

1）喜舎場朝和：抗菌薬療法における基礎的考え方．JIM，4：872-876，1994

プロフィール

喜舎場朝和（Tomokazu Kishaba）
前 沖縄県立中部病院 内科　部長（感染症）
初期研修期間は圧倒的な数と質の患者を前にして，主治医としての責任感を原動力に，臨床医として飛躍するときです．頭で理解し覚えるだけでなく，体で理解し覚えることを自覚できるときです．ただ忙しく眠たいだけでは決してありません．頑張ってください．

付録① 感染症診療Pearls

感染症診療の現場で役立つ「格言」をまとめました．日々の診療時にぜひ思い出してください．

1	病歴と身体所見は水物，何回でもとり直すこと．常に情報の質を確認すべし．
2	病歴採取は，患者情報を一度自分の中に取り入れ，知識と経験に照らし合わせて吟味し，物語を紡ぐ作業である．病歴のユニークさ，不自然さの背景には必ず何かあると考え突き詰めることが必要である．
3	患者背景を真に理解することは困難だが，診断と治療に寄与すること大なるものがある．事と次第により，患者にとってよき教師になると同時に，核心に触れた以上は寛容であれ．
4	臨床医は細菌検査室とベットサイドを（from bench to bedside）実際に頻回に行き来するよき架け橋たれ．電子カルテシステムの情報のみを頼りにしてはいけない．
5	経験豊かな看護師の報告には注意を払おう．そしてその情報を自ら確認する癖をつけよう．
6	免疫の前線である皮膚や粘膜上の常在菌叢を奥地に広げるカテーテルは，不要なら早く抜くべし．
7	培養結果を治療するな．患者を治療せよ．
8	起因菌を想定し確認する手続きなしに，抗菌薬を投与してはいけない．グラム染色を生涯の友とし，自らの起因菌同定の眼力を時に疑い，常に向上をめざせ．
9	抗菌薬治療の5原則（狭域スペクトラムである，起因菌に感受性が高い，副作用が少ない，安価である，対象臓器に移行性がよい）ことを常に意識せよ．
10	抗菌薬の選択は，配偶者を選ぶのと同様，慎重を期すべし．
11	抗菌薬治療と恋愛は似ている．はじめるのは簡単だが，止めるのは難しい．
12	抗菌薬を開始したら，その抗菌薬の選択，量，投与方法，投与期間が適切であるか常に吟味し，悩め．
13	患者が悪寒戦慄を呈していたら，まずその手を握り安心させよう．そしてその震えを自らの震えとして自覚し，直ちに血液培養を2セット採取する準備をしよう．
14	感染症があっても，抗菌薬投与をあえて行わない選択肢があることを理解する．それと同時に，一刻も早く（培養を採取後に）抗菌薬を投与しなければならない場合があることを知るべし．
15	投与薬剤のリストは常に吟味する．本当に必要な薬剤のみを投与し，不要な薬剤は中止する．副作用と相互作用に目を光らせるべし．
16	広域スペクトラム抗菌薬の適応は限られている．それを使用せざるを得ない状況はきわめて「居心地が悪い」ことを自覚しよう．
17	新医薬品（新薬）の使用に慎重であれ．不必要な製薬会社職員との接触を避けるべし．

付録② 発熱の患者　病歴聴取の実際

患者との信頼関係を築きながら，個人情報に注意しながら，何度も確認しよう．
情報源の信憑性（本人，家族，第三者，診療録，紹介状，検査結果とその施行者など）を病状・意識状態に学歴・職業を加味したコミュニケーション能力，意欲，性格，趣味などに基づき，常に吟味しよう．

氏名，年齢，性別，身長，体重，BMI

1 現病歴

- 現病歴は大きなクリップボードと考え，大事な鍵となる病歴をこの部分に収めるように意識付ける．
- 本人，家族，医療情報（紹介状や診療録）から情報収集する．
- 情報の吟味：「主観的（本人や家族）・客観的情報（検査データなど），「一時的（今回の生の情報）・二次的情報（伝聞，他者の検証や解釈の介在）を区別し，ウラを取ろう．間違い，思い違い，聞き忘れはよくある．
  何度も行ったり来たりしながら，得られた情報から自分なりのストーリーを組立てることが大切．
- 腑に落ちない部分にこそ問題があることに注意．
- 各症状の「程度」および「信頼度」をできるだけ明確にするために，
  「程度」：－（なし），＋－（はっきりしない），１＋（軽度に有り），２＋（中等度），３＋（重度）を表示する．＋－は主治医側の不十分な聴取による＋－であってはならない．
  「信頼度」：疑いがあれば？を加える．例えば，ある症状２＋に，その症状の存在そのものかその程度づけにやや疑いがある場合，２＋？などとする．

1）発熱患者を見た場合の「さむけ・悪寒・悪寒戦慄」の有無と持続時間の確認はとても重要．悪寒と発熱の両者はカップリングして聴取する．有となればその程度を明確にする：さむけ（セーターを羽織りたくなる），悪寒（布団を被りたくなる），悪寒戦慄（ガチガチふるえる）．
高齢者，衰弱した患者，麻痺のある患者は悪寒戦慄→発熱がマスクされやすいので注意．そのような患者の悪寒戦慄→発熱は得てして不十分で体温が“目標”になかなか達しないために，悪寒（言うまでもなく患者にとってはとても不快）がダラダラ続く可能性がある．普通の体力を有すると思われる患者の悪寒戦慄は効率的で大抵～15分で熱はピークに達するので，この場合の持続時間「30分～1時間」の訴えはまず信頼できない．
急性感染症の場合，悪寒なき発熱は例外的と認識すべき．

2）風邪薬・解熱剤・抗菌薬の服用：それに対する熱の反応は？　別の医療機関を受診したか？　そこでの診断？，処方？，特に抗菌薬？，その用量・服用期間？　それに対する熱の反応？

3）Sick contact：同様の症状を有する人との接触歴．そういう発熱患者の周辺での発生規模．

4）旅行歴：具体的に何処で何をしたか，飲み水・食べ物の内容，蚊に刺されたか否か．

5）汚染された水や土壌との接触（レプトスピラ症，レジオネラ症）

6）野外活動歴とその具体的内容（つつが虫病，日本紅斑熱，SFTS）

7）動物との接触歴：ペット　家畜，鳥，小動物など（猫ひっかき病，オウム病，レプトスピラ症，鼠咬症）

8）家族歴：まずFamily treeを作成することで，同居人，Key personを識別する．
家族全員の年齢，健康状態．死亡した人の年齢，理由．住んでいる場所，関係の密度（疎遠か否か），婚姻状態（結婚，離婚，夫婦別姓の同居など），遺伝性疾患，環境の影響などを明らかにする．

2 既往歴

診療記録，本人，家族，前医から情報収集し，常に情報の信頼性に注意する．

1）過去の入院歴・施設などへの入所歴，抗菌薬使用歴，耐性菌の有無（MRSA，ESBL，その他）

2）アレルギー（薬剤と食事，アナフィラキシーなど重大な反応の有無など具体的に）
高血圧，糖尿病，喘息，心疾患，肝疾患，腎疾患，消化器疾患，肺疾患，結核，膠原病，悪性疾患の有無（健康診断結果があれば持参させる）

3）同様の発熱の既往

4）外傷歴・手術歴：脾摘の有無，人工（関節・心臓弁）物の有無
開腹手術，婦人科・泌尿生殖器系手術
挿入物（子宮内リングなど）の有無

5）血液を介する侵襲的手技：輸血，鍼治療，刺青，違法薬物使用歴

6）産婦人科歴：妊娠出産歴LMP（last menstrual period），PMP（previous menstrual period）

7）予防接種歴：肺炎球菌，インフルエンザ，破傷風（外傷後など追加接種の機会）

8）麻疹，風疹，水痘などに罹患したか否か．母子手帳を取り寄せることも考慮する．

3 薬歴

患者が服用している薬理作用のある物質すべてを把握しよう．
内服薬，処方内容，抗菌薬の有無，売薬，健康食品，免疫抑制剤（ステロイドなど）の有無，および処方した医療機関，専門科，主治医．既往歴と薬歴は常にセットで考える．常用薬が現在抱えている疾患を反映することを忘れない．患者本人が処方の理由を理解していないことはよくある．

Patient profile

患者の個人情報に触れる部分にて，特にプライバシーに注意しよう．

1）職業：その具体的内容，退職後の生活，学歴

2）出生地　居住歴：生まれた場所と住んだところ，避難や転地歴，高齢者なら出征・強制収容所生活歴など（沖縄，九州に多いHTLV-1，亜熱帯地域の糞線虫症，結核その他）

3）環境：住居，家造り，築年数，トイレ，日当たり，風通し，周辺状況，豚小屋の有無（日本脳炎）

4）飲酒と喫煙：具体的内容と量，喫煙指数（喫煙本数／日×年数），禁煙・禁酒中なら過去の喫煙・飲酒歴も（ほんの数日前から“禁煙・禁酒”のことあり．やめた理由も）

5）食事（特に下痢，腹痛の訴えがある場合）：内容（3日前から），外食の有無，誰と食べたか？　ザッと何名くらいそこで食べていたか？　生食，ゲテモノ食いなどの特異的な食歴

6）Sexual history：パートナーの性別とその数，MSM（Men sex with men）と肛門性交避妊具の有無，風俗歴や機会（いわゆるハッテン場など），性病歴．できるだけ初回の面談で，プライバシーには十分留意しながら，丁寧・率直・確実にサラッと訊こう．

索引 Index

数字

欧文

A～C

D～H

I～P

R～T

和文

あ行

か 行

さ 行

た 行

な 行

は 行

ま 行

や 行

ら 行

執筆者一覧

■編　集

西垣水和隆　今村病院分院救急・総合内科
成田　雅　太田西ノ内病院内科（総合内科—感染症）

■執筆（掲載順）

西垂水和隆　今村病院分院救急・総合内科
織田錬太郎　武蔵野赤十字病院感染症科
本郷偉元　武蔵野赤十字病院感染症科
岸田直樹　手稲渓仁会病院総合内科・感染症科
金城紀与史　沖縄県立中部病院総合内科
澤村匡史　東京ベイ・浦安市川医療センター集中治療科
有馬丈洋　武蔵野赤十字病院感染症科
高倉俊一　沖縄県立中部病院内科
尾原晴雄　沖縄県立中部病院総合内科
本村和久　沖縄県立中部病院プライマリケア・総合内科
谷口智宏　沖縄県立中部病院感染症内科
篠浦　丞　沖縄県立北部病院消化器内科
忽那賢志　国立国際医療研究センター病院国際感染症センター
星　哲哉　手稲渓仁会病院家庭医療科
北薗英隆　東京ベイ・浦安市川医療センター総合内科／感染対策室
藤田崇宏　東京女子医科大学感染症科／都立松沢病院
関川喜之　太田西ノ内病院内科（総合内科—感染症）
成田　雅　太田西ノ内病院内科（総合内科—感染症）
笠原　敬　奈良県立医科大学感染症センター
青木勝也　奈良県立医科大学泌尿器科
耒田善彦　沖縄県立中部病院腎臓内科 腎臓・膠原病
金城光代　沖縄県立中部病院総合内科
岩田健太郎　神戸大学医学部附属病院感染症内科
土井朝子　神戸市立医療センター中央市民病院総合診療科・感染症科
小松真成　鹿児島生協病院総合内科（感染症）
萩野　昇　帝京大学ちば総合医療センター血液・リウマチ内科
中村（内山）ふくみ　奈良県立医科大学病原体・感染防御医学講座／感染症センター
後藤道彦　アイオワ大学医学部内科感染症部門
陶山恭博　聖路加国際病院アレルギー膠原病科（SLE，関節リウマチ，小児リウマチ）
岸本暢将　聖路加国際病院アレルギー膠原病科（SLE，関節リウマチ，小児リウマチ）
仲里信彦　沖縄県立南部医療センター・こども医療センター総合内科
萩原將太郎　国立国際医療研究センター病院血液内科
山藤栄一郎　亀田総合病院総合診療・感染症科
相野田祐介　東京女子医科大学感染症科／東京都立墨東病院救急診療科（東京ER墨東）／日比谷クリニック内科・渡航者外来（Travel Clinic）
市來征仁　今村病院分院救急・総合内科
阿部雅広　国家公務員共済組合連合会虎の門病院臨床感染症科
荒岡秀樹　国家公務員共済組合連合会虎の門病院臨床感染症科
川島彰人　新百合ケ丘総合病院総合診療科
徳田安春　水戸協同病院総合診療科
竹下　望　国立国際医療研究センター国際感染症センター
國松淳和　国立国際医療研究センター病院総合診療科
椎木創一　沖縄県立中部病院感染症内科
喜舎場朝和　前 沖縄県立中部病院内科

編者プロフィール

西垂水和隆（Kazutaka Nishitarumizu）

今村病院分院　救急・総合内科

1992年鹿児島大学卒　沖縄県立中部病院，沖縄県立宮古病院，岩尾病院，手稲渓仁会病院，倶知安厚生連病院勤務.

成田　雅（Masashi Narita）

太田西ノ内病院　内科（総合内科―感染症）

1994年　岩手医科大学卒業．天理よろづ相談所病院，沖縄県立中部病院，沖縄県立八重山病院，手稲渓仁会病院，ピッツバーグ大学医療センターならびにピッツバーグ退役軍人病院感染症科を経て，太田総合病院附属太田西ノ内病院内科（総合内科―感染症）に勤務しています.

レジデントノート　Vol.16　No.2（増刊）

疾患の全体像「ゲシュタルト」をとらえる感染症の診断術

臨床像の核心とその周辺がみえてくる！

編集／西垂水 和隆，成田　雅

レジデントノート

2014年4月10日発行〔第16巻　第2号（増刊）〕

Vol.16 No.2（増刊） 2014〔通巻186号〕

ISBN978-4-7581-0565-1

定価（本体4,500円＋税）（送料実費別途）

発行人　一戸裕子

発行所　株式会社 羊 土 社

〒101-0052

東京都千代田区神田小川町2-5-1

TEL　03（5282）1211

FAX　03（5282）1212

E-mail　eigyo@yodosha.co.jp

URL　http://www.yodosha.co.jp/

装幀　野崎一人

印刷所　広研印刷株式会社

広告申込　羊土社営業部までお問い合わせ下さい.

郵便振替　00130-3-38674